广东省实施国家基本药物制度培训系列教材

国家基本药物制度管理与实践

MANAGEMENT AND PRACTICE OF NATIONAL ESSENTIAL DRUGS SYSTEM

罗震旻　陈吉生　主　编

科学出版社
北京

内 容 简 介

我国国家基本药物制度实施过程中，经历了制度创新、配套政策不断完善的发展历程。为使读者更全面了解国家基本药物制度，掌握制度所涵盖的内容和实施要义，特邀请国内国家基本药物研究领域的专家，对国家基本药物目录制定、生产供应、流通储备、招标采购、质量监管、价格形成、支付报销、优先配备及合理使用、制度补偿、监测评价等内容做梳理和介绍，本书是目前我国第一本系统、全面、深度解读国家基本药物制度管理与实践的书籍。

本书可作为药物政策研究管理人员，医疗机构行政管理、药品采购及使用人员的参考书。也可作为人们了解国家基本药物政策的科普读物。

图书在版编目(CIP)数据

国家基本药物制度管理与实践 / 罗震旻，陈吉生主编. —北京：科学出版社，2020.6

ISBN 978 - 7 - 03 - 065095 - 5

Ⅰ. ①国… Ⅱ. ①罗… ②陈… Ⅲ. ①药品管理—研究—中国 Ⅳ. ①R954

中国版本图书馆 CIP 数据核字(2020)第 080522 号

责任编辑：潘志坚 周 倩 / 责任校对：谭宏宇

责任印制：黄晓鸣 / 封面设计：殷 靓

科学出版社 出版

北京东黄城根北街 16 号

邮政编码：100717

http：//www.sciencep.com

南京展望文化发展有限公司排版

广东虎彩云印刷有限公司印刷

科学出版社发行 各地新华书店经销

*

2020 年 6 月第 一 版 开本：B5(720×1000)

2021 年 11 月第二次印刷 印张：16 1/2

字数：310 000

定价：120.00 元

(如有印装质量问题，我社负责调换)

广东省实施国家基本药物制度培训系列教材

专家指导委员会

《国家基本药物制度管理与实践》编辑委员会

主　编　罗震旻　陈吉生

副主编　马建春

编　委（按姓氏笔画排序）

马建春　吴荣佳　陈　永

陈吉生　罗震旻

总　　序

医药卫生事业关系到人民群众的身体健康和幸福生活，关系到“健康中国”“社会主义和谐社会”建设，是一项重要的民生事业、民心工程。但由于社会、经济、文化等诸多方面的原因，国内医药卫生事业均不同程度地出现了这样或那样的问题，医药卫生体制改革不可回避、势在必行，但充满了挑战和困难。我国从2009年再次开展了深入推进医药卫生体制改革工作，其中最基础且非常重要的一项内容就是建立起适合我国国情、符合老百姓需要的基本药物制度。

建立基本药物制度，深化药品供给侧改革，是一项综合改革和系统工程，目的是腾空间、调结构、保衔接，彻底打破“以药补医”等旧的模式，建立维护公益性、调动积极性、保障可持续的新机制，让人民群众享受到改革的红利。这项改革涉及基本药物目录遴选、生产流通、支付报销和合理使用等多个环节，也对医疗卫生机构运行、补偿、人事、分配等多个方面提出了更高的要求。国家和各省（自治区、直辖市）都制定并实施了一系列法规文件，但不少地区仍存在落实政策不到位，工作缺乏科学性、长期性、制度性等问题，影响了实施基本药物制度的进度和效益。

广东省地处改革开放前沿，作为改革创新、经济发展的排头兵，坚持科学发展、先行先试。深化医改，探索和积累有益的经验，快速推进和巩固完善基本药物制度，是我们必须完成、不容有失的任务。经过十年的努力，广东省在完善基本药物目录、药品集中采购、合理安全用药、取消药品加成、提升医药服务能力、完善医疗保障体系、改革人事分配制度等方面，做了大量积极而富有成效的工作，积累了许多宝贵的经验，为下一步更好地完善基本药物制度，推进医药卫生体制改革奠定了较好的基础。

为切实提高行政人员和医务人员的思想认识和政策水平，增强各级各地实施基本药物制度的执行力和获得感，广东省卫生健康委员会组织编写了“广东省实施国家基本药物制度培训系列教材”，供广大卫生健康行政人员、医务工作者学习、培训、查阅使用，进一步规范和引导我们的工作，更坚实、更有效、更快速地推进和完善广东省基本药物制度。

改革创新是我们事业发展的不竭动力，当前正在进行的深化医药卫生体制改革是历史赋予我们的任务，希望医疗卫生机构，以及广大行政管理者、医务工作者们，充分发挥医药卫生体制改革主阵地、主力军的作用，共同携手，团结协作，为建设卫生强省、打造“健康广东”贡献更大的力量、做出更大的成绩。

广东省卫生健康委员会

主任、党组书记

2020年于羊城

目　录

第一章

国家基本药物制度概述

国家基本药物制度是国家药物政策的核心内容，是确保公众获得国家基本药物的战略举措、制度安排和重要手段。推行国家基本药物制度是一国政府在药品的质量、疗效及获得性方面向公众做出的一种庄严承诺，其目的是最大限度地满足和保证公众用药需求及用药安全，从而降低医药费用，使国家有限的医药卫生资源得到有效利用。

一、国家基本药物制度基本知识

（一）公共服务的价值管理

1. 公共产品、公共资源、公共服务基本概述

（1）公共产品（public good）　亦称"公共财货""公共物品"，是私人产品的对称，指能为绝大多数人共同消费或享用的产品或服务。如国防、公安司法等方面所具有的财物和劳务，以及义务教育、公共福利事业等。

（2）公共资源（public resource）　是指自然生成或自然存在的资源，它能为人类提供生存、发展、享受的自然物质与自然条件，这些资源的所有权由全体社会成员共同享有，是人类社会经济发展共同所有的基础条件。

在一定时期内，一个国家的公共卫生资源总是有限的，是一种稀缺资源，即当在某一项目上增加卫生资源的投入时，必然减少其他方面的投入，公共卫生资源存在配置不合理的问题。因此，一个国家在使用有限的公共卫生资源时总是要面对一种两难的选择：如果追求公共卫生产品的质量，即公共卫生产品的质量达到较高水平的健康标准，能够提供的公共卫生产品的数量就会受到限制，从而有一部分居民就可能无法获得标准的公共卫生产品，即公共卫生产品的覆盖面将受到限制；如果追求公共卫生产品的数量，即扩大公共卫生产品的覆盖面，让更多居民从公共卫生产品中受益，公共卫生产品的质量又会受到影响，即居民健康需要降低。

（3）公共服务（public service）　是指满足公民生活、生存与发展的某种直接需求，能使公民受益或享受。比如，教育是公民及其被监护人，即他们的子女所需要的，他们可以从受教育中得到某种满足，并有助于他们的人生发展。如果教育过程中使用了公共权力或公共资源，那么就属于教育公共服务。

归纳总结可知，公共产品、资源及服务的特点是：① 一些人对这一产品、资源及服务的消费不会影响另一些人对它的消费，具有非竞争性；② 某些人对这一产品、资源及服务的利用，不会排斥另一些人对它的利用，具有非排他性，一般由政府或社会团体提供。

2. 公共价值管理基本概述

公共价值管理将公共事务作为一个整体看待，公共事务内的所有参与者都是这个整体的一部分，提高公共服务质量及创造公共价值是所有人共同的目标。公共价值管理强调价值追求过程中价值的创造、公共参与度及服务的获取及递送。

（1）创造公共价值　　公共价值不是所有公共服务的生产者或使用者个人价值的简单叠加，而是包括公共管理者（政府组织）和公众（相关利益者）共同作用的结果，公共管理者和公众在公共价值的创造中缺一不可。公共管理者应根据时代变迁或公众利益及时作出改变，满足公众的需求。因此，公共管理者应改变组织的职能和行为，从而创造公共价值。

（2）拓展公众参与　　从公共价值管理的角度来说，公众需求是公共价值的中心。随着科技的进步，新的信息和沟通技术为公众了解和参与公共事务提供了可能和便利。因此，公共管理者应积极鼓励公众参与公共事务，提出需求。此外，在拓展公众参与的同时，引导公众形成合理的需求，共同创造公共价值。

（3）建立开放型的、灵活的公共服务获取和递送机制　　公共管理者保持开放态度，以向公共提供优质公共服务为目标。在提供公共服务的过程中，通过公开竞争及与公众协商的方式确保实现有效利用公共资源、满足公众需求的双重目的。

此外，为建立开放型的、灵活的公共服务获取和递送机制，公共管理者和公众之间应建立一种较为稳固的关系，双方应该视对方为长期的合作伙伴，属于共同利益者，遵守一切法律法规，保障公共价值实现的合法性。

中国共产党第十九次代表大会报告提出，完善公共服务体系，保障群众基本生活，不断满足人民日益增长的美好生活需要。追求健康是公众的需求，而公共卫生服务是维护健康重要的一环，其中基本药物又发挥重要作用。

（二）国家基本药物制度的公共服务属性

2009 年，《中共中央国务院关于深化医药卫生体制改革的意见》中明确提出要把"基本医疗卫生制度作为公共产品向全民提供"，明确建立以国家基本药物制度为基础的药品供应保障体系。从保障其公平可及的角度讲，政府应当保证患者能够持续稳定地获得国家基本药物而使其具有消费上的非竞争性，保证患者可以不受限制地获得国家基本药物而使其收益没有排他性。

国家基本药物制度是药品保障体系的重要基础，以国家基本药物制度为核心的药品保障体系，是基本公共服务的重要内容。为保障国家基本药物的有效供给及制度的顺利实施，除了发挥市场配置资源的基础性作用外，也可采取行政主导、干预等具有一定强制性色彩的政策工具，还可以综合采用财政补贴、税费优惠、提供信息与倡导（如及时向市场及医疗机构提供短缺药物信息，鼓励和引导企业进行生产供应、医疗机构采购使用）等综合性工具。还可以借助市场企业、志愿组织等自愿性工具（如将国家基本药物生产与企业社会责任体系认证联系起来，鼓励社会公益组织支持严重短缺国家基本药物生产供应）参与国家基本药物的供给，对于定点生产可能仍无法解决国家基本药物短缺问题，则可以考虑采用强制性色彩更强的工具，如政府对有限的生产企业实行特许经营加以扶持，或直接成立公共企业，并运用财政补贴的方式生产和提供国家基本药物。因此，公共卫生产品数量与质量之间存在一种交替关系，一个国家或一个公共卫生体系需要在这种交替中做出选择。

国家基本药物制度作为公共资源配置的一种方式，是深化医药卫生体制改革（简称医改）的重要抓手，其中基层综合医改以实施国家基本药物制度为抓手和突破口；是升级医药产业的重要推力，有利于深化医药供给侧结构性改革，推动医药产业结构调整和转型升级。

（三）国家基本药物的公共产品属性

药品是关系民生的特殊商品，药品不是由患者主动消费，而是由医生指导消费，这种特殊属性决定了药品生产具有一定的社会公益性质。国家基本药物是能够满足大部分人民群众的卫生保健需要，在任何时候均有足够的数量和适宜的剂型，价格是个人和社区能够承担得起的药物，是人民群众卫生需要最重要、最基本的一类药物。因此，国家基本药物不能等同于零差率药物，与医保药品也有区别。

国家基本药物充分体现了公共产品属性，公平可及是其最基本特征，也是体现和落实政府公共服务职责的重要指标。国家基本药物的公平可及，体现在任何家庭或个人，无论其经济地位的高低，也无论其经济收入水平，在财富、种族、性别、所处环境（包括地理及人文环境）等方面有何差异，其接受国家基本药物的机会和条件是均等的。国家基本药物的公平可及并不是指各地区、区域、项目或机构间在国家基本药物配置上的绝对平均化，而是国家基本药物配置的结果应能根据人群的健康需要，公平地为人群提供其所应得到的药物，满足其需要量。

二、 我国国家基本药物制度发展沿革

（一）我国药物政策发展历程

1. 新中国成立初期的药物政策（1949~1977年）

1949~1977年，新中国成立初期的医药卫生事业强调预防和初级卫生保健，而不是单纯地关注个体健康，主要发展劳动力密集而不是资本密集的医疗技术，依靠经过很短时间就可培训出来的较低技能的广大医护工作者，建立起了覆盖城乡的公共卫生体系。药政管理基础在“指令型”计划经济体制下初步建立，管理体制为政府、企业、事业高度融合，监管措施及手段以群众监督为主，劝说教育、行政指令和群众运动相结合。医药卫生政策的目标是实现低水平、广覆盖的社会福利，医药产品的供给处于低水平。

在此阶段，公立医疗机构的盈亏全部由政府负担，政府对医院的财政控制也比较严。但由于政府财力不足，在经济十分困难的情况下，为了维持公立医院生存发展，政府放权给医院，允许医院在药品购进价的基础上加成销售，以弥补医疗服务收入不足。其中，西药加成不超过15%，中药加成不超过16%，中草药加成不超过29%，并可以免交增值税、营业税和所得税。

2. 改革初期的药物政策（1978~1997年）

1978~1997年，国家经济体制改革给医药卫生事业带来了积极探索、快速发展的阶段，医药产品的供给迅速扩大。药品管理体制在向市场经济社会过渡过程中，药品行政监管与经营逐步分开，主要实行行政专营、法律法规、经济处罚等监管手段。医药卫生政策目标是促进医药产业的发展与市场化。此阶段，我国大部分国家基本药物能够自给并有部分出口，但总体上医药产品缺乏国际竞争力，打击假劣药品和非法药品经营的任务仍然艰巨。

我国在此阶段开始出现了看病难、手术难、住院难的现象。为改善这种状况，1981年，卫生部下发了《医院经济管理暂行办法》（修改稿）和《关于加强卫生机构经济管理的意见》，核心思想是放权让利，扩大医院自主权。

1989年，卫生部、财政部、国家物价局联合发文，提出：全面实施医疗机构承包制，医疗机构实行自主管理、自主经营、自主支配财务；允许医疗卫生人员和医疗机构从事各种有偿服务。1989年，国务院批转卫生部《关于扩大医疗卫生服务有关问题的意见》：正常医疗任务前提下，可建立特诊室，配备高水平医护人员，提供高质量服务，实行高收费（公费、劳保医疗不予报销），向社会开放。

医院要负担自身的发展资金和医生的工资。为了创收，这一制度逐渐发生了本质的变化，医院和医生都想方设法通过采购和开具价格高的药品并加大药品用量。

3. 第一次医改的药物政策(1998~2008年)

1998年，国家药品监督管理局挂牌成立；2003年，国家食品药品监督管理总局挂牌成立，时为国务院直属单位(2008年3月，归卫生部管理)。药品监管体制不断加强并快速发展。对药品生产的监管和药品审评从地方向中央集中，开始强制推行药品生产、经营的质量管理规范，通过药品整顿与建立不良反应报告制度对医疗机构用药加强监管。药品监管强调“监、帮、促”，平衡质量监管与产业发展之间的关系，并通过加强技术监督手段(产品和技术标准、许可、抽验等制度)逐步加强监管独立性的建设。

在这一发展阶段，药品监管法规建设不断加强。2001年《药品管理法》(修订)和2002年《药品管理法实施条例》先后公布，围绕修订后的《药品管理法》，修订、制定了一系列相关规章、办法，基本形成了较为完善的药品监管法规体系，初步实现了对药品的研究、生产、流通、使用等环节依法进行监管。但由于1997年提出的医疗保险、医药卫生体制、药品生产流通体制3项改革同步进行得并不顺畅，药品生产、流通、价格、使用等方面的政策和管理缺乏内在的联系和统一，药品生产供应无序竞争，一些临床必需且价格低廉或用于罕见病的国家基本药物严重短缺，影响到群众医疗用药的基本需求。

另外，医疗保障制度覆盖面还比较低，特别是在农村，因病致贫、因病返贫现象严重。药品终端销售环节缺乏竞争机制和制约机制，药价虚高、用药不合理问题严重。此时，国家药监部门响应世界卫生组织(World Health Organization, WHO)的倡导，开始思考为药品领域建立国家政策，意在系统解决药品领域错综复杂的问题。

4. 新医改中的药物政策调整(2009年至今)

2009年至今，国家医药政策频出，尤其是随着新医改政策的不断推进，基本药物集中招标、两票制、药品零加成、医保控费、一致性评价等政策落地，让行业面临新的机遇与挑战。一系列行业调整政策，其目的有3点：① 控费，保证医保支付平稳发展；② 解决老百姓看病贵的问题；③ 归拢、集中，淘汰一部分企业，促进医药产业健康发展。

(二) 国家基本药物制度发展历程

1. 国家基本药物制度探索期(1979~2008年)

1979年4月，我国政府积极响应并参与WHO基本药物行动计划，在卫生部、国家医药管理局的组织下成立了“国家基本药物遴选小组”，开始着手国家基本药物的制订工作，将我国国家基本药物定义为“医疗卫生、防病治病及计划生育等必需的、疗效比较确切、安全可靠、适合国情的药物”。1982 年发布了《国家基本药物目录》（西药部分），并于 1984 年组织编写了相应的《国家基本药物手册》。

1992 年 2 月，卫生部发布《制订国家基本药物工作方案》，明确“国家基本药物系指从我国目前临床应用的各类药物中经过科学评价而遴选出的在同类药品中具有代表性的药品，其特点是疗效肯定、不良反应小、质量稳定、价格合理、使用方便等”。

1997 年，《中共中央国务院关于卫生改革与发展的决定》提出“国家建立国家基本药物制度”。在我国国家基本药物制度探索的二十多年里，我国共完成 7 版国家基本药物目录的制定（1982 年版、1984 年版、1996 年版、1998 年版、2000 年版、2002 年版、2004 年版），着力于目录的修订与调整。但随着我国医疗卫生体制和经济体制的改革，国家基本药物领导小组也随之消失，国家基本药物制度在实际工作中的地位和作用逐步淡化。

2. 国家基本药物制度发展期（2009~2017 年）

（1）国家基本药物制度管理机构建立　2007 年，党的十七大报告中明确提出要“建立国家基本药物制度，保证群众基本用药”。2008 年，卫生部成立药物政策和基本药物制度司（简称药政司）。2009 年，国务院成立由 9 个部门组成的“国家基本药物工作委员会”，初步建立了我国的国家药物政策和基本药物制度体系。

（2）《国家基本药物目录（2009 年版）》发布　药政司在与有关部门协调的基础上着手开始制订《国家基本药物目录（2009 年版）》及与其相配套的相应文件。2009 年 8 月 18 日，国家发布了《国家基本药物目录管理办法（暂行）》和《国家基本药物目录（2009 年版）》（基层医疗卫生机构配备使用部分）。

（3）国家采取多种措施推进国家基本药物制度的实施　国务院 2010 年提出医药卫生体制 5 项重点改革（加快推进基本医疗保障制度建设、初步建立国家基本药物制度、健全基层医疗卫生服务体系、促进基本公共卫生服务逐步均等化、推进公立医院改革试点）和 2010 年度工作的 16 项主要任务，其中与国家基本药物制度有关的主要工作目标是“进一步推进国家基本药物制度实施”。

2010 年 5 月 22 日，国家食品药品监督管理总局与各省级食品药品监督管理局签订了《加强国家基本药物质量监管 2010 年度主要工作任务责任书》。

经过一系列措施的实施，国家基本药物制度覆盖了我国所有政府办基层医疗卫生机构，基层医疗卫生机构药品加成政策全面取消，国家基本药物售价平均下降

“三成”。2010 年底，全国 57%的政府办基层医疗卫生机构实施了国家基本药物制度。2011 年，国家基本药物制度初步建立。

3. 国家基本药物制度成熟期(2018 年至今)

2018 年至今，国家基本药物制度逐渐成熟。2018 年 9 月 19 日，国务院办公厅印发《关于完善国家基本药物制度的意见》，从国家基本药物的遴选、生产、流通、使用、支付、监测等环节完善政策。其中以“五统一”规范国家基本药物、医联体推进一体化实施、以全额保障体现公平可及为特点的基本药物制度为解决老百姓看病贵、看病难发挥了较大作用。

(1) 以“五统一”规范国家基本药物　统一国家目录，以国家基本药物目录为主导，以满足疾病防治基本用药需求为导向，以诊疗规范、临床用药指南和专家共识为依据，遴选适当数量药品，满足常见病、慢性病、应急抢救等主要临床需求，兼顾儿童人群和公共卫生防治用药需求。

统一剂型规格，强化循证药学，突出药品临床价值；规范药品剂型规范，方便临床使用；能口服不肌内注射，能肌内注射不输液。支持中医药事业发展，鼓励医药行业研发创新。

统一采购配送，坚持集中采购方向，区分不同药品情况，采取集中招标、组团谈判、阳光挂网等方式分类采购，注重推进医联体、医共体和区域内医疗机构上下联动、带量采购、集中配送，形成合理价格。

统一配备使用，国家卫生和计划生育委员会(以下简称“国家卫生计生委”)组织制定医疗机构国家基本药物药事服务和使用管理的政策措施，以省为单位明确医疗机构国家基本药物使用的金额比例，公立医疗机构根据功能定位和诊疗范围，优先配备使用国家基本药物，确保国家基本药物的主导地位。

统一报销政策，临床诊疗用国家基本药物，全部纳入基本医疗保障药物报销目录，报销比例明显高于非国家基本药物；对于国家免疫规划疫苗和抗艾滋病、结核病、寄生虫病等重大公共卫生防治的国家基本药物，持续加大各级财政支持的力度，免费向群众提供。

(2) 医联体推进一体化实施　坚持以医联体、医共体、区域内医疗机构服务一体化管理为依托，以三级医疗机构或区域大医院为龙头，以卫生服务中心、乡镇卫生院为枢纽，以卫生服务站、村卫生站为网底，以基本用药、采购配送、配备使用、人员培训为协作重点，以监测通报、督促奖惩为抓手，大力推动县域医疗机构一体化实施国家基本药物制度。

(3) 以全额保障体现公平可及　各地探索建立国家基本药物筹资机制，充分发挥国家基本药物在提高财政资金和医保基金使用效益上的积极作用，鼓励将国家基本药物制度与分级诊疗制度、家庭医生签约制度、慢性病健康管理、健康精准扶贫等工作有机结合，通过财政全额保障或医保全额报销等方式，选择部分国家基本药物向高血压、糖尿病、严重精神障碍等患者免费提供。

三、国外国家基本药物制度经验总结

1975 年，第 28 届世界卫生大会以“人权”和“人人享有卫生保健”为基础提出了“国家药物政策”和“国家基本药物制度”的概念。为了贯彻和实施国家基本药物制度，WHO 建议医疗机构建立药物和治疗学委员会（Drug and Therapeutics Committee，DTC），编写《标准治疗指南》和《国家处方集》，保障国家基本药物优先、合理使用。

（一）WHO 国家基本药物政策

1. WHO 国家药物政策的目标

2001 年，WHO 提出国家药物政策的目标是确保基本药物可及（即可平等获得且支付得起）、高质量（质量可靠、安全、有效）和合理使用，包括 9 个关键因素：基本药物遴选、药品可支付能力、可持续的药品筹资机制、药品供应系统的建立、药品规制和质量保障、促进合理用药、药品研究、人力资源开发与培训、药物政策监测和评估等。

2. WHO 药物政策的制定流程

WHO 规定药物政策的制定流程是：进行基线调查，分析和掌握医药卫生部门与药物生产、使用和管理领域的现状与问题；基于基线调查情况，协调各部门目标与利益，确定国家药物政策的目标和对象；起草政策文件，召开相关会议，并通过多种渠道征求意见和建议，修订和完善国家药物政策，发布和实施。

3.《WHO 基本药物示范目录》及《国家处方集》

为示范和推广国家基本药物工作，WHO 于 1977 年发布第 1 版《WHO 基本药物示范目录》，包含 186 个品种。此后每 2 年更新 1 次，现今为第 20 版（2017 年版）。WHO 还提出国家基本药物的遴选程序和具体办法是：首先是根据疾病谱制定《标准治疗指南》或“路径”；然后可根据《标准治疗指南》或“路径”遴选并制定《国家基本药物目录》。

《国家处方集》是实施国家药物政策和支持医院管理的重要文件。WHO 建议按《国家基本药物目录》编写《国家处方集》，指导医师遵照国家规定，对患者合理、安全、有效地进行药物治疗。2002 年，WHO 以《英国国家处方集》为设计和组织蓝本，由 WHO 和英国皇家药学会的专家共同编写出版了第 1 版《WHO 示范处方集》，其后每 2 年更新 1 次。

（二）其他国家或地区基本药物制度

1. 欧洲

虽然欧洲国家众多，许多国家没有响应 WHO 的倡导而制定一份纲领或框架性的国家药物政策文件，但各国药物政策的核心目标与 WHO 倡导的药物政策的核心目标相符合：在全民覆盖的健康保障体系下，以患者为中心，通过政策的实施，确保患者均可获得安全、有效、质量可控的药物；保证药物规范使用，防止药物滥用，保障公众用药安全；加强药物研发，满足公众用药需求。

由于欧洲国家已经建立起完善的卫生系统，虽然缺少纲领或框架性的国家药物政策文件，但在药品研发、生产、供应、价格、合理使用等方面完全满足公众对药品的需求，能够保证公平获得质量好、价格适宜的药品，并能保证药品的合理使用。

2. 澳大利亚

1995 年，澳大利亚开始制定国家药物政策，该政策于 1999 年获得澳大利亚议会批准。为了保障国家药物政策的顺利实施，澳大利亚成立了一些机构，如科学使用药物专业服务与研究机构——国家处方服务机构；同时出台了一系列实施计划和操作指南，如原住民药品福利计划、药物咨询委员会指南和标准、提高药品领域透明的指南等。

澳大利亚卫生与老龄部部长任命下的管理机构、委员会和合作伙伴年度会议 3 个机构保障了澳大利亚国家药物政策的实施和稳定运行。管理机构主要是与药物政策实施相关组织的主席及政府代表，其职责为卫生部部长与老龄部部长在实施药物政策时提供咨询；委员会主要由各专业领域的技术人员组成，负责为管理机构提供技术咨询，同时进行政府委托项目的研究；合作伙伴年度会议主要通过邀请各药品利益相关方参与国家药物政策的交流，讨论政策执行中的成绩和缺陷，及时提出建议。

（三）WHO 及各国药物政策对我国的启示

1. 国家药物政策的制定不仅是技术过程更是政治过程

药物政策的制定和执行除考虑技术问题外，更需要关注政治因素。政策的制定者和执行者不仅需要专业技术知识，更需要专业的政治分析能力，以便保证政策的制定和执行顺利进行。制定者和执行者不应只关注药物政策的制定和发布，应关注政策执行的全过程，以便及时评估政策执行效果。在公立领域推行国家基本药物目录只能保障国家基本药物的可获得性，是否满足了疾病治疗需求和降低了患者负担等执行效果，这需要定时评估。

2. 完善的卫生系统有助于国家药物政策的执行

药物政策是医疗卫生系统政策的一部分，药物政策能否顺利实施取决于医疗和医保制度的完善。如果卫生系统不能很好地执行药物政策，实施临床用药，尤其是国家基本药物的使用将会打折扣；如果药品报销政策不能落实，患者的就医负担无法减轻，药品的可及性无法保证。因此，完善的卫生系统有助于国家药物政策的执行，药物政策的制定应考虑国家的整体医疗卫生现状。

3. 发挥社会团体的作用使国家药物政策代表更广泛的民意

按照公共价值理论，应鼓励公众参与药物政策的制定。社会团体作为管理部门和公众沟通的桥梁，应在药物政策制定的过程中发挥作用，使国家药物政策符合公众的需求。

4. 以消费者为中心，增强公众对国家药物政策的认同感

公众作为药物的消费者或使用者，其对国家药物政策的接受程度决定国家药物政策的实施效果，再好的国家药物政策满足不了公众需求必定无法顺利实施。增加消费者对政策的认同感是政策成功的关键。因此，我国药物政策的制定应纳入“三医联动”（医疗、医保、医药改革联动）的范畴，充分考虑我国国情和公众用药需求，制定的药物政策具有可操作性。

四、 我国国家基本药物制度相关政策

党的十七大报告中提出“建立国家基本药物制度，保证群众基本用药”的要求。党的十九大以后，政府坚持以人民健康为中心，强化基本药物“突出基本、防治必需、保障供应、优先使用、保证质量、降低负担”的功能定位，从基本药物的遴选、生产、流通、使用、支付、监测等环节完善政策，全面带动药品供应保障体系建设，着力保障药品安全有效、价格合理、供应充分，缓解“看病贵”问题，促进上下级医疗机构用药衔接，助力分级诊疗制度建设，推动医药产业转型升级和供给侧结构性改革。

2018 年 9 月 19 日，国务院办公厅印发《关于完善国家基本药物制度的意见》明确指出，要坚持基本药物主导地位，强化医疗机构基本药物使用管理，将基本药物使用情况作为处方点评重点内容，对无正当理由不首选基本药物的予以通报；对医师、药师和管理人员加大基本药物制度和临床应用指南、处方集培训力度，提高基本药物合理使用和管理水平。

（一）国家基本药物目录制定

建立和完善国家基本药物制度，国家基本药物目录制定是第一步，也是关键的一步。国家基本药物目录的制定，需要体现基本药物的公益性，体现其公共产品属性。

坚持以满足疾病防治基本用药需求为导向，根据我国疾病谱和用药特点，充分考虑现阶段基本国情和保障能力，坚持科学、公开、公平、公正的原则，以诊疗规范、临床诊疗指南和专家共识为依据，中西药并重，遴选适当数量的基本药物品种，满

足常见病、慢性病、应急抢救等主要临床需求,兼顾儿童等特殊人群和公共卫生防治用药需求。强化循证决策,突出药品临床价值;规范剂型规格,能口服不肌内注射,能肌内注射不输液。支持中医药事业发展,鼓励医药行业研发创新。

此外,完善国家基本药物目录调整管理机制。优化国家基本药物目录遴选调整程序,综合药品临床应用实践、药品标准变化、药品新上市情况等因素,对国家基本药物目录定期评估、动态调整,调整周期原则上不超过 3 年。对新审批上市、疗效较已上市药品有显著改善且价格合理的药品,可适时启动调入程序。坚持调入和调出并重,优先调入有效性和安全性证据明确、成本-效益比显著的药品品种;重点调出已退市的,发生严重不良反应较多、经评估不宜再作为基本药物的,以及有效益风险比或成本-效益比更优的品种替代的药品。原则上各地不增补药品,少数民族地区可增补少量民族药。

因此,今后基本药物的遴选更加注重药品的临床价值,更加注重循证证据,以诊疗规范、指南等为依据进行目录的调整。从保障人民群众健康的角度,根据临床需求,遴选疗效确切、质量可靠、价格合理的基本药物,有利于合理扩大用药的覆盖面,改变基层药品层次偏低的状况;也有利于保证上下用药基本一致,减少疾病确诊后大医院用药基层难以满足的情况,更加适应慢性病长处方的下沉、区域医共体建设等政策,加快分级诊疗制度建设。

(二)国家基本药物生产供应

保证国家基本药物及时、足量、保质供应,是建立国家基本药物制度、满足广大群众基本用药的重要环节。国家基本药物生产作为药物供应的源头,生产企业按照《药品生产质量管理规范》的规定进行基本药物的生产。目前我国多数药品的生产属于自由竞争生产,基本可以满足临床治疗需求。

提高国家基本药物有效供给能力。把实施国家基本药物制度作为完善医药产业政策和行业发展规划的重要内容,鼓励企业技术进步和技术改造,推动优势企业建设与国际先进水平接轨的生产质量体系,增强国家基本药物生产供应能力。开展生产企业现状调查,对于临床必需、用量小或交易价格偏低、企业生产动力不足等因素造成市场供应易短缺的国家基本药物,可由政府搭建平台,通过市场撮合确定合理采购价格、定点生产、统一配送、纳入储备等措施保证供应。

(三)国家基本药物流通储备

药品流通是连接药品生产和销售终端的桥梁。建立国家基本药物集中配送系统,减少国家基本药物流通环节,实现“政府集中采购、统一配送、零差率销售”。国家基本药物流通按照《药品经营质量管理规范》的规定,采用政府采购、医药公司竞争配送的方式进行配送。为规范流通秩序,降低流通环节及成本,国家推行药品“两票制”，使药品配送完全透明化，亦有利于破除中间利益链条，减少医疗费用支出。

（四）国家基本药物招标采购

健全和完善国家基本药物集中招标采购制度是控制药品费用不合理增长，遏制药品购销领域不正之风的有效手段。

完善采购配送机制，充分考虑药品的特殊商品属性，发挥政府和市场两方面作用，坚持集中采购方向，落实药品分类采购，引导形成合理价格。做好上下级医疗机构用药衔接，推进市（县）域内公立医疗机构集中带量采购，推动降药价，规范基本药物采购的品种、剂型、规格，满足群众需求。鼓励肿瘤等专科医院开展跨区域联合采购。生产企业作为保障基本药物供应配送的第一责任人，切实履行合同，尤其保障偏远、交通不便地区的药品配送。因企业原因造成用药短缺，企业承担违约责任，并由相关部门和单位及时列入失信记录。医保经办机构按照协议约定及时向医疗机构拨付医保资金。医疗机构严格按照合同约定及时结算货款；对拖延货款的，给予通报批评，并责令限期整改。

（五）国家基本药物质量监管

药品质量监管是保障国家基本药物质量保障体系的重要组成部分。为保证国家基本药物质量，国家基本药物制度的监管措施主要包括《药品生产质量管理规范》（*Good Manufacture Practice of Medical Products*, GMP）认证、《药品经营质量管理规范》（*Good Supply Practice*, GSP）认证、飞行检查、电子监管制度、国家基本药物质量抽检及招标采购质量评价等。

强化质量安全监管，对国家基本药物实施全品种覆盖抽检，向社会及时公布抽检结果；鼓励企业开展药品上市后再评价；加强国家基本药物不良反应监测，强化药品安全预警和应急处置机制；加强对国家基本药物生产环节的监督检查，督促企业依法合规生产，保证质量。

此外，为保证国家基本药物质量，推进仿制药质量和疗效一致性评价。对通过一致性评价的药品品种，按程序优先纳入国家基本药物目录。对已纳入国家基本药物目录的仿制药，鼓励企业开展一致性评价，未通过一致性评价的国家基本药物品种，逐步调出目录。鼓励医疗机构优先采购和使用通过一致性评价、价格适宜的基本药物。

（六）国家基本药物价格形成

国家基本药物定价，既考虑企业有合理的利润空间，鼓励企业生产国家基本药物，同时也要切实降低国家基本药物价格，完善国家基本药物价格形成机制，充分发挥市场配置资源的决定性作用，强化医药费用和价格行为综合监管，以促进建立正常的市场竞争机制，引导市场价格合理形成。目前，除麻醉药品和第一类精神药品外，我国取消原政府制定的药品价格，通过完善药品采购机制，发挥医保控费作用，最终促进国家基本药物价格形成。

（七）国家基本药物支付报销

医保支付报销政策是能否使国家基本药物成为公共产品的标志之一，是群众能否公平获得国家基本药物的重要保障。

为减轻群众就医负担，国家逐步提高医疗保障水平。通过完善医保支付政策，对国家基本药物目录内的治疗性药品，医保部门在调整医保目录时，按程序将符合条件的优先纳入目录范围或调整甲、乙分类。对于国家免疫规划疫苗和抗艾滋病、结核病、寄生虫病等重大公共卫生防治的国家基本药物，加大政府投入，降低群众用药负担。

此外，积极探索降低患者负担的有效方式。鼓励地方将国家基本药物制度与分级诊疗、家庭医生签约服务、慢性病健康管理等有机结合，在高血压、糖尿病、严重精神障碍等慢性病管理中，在保证药效前提下优先使用国家基本药物，最大程度减少患者药费支出，增强群众获得感。

（八）国家基本药物配备使用

建立国家基本药物制度，保证国家基本药物优先、合理使用，有利于保障群众基本用药权益，也有利于促进药品生产流通企业资源优化整合。

在国家基本药物全面配备优先使用方面，加强配备使用管理。坚持国家基本药物主导地位，强化医疗机构国家基本药物使用管理，以省为单位明确公立医疗机构国家基本药物使用比例，不断提高医疗机构基本药物使用量。公立医疗机构根据功能定位和诊疗范围，合理配备国家基本药物，保障临床国家基本用药需求。药品集中采购平台和医疗机构信息系统应对国家基本药物进行标注，提示医疗机构优先采购、医生优先使用。将国家基本药物使用情况作为处方点评的重点内容，对无正当理由不首选国家基本药物的予以通报。对医师、药师和管理人员加强国家基本药物制度和基本药物临床应用指南、处方集培训力度，提高国家基本药物合理使用和管理水平。鼓励其他医疗机构配备使用基本药物。

此外，建立国家基本药物优先使用激励机制。医疗机构科学设置临床科室国家基本药物使用指标，并纳入考核。将国家基本药物使用情况与国家基本药物制度补助资金的拨付挂钩。深化医保支付方式改革，建立健全医保经办机构与医疗机构间“结余留用、合理超支分担”的激励和风险分担机制。通过制定药品医保支付标准等方式，引导医疗机构和医务人员合理诊疗、合理用药。

（九）国家基本药物制度补偿

国家基本药物招标采购、实施基本药物制度的医疗卫生机构资金周转问题，与国家基本药物筹资直接相关。如何正确评价国家基本药物制度的实施效果，如何完善制度以提高保障水平，也与国家基本药物筹资机制密不可分。

国家基本药物的筹资补偿有多种渠道，如政府公共筹资、医疗保险支付和个人的共付及完全个人自付等。因此，明确国家基本药物筹资补偿的必要性、完善医疗保险的药品补偿模式，对于国家基本药物制度的顺利实施有重大意义。

（十）国家基本药物制度监测评价

在国家基本药物制度具体实施过程中，需要对各项制度、措施实施效果不断进行监测和评价，以保证国家基本药物制度的顺利实施。通过监测评价，能够用于考量国家基本药物制度实施状况，评价基本药物制度实施效果，指导国家基本药物制度的调整。我国国家基本药物制度监测评价方式主要包括行政监测、第三方评价和社会监督评价 3 个方面的内容。

五、 完善我国国家基本药物制度政策建议

（一）完善法律保障

加强国家基本药物制度的立法工作，提高国家基本药物制度的强制执行力，是保障人民用药权益的需要，是贯彻落实国家卫生政策的内在要求，也是《药品管理法》立法宗旨的根本体现。相关部门应以保障政策实施为出发点，从新《药品管理法》的实施着手，明确国家基本药物制度在我国的法律地位及管理范畴，保障国家基本药物目录顺利推行，从国家基本药物的遴选、目录制定、招标生产配送到使用都要制定相适应的法律，并将法律纳入国家基本药物制度体系。

（二）建立国家基本药物制度实施法规条例

建立国家基本药物制度是医改的重点，也是难点。国家基本药物制度是一项全新的制度，是对现行体制机制的重大创新和利益格局的深刻调整。要用改革创新的办法推进国家基本药物制度建设，建立国家基本药物制度实施法规条例，通盘考虑生产、定价、招标、流通、配送、使用、报销等各个环节，确保国家基本药物稳定生产和充足供应，确保国家基本药物价格降低和质量安全，确保对基层医疗卫生机构实行合理补偿。同时，着力推动国家基本药物使用，使医疗机构愿意配，医务人员愿意开，就诊人员愿意用，真正成为看病首选药物，逐步改变药价虚高、滥用药物

等现象，发挥国家基本药物制度作为医改主力军的作用，为提高人民群众健康水平做出新贡献。

（三）建立联动保障机制

建立国家基本药物生产供应保障机制，是完善国家基本药物制度的核心。制度保障是第一位的，应围绕国家基本药物配备使用情况、国家基本药物集中招标采购配送情况及国家基本药物“零差率”销售情况三方面核心内容，结合实际制定具有联动性的保障机制。既要保障药品的价格低廉，又要保障药品的质量安全；既要保障药品配送及时到位，又要保障国家基本药物合理按需使用，同时还要完善国家基本药物筹资机制、补偿机制等。

围绕国家基本药物制度建立长效协作机制。在跨部门协作中，围绕国家基本药物制度的目标，加强各部门自身的合作和交流，破除各部门条块分割、各自为政的状态，建立起法制化、规范化的行政协作制度，形成分工协作的统一体系。

（四）建立社会参与机制

通过建立不同形式的利益表达方式，形成开放的决策协调机制，吸引国家基本药物涉及的相关利益主体参与进来。鼓励社会民众参与，表达他们的利益诉求，使决策更好地兼顾各方利益，从而保障决策的合理性和正确性。建立国家基本药物职务公开制度，在政策制定前公开征求社会各方面意见，不断完善政策。此外，建立必要的听证制度，为社会各方面参与提供参政机会，体现决策的公正性和利益分配的公正性。同时加强舆论宣传，通过媒体宣传，使更多的社会民众了解政策、参与政策、监督政策，从而有效地提高制度的科学化水平。

（五）建立考核问责机制

国家基本药物制度是一项涉及国计民生的重要政策，制度实施效果如何，直接关系到每个人的切实利益。新一轮医改要取得预期效果，就必须不折不扣地执行国家基本药物制度。如何克服面临的问题和困难，一个重要解决办法，就是要建立考核问责机制，将国家基本药物制度纳入各管理部门和地方政府的政绩考核，强化责任，开展绩效考核，并对考核结果进行奖惩，对不能履行职责，政策执行不到位的实行问责。

【参考文献】

冯娟娟，贾金妍，张竞超，等，2014. 国家基本药物制度发展回顾及探讨：基于《国家基本药物目录（2012 年版）》[J]. 中国药房，25(12)：1057－1060.

金晓明,2010.国家基本药物制度的社会学解读[J].医学与社会,23(2):55－57.
金有豫,2010.聚焦国家基本药物制度[J].中国药房,21(8):675－678.
孙静.2012.制定和落实国家药物政策的国际进展及启示[J].中国卫生政策研究,5(11):12－18.
肖爱丽,井春梅,鄢琳,等,2010.《国家基本药物目录》遴选与调整的思考[J].中国药房,21(12):1070－1073.
张新平,王洪涛,唐玉清,等,2012.国家基本药物制度政策回顾研究[J].医学与社会,25(9):28－31.

第二章
国家基本药物目录制定

国家基本药物目录作为国家基本药物制度的重要载体，是医疗卫生机构配备使用药品的重要依据，在促进医疗机构合理用药、满足公众基本用药需求、减轻患者医药费用负担、保障人民群众生命健康方面发挥着重要作用。国家基本药物目录制定是各国根据自身的国情和国家基本药物政策，利用科学的方法，从各类临床药品中选出有代表性的药品。实施国家基本药物制度，是保证我国药品纵向推进的重点和难点，对推进国家基本药物制度的实施，满足各级医疗机构基本用药需求，提高药品合理使用水平和药品产业集中度，完善医疗保障制度，促进人民健康水平的提高，具有重要的引导作用。

一、国家基本药物目录制定基本知识

（一）临床药物综合评价相关理论知识

随着人类疾病的变迁及医药事业的发展，不断有批准上市的新药投入临床使用。任何药物都具有治疗效应和不良反应两方面的作用。如何正确评价药物的疗效及其不良反应，为患者设计既安全有效又经济实惠的治疗方案，是社会关注的焦点。

临床药物评价（clinical drug evaluation, CDE）是临床药理学科的主要职能，是从药动学、药效学、药剂学、药物经济学和药物政策等几个方面，对临床药物在社会人群中的疗效、不良反应、稳定性、用药方案及费用等做出科学的评估，以保证临床药物符合安全、有效、经济的用药原则。目前临床药物评价方法包括化学物质一致性评价、生物等效性评价、治疗等效性评价等。

1. 化学物质一致性评价

药物是由原料药与辅料混合制备而成，同一药物的不同晶型在外观、溶解度、熔点、溶出度、生物有效性等方面可能会存在显著不同，从而影响了药物的稳定性、生物利用度及疗效，该种现象在口服固体制剂方面表现得尤为明显。另外，不同药品生产企业生产的药品，其稳定性和使用条件有时也有明显不同。因此，进行化学物质一致性评价，评价药物晶型、辅料种类、所含杂质等存在的差异，可提高药物疗效，降低药物不良反应发生率。

2. 生物等效性评价

生物等效性评价是指在同样试验条件下，试验药品和对照标准制剂（如国外原研药）在药物的吸收程度和速度的统计学差异。当两者吸收速度没有显著性差异时，可认为两药具有生物等效性。从生物等效性的程度来看，生物等效性可分为平均生物等效性、群体生物等效性和个体生物等效性。生物等效性研究在药品研发与评价过程中发挥着至关重要的作用，是判断所研发产品是否与已上市药品疗效相同或相似的依据。

3. 治疗等效性评价

仿制药与原研药临床使用中可产生较大的疗效差异。为保证临床疗效，需进行疗效等效性评价。如果两制剂含有相同的活性成分，且临床上显示具有相同的安全性和有效性，可认为两制剂具有治疗等效性。理论上，治疗等效必须被大量的临床和结果研究所证实。这些研究需要表明，患者使用不同的药品治疗会产生相同的结果，这样不同药物的治疗效果是相同的。

开展国家基本药物临床综合评价工作是一项开创性工作，对科学调整国家基本药物目录，提高临床治疗安全性有效性，有效控制药品不合理费用具有十分重要意义。

（二）公共决策理论知识

公共决策是指公共组织在管理社会公共事务过程中所做出的决定，是公共管理的首要环节并贯穿于整个公共管理过程。公共决策的失误会造成严重后果。所以公共决策必须坚持3项基本原则。① 民主化：民主化是与专制化相对立的，是指在决策过程中充分征求相关领域或相近领域专家、学者的意见或建议，保证决策的结果满足公众的利益或诉求，保障公众的民主权力充分行使。政策研究专家、学者作为公众的杰出代表，可保障政策方案设计的合理性，充分反映和实现不同阶层人民的利益需求，最大程度避免决策失误。加强专家、学者在决策中的地位和作用，这既是决策民主化的体现，也是决策科学性的保障。② 科学化：决策的制定应遵循决策的原则和程序，保证决策的科学化。此外，借助信息化手段，对决策的效果进行预测，达到方案最优化。为保证决策的科学化，可探索建立决策系统，通过客观指标指导决策的制定，同时提高决策参与人员的综合素质，为科学决策提供保障。③ 法制化：决策的制定必须遵守国家的宪法、法律和法规，决策者的所有权力和行为受到法律法规的约束和公众的有效监督，实现“依法决策”。决策的法制化保障决策的顺利实施，也进一步实现决策的民主化和科学化。

国家基本药物制度是国家卫生政策的重要组成部分，也是国家药物政策的核心内容之一。作为一项公共政策，国家基本药物制度的制定必须遵循公共决策的基本原则。国家基本药物政策的制定需汇总医药各领域专家、学者的意见、建议，同时兼顾广大群众的意见；政策的制定和实施遵循一定的程序，并及时对政策进行调整和优化，保证各项政策的实施符合群众用药需求；政策的制定必须以国家的法律法规为基础，做到政策的合法化，使国家基本药物制度成为控制药品费用、减轻社会和公众的疾病经济负担、保证基本药物公平可及的重要保障。

二、我国国家基本药物目录制定发展沿革

我国于1982年颁布了第1版《国家基本药物目录》(西药部分)，迄今已修订10次，最新一版于2018年11月1日发布。

（一）新医改前国家基本药物目录制定

1979年4月，我国政府积极响应并参与WHO国家基本药物行动计划，在卫生部、国家医药管理局的组织下成立了“国家基本药物遴选小组”，开始着手国家基本药物的制订工作，并于1982年1月公布第1版《国家基本药物目录》(西药部分)。国家基本药物目录的制定和遴选原则基本上沿用了WHO的标准，但在制定国家基本药物政策时，WHO并未考虑到中国传统医药的存在，而是完全以化学药的化学成分分类为基础建立基本药物制度。因此，由于中药的存在，我国国家基本药物制度在品种上与其他国家有很大的不同。

1992年，为配合公费医疗和医疗保障制度改革，我国成立了由卫生部、财政部、解放军总后勤部卫生部、国家医药管理局、国家中医药管理局组成的“国家基本药物领导小组”，组织领导国家基本药物遴选和推行工作。1992年2月，卫生部发布《制订国家基本药物工作方案》，明确提出：国家基本药物系指从我国临床应用的各类药物中经过科学评价而遴选出的在同类药品中具有代表性的药品，其特点是疗效肯定、不良反应小、质量稳定、价格合理、使用方便等；列入国家基本药物的品种，国家要按需求保证生产和供应，并在此范围内制定公费医疗报销药品目录；国家基本药物应包括预防、诊断、治疗各类疾病的药物，品种数约占现有上市品种数的40%～50%，随着药物的发展和防病治病的需要，不断补充和修订。确立了“临床必需、安全有效、价格合理、使用方便、中西药并重”的遴选原则，展现了国家对中药的重视，同时也更加贴近公众用药需求，体现了中国特色。

1997年，《中共中央国务院关于卫生改革与发展的决定》(以下简称《决定》)指出：国家建立并完善国家基本药物制度，对纳入《国家基本药物目录》和质优价

廉的药品,制定鼓励生产、流通的政策。《决定》首次以法规的形式确定推行国家基本药物政策,这对促进我国医药事业的健康发展、规范药品管理、实施临床合理用药产生了深远影响。

(二)新医改后国家基本药物目录的制定

由于品种过多及各种配套政策方面的限制,国家基本药物目录一直被各方认为缺乏法律效力和地位。国家基本药物目录既不能确保供应和使用,也不能成为其他目录的核心,更不能在报销上与非国家基本药物显现出优越性等。

2009年,实施的新医改方案确立了国家基本药物目录的权威性。新医改方案提出,“国家基本药物全部纳入基本医疗保障药物报销目录,报销比例明显高于非国家基本药物”。这就意味着纳入国家基本药物目录的药物将自动进入各种报销目录。卫生部等九部委于2009年8月印发了《关于建立国家基本药物制度的实施意见》(下称《实施意见》)的通知,对国家基本药物的遴选、生产、流通、使用、定价、报销、监测评价等做出了规定。国家基本药物遴选应坚持“防治必需、安全有效、价格合理、使用方便、中西药并重”的原则,遴选原则由“临床必须”调整为“防治必须”。《国家基本药物目录(基层医疗卫生机构配备使用部分)》的发布,标志着我国国家基本药物制度正式启动实施。

根据国务院《“十二五”期间深化医药卫生体制改革规划暨实施方案》和2012年医改工作安排,卫生部制定并公布了《国家基本药物目录(2012年版)》,共计520个品种。目录中的化学药品和生物制品数量与WHO现行推荐的国家基本药物数量相近,并坚持中西药并重。

从1982年开始至今,我国的国家基本药物目录共历经10版,收录的品种数量也曾经发生过较大变化。我国历版国家基本药物目录收载药品品种数汇总见表2-1。

表2-1 我国历版国家基本药物目录收载品种数汇总

	1982年版	1984年版	1996年版	1998年版	2000年版	2002年版	2004年版	2009年版	2012年版	2018年版
化学药品和生物制品(种)	278	280	699	740	770	759	773	205	317	417
中成药(种)	0	0	1 699	1 333	1 249	1 242	1 260	102	203	268
汇总(种)	278	280	2 398	2 073	2 019	2 001	2 033	307	520	685

(三)各省国家基本药物增补情况

《实施意见》中明确指出:“在建立国家基本药物制度的初期,政府举办的基层医疗卫生机构确需配备、使用非目录药品,暂由省级人民政府统一确定,并报国家基本药物工作委员会备案。配备使用的非目录药品执行国家基本药物制度相关政策和规定。”从2009年起，各省根据《实施意见》的规定，纷纷出台省级国家基本药物增补目录。截至2013年7月，全国共有31个省（自治区、直辖市）出台本省国家基本药物目录，其中青海省、广东省同时根据《国家基本药物目录（2012年版）》修订出台新版地方基本药物增补目录。

《国家基本药物目录（2012年版）》发布后，原则上不再允许地方做新的品种增补，但目前正在执行的地方基本药物增补目录，允许存在过渡期。因此，各省基本药物增补品种将会逐步取消，全面推行国家基本药物目录。

2018年，国务院办公厅印发的《关于完善国家基本药物制度的意见》明确规定，原则上各地不增补药品，少数民族地区可增补少量民族药。

（四）我国国家基本药物目录制定经验和实施成效

1. 我国国家基本药物目录制定经验

我国制定与实施国家基本药物目录，有效推进国家基本药物制度的建设方面取得了丰富的经验。

（1）基于问题　我国国家基本药物目录的制定是基于我国和各省（自治区、直辖市）具体疾病负担和公共卫生需求及既往基本药物目录制定、使用与管理中出现的问题，制定基本药物目录和配套制度，保障基本医疗用药，推动基本药物可及和合理使用。

（2）基于需求　国家基本药物制度是一项系统工程，国家基本药物目录是其核心工作内容之一，我国现行的国家基本药物目录，针对不同人群的需要及其承受能力进行遴选和实施。国家基本药物目录中所涵盖的药品综合考虑各部门、各级政府、医疗机构和公众的需求，满足广大群众的基本用药需求。

（3）基于条件　国家基本药物目录与各国实际情况密切相关，包括经济、政治、文化和医疗卫生服务体系建设。我国国家基本药物目录的制定，从全国及各地的实际情况出发，从生产、配送、筹资、支付、合理使用和动态监测全方位着手，保障国家基本药物目录顺利实施。

（4）基于方法　国家出台各类政策，采用科学可行、成本效果好的方法推动国家基本药物目录遴选与使用。对基本药物质量、安全性、有效性和成本效果进行评价，建立了科学的评估、监测方法学体系和人才队伍。

2. 我国国家基本药物目录实施成效

《国家基本药物目录（2012年版）》结合了我国疾病谱，根据临床需要，保持了品种、剂型和规格相对较为合理，保障了国家基本药物安全可及，逐步满足群众基本用药需求。

（1）国家基本药物的可获得性不断提高　国家基本药物的可获得性提高主要体现在目录中药物的品种和数量增加，特殊剂型规格纳入目录中。《国家基本药物目录（2018年版）》在2012年版的基础上大幅扩容品种，覆盖率明显增加，重点聚焦癌症、儿科、慢性病等病种。调入药品中，有包括6种靶向治疗药品在内的抗肿瘤用药12种，有临床急需儿童药品22种。

（2）国家基本药物的可支付性得以保证　国家基本药物制度的实施能有效降低医疗卫生机构的处方费用和患者的医药费用。国家基本药物品种数量的扩大，使得国家基本药物的利用率得以提高，有利于发挥国家基本药物的使用价值，由于国家基本药物价格相对合理，通过扩大国家基本药物的使用数量可降低整个社会的医药成本。此外，通过将国家基本药物纳入医保报销范围，使居民的药品自付比例降低，居民的看病费用、卫生机构的处方费用降幅较大，居民的就医负担得到有效缓解。

（3）国家基本药物的合理使用得以促进　合理用药是国家基本药物制度的目标之一，是工作重点。合理用药的一个重要指标就是抗菌药物使用率，尤其是注射剂的使用情况。目前，口服剂型的使用呈不断增加的趋势，抗菌药物的注射问题得到了有效缓解，药物合理使用得以巩固。

（五）我国国家基本药物目录制定存在的不足

当前，尽管我国国家基本药物目录制定的程序和方法正逐步向规范、民主、科学的方向发展，但总体上仍处于起步探索阶段，许多细节性、方向性的问题没有十分明确，因此存在一定的争议。我国国家基本药物遴选存在的不足如下：

1. 缺乏时效性

由于国家基本药物目录的制订和调整需要考虑多方面的因素，我国国家基本药物工作委员会涉及多个部门，导致我国国家基本药物目录的修订速度较慢，不能及时满足临床用药需求。我国自2013年5月实施《国家基本药物目录（2012年版）》后，时隔5年才修订了国家基本药物目录。我国基本药物目录动态调整程序缺乏详细的工作指南和技术细则，导致国家基本药物目录动态调整缺乏时效性。

2. 专家构成不合理

由于国家卫生健康委组织建立的国家基本药物专家库中公共卫生和公共政策方面的专家较少，对社会发展水平、政府卫生投入政策、疾病负担等没有一个准确地把握，对国家基本药物的评价和调整仍缺乏科学性评价指标。

3. 药物评价方法不科学

我国国家基本药物的遴选原则没有细化，导致在实施过程中的可操作性不强。国家基本药物专家库里的专家是国家基本药物评价的主体，由于我国还没有形成系统的药物评价体系，对药物的评价缺乏量化指标，专家仅凭经验对药物做出评价，使评价结果缺少有力的证据支持。

三、国外国家基本药物目录制定经验总结

（一）《WHO 基本药物示范目录》制定经验

《WHO 基本药物示范目录》（以下简称《示范目录》）的遴选、修订及推广程序的核心是一套证据收集、循证评价、实施数轮外部审评的公开透明的制度。该制度包括设立基本药物专家委员会、推荐药物的申请、申请书和推荐草案的审核、遴选标准、药物展示、专家委员会报告、国家基本药物图书馆 7 个方面的内容。

1. 基本药物专家委员会组成

《示范目录》制定的基础是建立基本药物专家委员会，其专家由药物评价、药物政策、药品管理专家顾问团的 8~12 名成员组成。他们来自全球各个国家，拥有不同的专业背景，包括临床药理学、临床医学、公共卫生、循证医学、风险评估和成本效益分析等，负责起草《示范目录》的工作。自从 1977 年开始，专家委员会会议每 2 年召开一次，如有需要还可召开临时性会议。

2. 遴选原则与标准

《示范目录》的遴选主要考虑疾病的流行情况、药品有效性和安全性的证据以及药物间相互比较的成本-效益。

WHO 建议，基本药物在一个正常运转的卫生系统中应该以足够的数量、适宜的剂型及个人和社会都能承担的价格随时可以获得，且质量可靠。遴选的药品必须性质稳定、疗效可靠，其药代动力学结果也应作为考虑因素之一。如果目前治疗方法的科学证据还不充足，专家委员会可以推迟审评工作，直到证据充分为止，或者根据专家的意见和经验提供审评意见。基本药物应该首选单一化合物。当复方制剂的临床治疗效果、安全性、患者依从性等可以证明优于单一化合物时，或者复方制剂能够降低抗疟药、抗结核药、抗艾滋病药的抗药性时，才可以遴选固定剂量复方制剂。

药品成本比较应同时考虑单位药品价格和治疗总费用，各备选治疗方案通常在同一治疗组中进行费用和成本效果比较，而一般不会在不同的治疗组间进行。如果一个药物达到了相关指标要求，就不能因为其绝对费用较高而将该药物排除出目录。

因此，WHO 对基本药物的遴选主要以循证方法为核心，充分的科学证据支持是调整目录中药物的前提，证据的质量分级采用“分级评价、制定与评估”的建

议(grade of recommendations assessment development and evaluation，GRADE 标准)。

3. 调整程序

《示范目录》的遴选与调整由专家委员会负责,一般每 2 年更新 1 次。2001 年以前《示范目录》的更新主要依靠专家委员会的专家经验为基础决定。后来随着循证医学、药物经济学等学科的发展,WHO 于 2001 年 12 月发布了《示范目录》更新修订程序。该修订程序明确规定,《示范目录》的调入、变更或调出申请需通过 WHO 的相关部门提交到专家委员会的秘书处,申请需要提供详尽的资料,提交的截止时间为专家委员会召开正式会议前 4 个月,所有申请都将在 WHO 网站上公示。

(1) 申请调入《示范目录》的主要程序　　第一步,是该药物的推荐人依据该药品的可及性、药物经济学、安全性证据等相关方面的信息提交申请书,并于 WHO 基本药物专家委员会例会前至少 4 个月提交至专家委员会秘书处。第二步,由秘书处对其申请审校后将申请书及全部支持性文件发布至网上进行公示,请专家委员会成员、公众(个人和组织)及 WHO 其他部门进行评审,其评论均发布于网站上公示至少 30 天。在专家评论过程中,相对较低的疾病负担、确实完备的药效数据和相对较高的成本、效益是一个药品能否调入示范目录的决定因素。与会专家结合相关的证据归纳出每一项推荐的原因,并按照循证医学中常用的 GRADE 标准将证据分级,形成强、弱两类推荐意见。第三步,由推荐人收集并审核所有评论,提交专家委员会讨论,并形成最终推荐建议上报 WHO 总干事。

会议结束后,《示范目录》中品种的调入一经被总干事批准,专家委员会的总结报告及相关信息马上公布于网站。

(2) 申请调出《示范目录》的主要情况　　将《示范目录》中品种调出的申请可以由专家委员会提出,也可以由某个人或机构向专家委员会秘书处提出。一般主要有以下几种情况:《示范目录》中的品种在疗效、安全性或成本-效益等方面已有更好的品种可以替代;已经被药品管理机构撤销的品种;《WHO 临床标准治疗指南》不再推荐的品种;临床使用中疗效、安全性在不同使用情况下要特别关注的品种。符合调出品种的详细情况、调出证据等都会在专家委员会召开之前在 WHO 网站上公示并广泛征求意见。

《示范目录》所列药品均为优先条件(指基于现状和可预测之未来的公共健康状况及药物安全和药物可及性的发展潜能而挑选出来的条件)下疗效最佳、安全性最高、可及性最大的药物,因此成为越来越多国家卫生机构制定国家基本药物目录的首选模板。

(二) 澳大利亚国家基本药物目录制定经验

澳大利亚联邦政府制定的《药品福利计划》(*Pharmaceutical Benefits Scheme*,

PBS)是从1948年开始的,它的目的是为了提供可靠、可负担得起、可获得的广泛的国家基本药物。澳大利亚联邦政府通过PBS的津贴补助,极大地降低了众多处方药的价格。所有澳洲居民均可通过PBS获得平价药物。

澳大利亚联邦政府制定与更新的PBS目录主要工作是由PBS咨询委员会(Pharmaceutical Benefits Advisory Committee, PBAC)及其秘书处负责完成的。PBAC是按照1953年国家卫生法成立的。PBAC在推荐药品时要考虑其临床适用性、整体效能、成本-效益等。

1. 新药被推荐调入PBS目录的情形

该药品是用来预防或治疗目录中现有药品尚未覆盖或未被完全覆盖的重大疾病,并且该药品成本-效益是可以接受的;该药品与目录中同一适应证的品种相比更有效和(或)毒性更小,并且该药品成本-效益是可以接受的;该药品至少与目录中同一适应证的品种相比疗效、安全性一样,并且有相似或更好的成本-效益。

如果一个新药比目录中同一适应证中的品种疗效低或毒性大,只有当这个新药能降低治疗的总成本和(或)在使用疗效更好或毒性更低的药物后作为进一步使用的药物时才可能被考虑调入目录。

2. 新药不可能被推荐调入PBS目录的情形

该药品可能增加药物的滥用或依赖性问题;该药品仅作为个别患者的使用。

3. 药品被调出PBS目录的情形

调出情形包括:能够获得一个疗效更好或等效但毒性更低的药物;有证据表明药物的疗效不满意;有证据表明药物的潜在毒性或滥用超过了它的治疗价值;它已经被弃用或不再被获得;与其他疗法相比它不再更经济、更有效。

PBAC在调出品种时会遵循正当的程序,包括征求相关的利益相关者。

(三) 印度国家基本药物目录制定经验

印度国家基本药物目录由遴选委员会负责制定,委员会成员包括技术人员、药剂师、微生物学家、医生及其他方面的专家。国家基本药物目录根据国家经济发展水平、医疗卫生、社会保障等诸多因素及时调整,门诊和住院部分别使用两张基本药物目录。同时,印度明确规定"国家基本药物"占医院药物品种的比例。如德里规定医院只有10%的药品支出可以超出国家基本药物目录,专科医院可达20%,真正将目录的推行落到实处。德里不仅建立了专门的国家基本药物执行机构,各部门的分工细致、科学,而且采用了国家基本药物目录、治疗处方集、标准治疗指南等相结合的推行方式。

(四) 津巴布韦国家基本药物目录制定经验

津巴布韦从1986年开始实施国家基本药物制度。在国家基本药物目录中,将药品按照使用单位等级的高低,由高到低依次划分为5类：A类药(中央与省级医院使用)、B类药(区级医院使用)、C类药(乡村卫生中心使用)、特殊专用药和补充药物。所有在低级医院使用的药品均可在高级医院使用,5类药的总品种数在600种左右。此外,津巴布韦还根据药品的实际用量和临床重要性,从国家基本药物目录中挑选出常用药和急救药作为保证供应的优先品种。

（五）WHO与其他国家基本药物遴选的共同点

1. 遴选标准和原则

通过对WHO和其他国家基本药物遴选原则、标准的分析可知,安全和有效是各国遴选国家基本药物的通用标准,并且大多采用循证医学的评价方法。其次,70%以上的国家将临床需求和经济合理作为遴选的共同原则。总之,安全、有效、经济和临床必须是各国遴选的共同标准和原则。

2. 遴选程序

WHO的国家基本药物遴选采用国际统一的证据质量分级和推荐强度标准——GRADE标准。GRADE标准明确定义了证据质量和推荐强度,综合考虑研究设计、研究质量、研究结果的一致性和证据的直接性。专家结合相关的证据归纳出每一项推荐的原因,按照GRADE标准形成强、弱两类推荐意见。由推荐人收集并审核所有评论,提交专家委员会讨论,形成最终推荐建议上报WHO总干事。

3. 遴选委员学科背景

各国遴选委员专业背景涉及卫生行政管理、价格管理、临床医学等多个领域,而卫生统计学、循证医学及药物经济学领域的专家正逐渐受到高度重视;此外,患者与企业人员被纳入许多国家的国家基本药物遴选委员会说明国家基本药物的遴选还需关注各方利益的平衡。

4. 国家基本药物目录调整周期

经统计,60%的国家基本药物目录调整周期为1~3年,更新时间大多相近。《示范目录》更新周期为2年,美国药品集中采购组织(Group Purchasing Organizations, GPO)药品调整周期为1年,日本每2年进行一次药品价格调查并通过调查结果调整目录。

5. 特殊患者用药遴选受到重视

多数国家重视儿童用药的遴选。WHO、印度和南非比较注重儿童疾病的特异性,专门设立了儿童国家基本药物目录。

2007年,世界卫生大会通过了WHA60.20号关于“为儿童提供更好的药物”的决议，发布了第1版《WHO儿童基本药物示范目录》；同年，WHO发起了“量身制定儿童药物”的全世界活动，目的在于提高认识和加速行动，解决所有15岁以下儿童更方便地获取和利用安全专用药物的问题。2009年，WHO发布了第2版《WHO儿童基本药物示范目录》。印度儿童国家基本药物的遴选由印度儿科学会（Indian Academy of Pediatrics，IAP）发起。

抗肿瘤药进入国家基本药物目录成为保障国民基本医疗的必然之举。根据目录分类方式比较，ATC分类的国家基本药物目录中已包含抗肿瘤药及免疫抑制剂的类别，而非ATC分类的国家也逐渐将抗肿瘤药纳入其中。

四、我国国家基本药物目录制定相关政策

为巩固完善我国国家基本药物制度，建立健全国家基本药物目录制定调整管理机制，国家卫生计生委、国家发展和改革委员会（以下简称“发展改革委”）、工业和信息化部（以下简称“工信部”）、财政部、人力资源和社会保障部（以下简称“人社部”）、国家食品药品监督管理总局、国家中医药管理局、总后勤、部卫生部修订并形成了《国家基本药物目录管理办法》（以下简称《管理办法》），并于2015年4月14日发布之日起正式执行。与2009年出台的《国家基本药物目录管理办法（暂行）》（以下简称《暂行管理办法》）文件相比，《管理办法》变化不大，基本与《暂行管理办法》保持一致。也有两个比较小的变化：① 针对国家基本药物目录中的药品包括内容，《管理办法》增加了中药饮片。② 国家基本药物目录药品调出机制中，《管理办法》明确规定，对发生严重不良反应的药品，经评估不宜再作为国家基本药物使用的药品，要从国家基本药物目录中调出。

至此，《管理办法》由“暂行”迈入“长效制度”阶段，《管理办法》的实施，对国家基本药物目录的遴选组织机构、遴选程序、遴选来源及周期等做了详尽的规定，健全了基本药品目录遴选机制。

2018年9月，《关于完善国家基本药物制度的意见》就基本药物遴选提出明确要求，强化了基本药物“突出基本、防治必需、保障供应、优先使用、保证质量、降低负担”的功能定位。国家基本药物目录的调整，扩大了国家基本药物在临床的覆盖面，品种数量不仅满足常见病、慢性病、应急抢救等主要临床需求，还聚焦癌症、丙型肝炎等病种，为不同疾病患者提供了多种用药选择。国家基本药物的遴选更加注重药品的临床价值，更加注重循证证据，以诊疗规范、指南等为依据进行目录的调整。从保障人民群众健康的角度，依据主要临床需求，遴选疗效确切、质量可靠、价格合理的基本药物，有利于合理扩大基层用药的覆盖面，改变基层药品层次偏低的状况；也有利于保证上下用药基本一致，减少疾病确诊后大医院用药基层难以满足的情况。

（一）国家基本药物目录制定组织机构及职责

目前WHO及不同国家均组建国家基本药物目录制定机构。我国国家基本药物目录制定由国家基本药物工作委员会负责。委员会由国家卫生健康委、国家发改委、工信部、监察部、财政部、人社部、商务部、国家市场监督管理总局、国家中医药管理局组成。办公室设在国家卫生健康委，承担国家基本药物工作委员会的日常工作。办公室主任由国家卫生健康委分管领导担任，成员分别由相关部委（局）分管工作的司局级领导组成。各部委（局）同时确定一名处级干部担任联络员，负责本单位的协调联络工作。

国家基本药物工作委员会协调解决制定和实施国家基本药物制度过程中各个环节的相关政策问题，确定国家基本药物制度框架，确定国家基本药物目录制定和调整的原则、范围、程序和工作方案，审核国家基本药物目录，各有关部门在职责范围内做好国家基本药物遴选调整工作。

知识拓展

《国家基本药物目录（2018年版）》

经国务院医改领导小组审核，报请国务院常务会议审议通过，《国家基本药物目录（2018年版）》自2018年11月1日起施行。

2018年版目录具有以下特点：① 增加了品种数量，由原来的520种增加到685种，其中西药417种、中成药268种（含民族药），能够更好地服务各级各类医疗卫生机构，推动全面配备、优先使用基本药物。② 优化了结构，突出常见病、慢性病及负担重、危害大疾病和公共卫生等方面的基本用药需求，注重儿童等特殊人群用药，新增品种包括了肿瘤用药12种、临床急需儿童用药22种等。③ 进一步规范剂型、规格，685种药品涉及剂型1 110余个、规格1 810余个，这对于指导基本药物生产流通、招标采购、合理用药、支付报销、全程监管等将具有重要意义。④ 强化了临床必需，这次目录调整新增的药品品种中，有11个药品为非医保药品，主要是临床必需、疗效确切的药品，如直接抗病毒药物索磷布韦、维帕他韦，专家一致认为可以治愈丙肝，疗效确切。

《国家基本药物目录（2018年版）》发布实施后，将能够覆盖临床主要疾病病种，更好地适应基本医疗卫生需求，为进一步完善基本药物制度提供基础支撑，高质量满足人民群众疾病防治基本用药需求。

（二）国家基本药物遴选原则及影响因素

1. 国家基本药物遴选原则

我国国家基本药物遴选遵照“防治必需、安全有效、价格合理、使用方便、中西药并重、基本保障、临床首选和基层能够配备”原则合理确定基本药物品种(剂型)和数量。

(1) 防治必需　国家基本药物必须能够满足广大人民群众基本卫生保健的需要,其中用于计划生育、计划免疫等方面的品种也应包括在内。遴选出来的国家基本药物应该能够满足人们用于常见病、多发病、传染病(包括危害严重的重大传染疾病如艾滋病等)、中毒及初级卫生保健等方面的临床预防与治疗需要。

从疾病谱入手,是落实“防治必需”原则的重要基础。一般来说,疾病谱通常是指对发生较多和对人类危害较大的疾病顺序的排列。根据疾病谱的变化,可以确定当前疾病的防治重点,以便有效地保障人民群众的基本用药,最大限度地满足人们对生命质量的要求。

(2) 安全有效　药品的安全性和有效性是药品上市的最基本条件。影响药物安全性的因素之一是药品不良反应。在药品的临床研究阶段,虽然已经对药品的安全性进行了较严格的评估,但由于受到临床病例数、研究时间、用药条件等因素的限制,一些发生频率低于1%和需要较长时间应用才会出现的不良反应在临床研究阶段很难被发现。同样,在临床研究阶段,对药品有效性的评估也存在局限性。受试药品在临床研究阶段的有效性和在广大人群中使用的有效性可能不同。另外,药品的长期效应、药品新的适应证及影响药品疗效的因素在药品临床试验阶段也缺少研究。因此,国家基本药物的安全性应得到保证。

质量可控是药品上市的前提之一。目前,进入国家基本药物目录的品种必须是具有国家药品标准的品种。国家基本药物目录中的化学药品、生物制品、中成药,应当是《中华人民共和国药典》收载的,国家食品药品监管部门、卫生部公布药品标准的品种。除急救、抢救用药外,独家生产品种纳入国家基本药物目录应当经过单独论证。

因此,国家基本药物遴选中的“安全有效”,是指有明确的疗效资料和临床使用证据证明该药品疗效确切、不良反应小的品种。

(3) 价格合理　价格是影响国家基本药物可获得性的一个很重要因素。民众不能承受的药物价格,限制了药物的可获得性。据WHO估计,世界上至少有1/3的人口缺乏国家基本药物。因此,国家基本药物的遴选除考虑临床必需、安全、有效等因素外,还必须考虑治疗的总成本,不是药品单位成本,要与效益进行比较,相对的成本-效益比是在同一治疗类别中选择药物时应考虑的一个主要问题。

根据单价及整个疗程费用的比较选择价格合理的品种进入国家基本药物目录,必要时应通过药物经济学分析对同类药品间的相对成本-效益比进行评估。

(4) 使用方便　进入国家基本药物目录的药品必须供应充足。国家基本药物不仅临床必需、安全有效、质量可靠,还必须在临床需要时能够方便地获得。除了用于抢救和治疗某些疾病有特殊疗效的药品外,在临床极少被使用或无法保证生产供应的品种一般不被列入国家基本药物目录。

国家基本药物使用方便除了国家基本药物可及性之外,还指遴选的国家基本药物有合适的剂型和适宜的包装,便于携带、服用、运输和储存。

(5) 中西药并重　　中医药作为中国医学科学的特色和重要的医药卫生资源,与西医药优势相互补充,相互促进,共同维护和增进人民健康,已经成为中国特色医药卫生事业的重要特征和显著优势。面对诸多威胁人类健康的重大疾病、慢性非传染性疾病,世界各国都在积极探索有效的防治手段,中医药在这些方面所具有的特色和优势已经引起国际社会的广泛关注和重视,特别是中医药“简、便、验、廉”的特点十分符合基本医疗卫生保健的要求,对于建立中国特色的基本医疗卫生保健制度具有重要的意义。在建立国家基本药物制度方面,我国按照中西药并重的原则,探索建立充分体现中药内容、符合中国特色的国家基本药物目录和制度措施。此外,中药在促进基本公共卫生服务均等化工作中发挥了“治未病”的优势,同时在疾病预防控制、应对突发公共卫生事件、医疗服务中也发挥了重要作用。

(6) 基本保障　　我国国家基本药物的目标是“基本保障”,实现国家基本药物全部报销,是落实“基本保障”原则的最终目标。国家基本药物承担的责任是有边界的。确定国家基本药物既要考虑到政府的承受能力,又要实现“基本保障”的目标。目前对国家基本药物使用的要求是:“政府举办的医疗卫生机构优先配备和使用国家基本药物,报销比例高于非国家基本药物”;在新医改目标实现时要达到国家基本药物全部报销的目标。

(7) 临床首选和基层能够配备　　“临床首选和基层能够配备”是国家基本药物制度顺利推行的关键。“临床首选和基层能够配备”目的是确保国家基本药物在基层的使用,保障国家基本药物制度在基层的实施。“临床首选”表现在两方面: ① 在国家基本药物与非国家基本药物共存时,选择国家基本药物作为临床首选药;② 在治疗同种疾病的同类国家基本药物中,选择一种作为临床首选药。

2. 国家基本药物遴选影响因素

与医保相似,国家基本药物定位于战略性购买,体现公益性。运用药物经济学理论,充分考虑药物的价值,分析影响国家基本药物遴选的主要因素(安全性、有效性、质量可控性、依从性、创新性、满足社会需求性、其他社会特性等),遴选出满足人们基本医疗需求、价低质高的国家基本药物。影响国家基本药物遴选的因素见表2-2。

表 2-2 国家基本药物遴选影响因素

主要因素		具体指标		
安全性	不良反应指数; 药品相互作用; 特殊人群用药; 医药工作者安全性量表	用药监测条件苛刻程度; 相对治疗窗口宽度; 急性毒性	禁忌证数量; 过量可逆转性; 药品"三致"作用	
有效性	对因治疗; 起效时间适当性; 药品指南评级	达效时长; 不可替代性; Meta 分析	作用持续时间适当性; 有效率; 医药工作者有效性量表	
质量可控性	含量控制指标数量; 保质期	含量控制精确度; 存放条件	含量上下限	
依从性	日使用次数; 患者使用体验量表	用药频度; 医药工作者使用体验量表	使用复杂程度	
创新性	适应证数量; 使用创新专利	产品专利; 医药工作创新评价量表	工艺专利	
满足社会需求性	生产企业数量; 销售增长率	行业集中度	通用名占有率	
其他社会特性	对精细操作影响; 引发自杀倾向可能; 环保性	对社交能力影响; 药品依赖性; 战略储备	对自我照顾能力影响; 原料自由度	

(三)国家基本药物目录制定程序

国家基本药物目录制定是一项公共决策,重视公共决策的民主性、科学性及法制性。目录调整坚持科学、公正、公开、透明的原则,通过建立健全循证医学、药物经济学评价标准和工作机制,广泛听取社会各界的意见和建议,科学合理地制定目录。

按照国家基本药物工作委员会确定的原则,国家卫生健康委负责组织建立国家基本药物专家库,报国家基本药物工作委员会审核。专家库主要由医学、药学、药物经济学、药品监管、药品生产供应管理、医疗保险管理、卫生管理和价格管理等方面专家组成,负责国家基本药物的咨询和评审工作。

国家卫生健康委会同有关部门起草国家基本药物目录制订工作方案和具体的遴选程序,经国家基本药物工作委员会审核后组织实施。

目前我国国家基本药物遴选程序包括:根据药品安全性等信息,按照专家咨询评价、多方征求意见、多方论证并经专家委员会审核、审定的程序,科学公正遴选国家基本药物。具体程序如下:

1）从国家基本药物专家库中，随机抽取专家成立目录咨询专家组和目录评审专家组，咨询专家不参加目录评审工作，评审专家不参加目录制订的咨询工作。

2）咨询专家组根据循证医学、药物经济学对纳入遴选范围的药品进行技术评价，提出遴选意见，形成备选目录。

3）评审专家组对备选目录进行审核投票，形成目录初稿。

4）将目录初稿征求有关部门意见，修改完善后形成送审稿。

5）送审稿经国家基本药物工作委员会审核后，授权国家卫生健康委发布。

知识拓展

国家基本药物遴选方法介绍

（1）专家决策法　组建由医学、药学、药物经济学等方面专家组成的专家库，以专家的工作经验和知识结构为基础，集专家集体的智慧，对备选药物从安全性、有效性、经济性等方面进行论证，形成国家基本药物目录。缺点是主观性强，易导致权力寻租。

我国使用的专家库抽组法和WHO的专家委员会法是比较相似的，但是二者的专家委员会的职能和任务不同。我国的专家委员会主要是管理职能，而WHO的专家委员会更偏向技术职能。我国的专家委员会的主要任务不在遴选药物的技术环节，而是审批国家基本药物目录初稿。而WHO的专家委员会则是以遴选国家基本药物、制定国家基本药物示范目录、调整和修订其示范目录的药物品种等为主要任务的，2007年以后，遴选儿童国家基本药物的职责补充进来，补充儿科专家，儿童国家基本药物遴选技术报告和示范目录与成人国家基本药物的选择和使用的技术报告也都是由专家委员会发布。WHO的专家委员会发布的国家基本药物示范目录就是终稿，而我国的专家委员会只审核初稿，终稿由国家卫生健康委发布。可见，尽管都是专家决策法，我国的国家基本药物遴选使用的方法和WHO的还是有很大不同，在管理职能、遴选程序、工作方法、责、权、利均有不同。

（2）循证医学方法　2003年，WHO将推荐“分级评价、制定与评估”（GRADE）方法引入《WHO指南制定手册》，并且详细介绍了GRADE的基本方法。GRADE方法简单明了地整合了证据质量和推荐强度的分级系统，方便了专家、患者、临床医生及政策制定者的使用。其对证据质量和推荐强度详尽、明确地区分标准有助于指南和推荐的使用更加透明化。GRADE方法满足了其遴选原则中对安全性、有效性、经济性方面的考虑。GRADE方法不但可作为有效的国家基本药物遴选工具，而且其系统、透明的特点使国家基本药物评价进行检验和讨论成为可能。

(3) 药物经济学方法　采用费用、成本、效益等经济学指标论证药品的经济价值，可作为评价国家基本药物经济性的工具。国家基本药物的遴选，一般都是用成本效果指标，也有简化成最小成本指标的。与循证医学系统评价方法一样，国家鼓励科研机构、社会团体等进行药物经济学应用于国家基本药物遴选工作的研究。药物经济学以现代经济学的研究手段为主，在药物评价方面，也需要结合流行病学、生物统计学等多学科研究方法，综合分析不同药物治疗方案的成本、效益或效果及效用，从经济学价值方面建立遴选依据。

(4) 其他遴选方法　主要是运用数学模型的理论，对多个评价指标进行综合评价，体现评价结果的客观性和可靠性。包括模糊综合评价法、马尔科夫模型、背包模型等。

(四) 国家基本药物目录制定来源

1. 国家基本药物目录制定药物主要来源

目前，在国内上市满两年的药品才有资格参加国家基本药物的遴选。国家基本药物目录中的化学药品、生物制品、中成药，应当是《中华人民共和国药典》收载的，国家卫生健康委、国家药品监督管理局颁布药品标准的品种。除急救、抢救用药外，独家生产品种纳入国家基本药物目录应当经过单独论证。

化学药品和生物制品名称采用中文通用名称和英文国际非专利药名中表达的化学成分的部分，剂型单列；中成药采用药品通用名称。

2. 国家基本药物遴选来源参考其他目录

目前我国与 WHO 国家基本药物目录进行比对，两目录化学药品重合率不足 50%。因此，我国国家基本药物遴选时参考 WHO 及其他国家发布的国家基本药物目录，借鉴已经做过的循证评价结果，与我国疾病谱变迁相结合，通过临床综合评价，确定国家基本药物目录制定的来源。

3. 不纳入国家基本药物目录制定范围的情形

① 含有国家濒危野生动植物药材的；② 主要用于滋补保健作用，易滥用的；③ 非临床治疗首选的；④ 因严重不良反应，国家食品药品监督管理部门明确规定暂停生产、销售或使用的；⑤ 违背国家法律、法规，或不符合伦理要求的；⑥ 国家基本药物工作委员会规定的其他情况。

(五) 国家基本药物目录调整

1. 国家基本药物目录调整依据

基本医疗卫生服务是基本药物目录调整的主要参考依据。《中共中央国务院关于深化医药卫生体制改革的意见》明确规定：国家基本药物要适应基本医疗卫生服务需求，国家基本药物目录的制定应当与基本公共卫生服务体系、基本医疗服务体系相衔接。《国家基本药物目录管理办法》规定，以药品临床价值为导向，注重循证医学、药物经济学和真实世界研究，大力推动开展药品使用监测和综合评价，建立国家基本药物目录动态调整机制，坚持调入调出并重，持续完善目录品种结构和数量，切实满足疾病防治用药需求。

2. 国家基本药物目录调整方式

国家基本药物目录调整工作本着“调入从严，调出慎重，调整必须有据”的原则，每次动态调整的具体品种数量，将根据我国疾病谱变化和临床诊疗需求，综合考虑药品临床应用实践、药品标准变化、药品不良反应监测、药品临床综合评价等因素确定，调整周期原则上不超过3年。对新审批上市、疗效较已上市药品有显著改善且价格合理的药品，可适时启动调入程序。坚持调入和调出并重，优先调入有效性和安全性证据明确、成本-效益比显著的药品品种。在此过程中应综合考虑以下因素。

（1）药品的上市后再评价结果　国家基本药物的遴选和调整更关注药品上市后的再评价结果。对于上市后的药品，经过循证再评价证明确实安全有效、质量可靠，并且药物的成本-效益分析有优势的品种应调入国家基本药物目录。

（2）充分考虑目录的连续性、稳定性与创新性　在目录的调整过程中，要充分考虑目录的连续与稳定，保障临床常规用药，遵从人们的用药习惯，坚持新旧用药办法平稳过渡的原则，同时鼓励和支持医药科技进步，对经临床实践证明确实安全有效、价格合理、使用方便的创新药物应尽早纳入目录。目录的调整要充分体现人们临床用药需求的变化。

3. 国家基本药物调入的标准

① 结合疾病谱顺位、发病率、疾病负担等，满足常见病、慢性病以及负担重、危害大疾病和危急重症、公共卫生等方面的基本用药需求，从已在我国境内上市的药品中，遴选出适当数量基本药物；② 支持中医药事业发展，支持医药行业发展创新，向中药（含民族药）、国产创新药倾斜。

4. 调出国家基本药物目录的情形

① 药品标准被取代的；② 国家药监部门撤销其药品批准证明文件的；③ 发生不良反应，经评估不宜再作为国家基本药物使用的；④ 根据药物经济学评价，可被风险效益比或者成本-效益比更优的品种所替代的；⑤ 国家基本药物工作委员会认为应当调出的其他情形。

五、 完善我国国家基本药物目录制定政策建议

（一）完善国家基本药物遴选机制

1. 增加专家库的科学性

我国虽已建立了国家基本药物专家库，负责国家基本药物的咨询和评审工作，但建立程序、专家背景、专家比例等信息不够透明，咨询和评审专家组的选取标准也不明确。而国外则会在官方网站上公布遴选操作标准、证据评价报告、遴选委员会专家名单及单位等信息。因此，专家库不仅要全面涵盖药物经济学等必要学科的专家，还应保证遴选专家信息公开化，增加透明度。

此外，引入专家回避制度。在制定国家基本药物目录过程中，参与候选目录品种研发，接受过相关企业的资助或者与该企业有其他利害关系的专家，应当主动申请回避，不得参与涉及该品种的咨询与评审工作。同时对违反专家回避制度在咨询或者评审工作中应当回避而未回避的专家，取消其专家资格，并予以公告；构成犯罪的，依法追究刑事责任。

2. 建立完善的国家基本药物遴选方法学技术指南与标准

目前，我国国家基本药物遴选已引入了药物经济学、循证医学等方法，但其研究的系统性及深度有待加强。我国可借鉴 WHO 和澳大利亚等国际经验，并结合我国实际情况，制订完善的国家基本药物遴选方法学技术指南与标准，建立国家基本药物目录制定证据库，为国家基本药物循证遴选提供科学证据。通过完善国家基本药物目录，覆盖所有疾病谱，满足临床用药，可保证国家基本药物的优先配备、合理使用。

（二）加强国家基本药物临床综合评价

我国国家基本药物目录的遴选原则已经较为清晰，但遴选标准可操作性有待加强。国外经验表明，国家基本药物的遴选要基于循证的原则，充分搜集、挖掘、评价证据，慎重、明智地做出科学决策，遴选过程通过集中分析用药信息和知识，注意药物具有更好的安全性和成本效果，控制药物相互作用和不良反应。目前我国正处于专家决策到循证评价的过渡期，应鼓励相关团体广泛提供研究证据，提高遴选工作的科学性。另外，强调科学客观的评价方法。应充分利用科研团体、高等院校等第三方机构开展药物经济学评价工作，提高社会公信力。

（三）优化国家基本药物目录结构

1. 建立统一的国家基本药物质量评价指标体系

开展国家基本药物临床综合评价，从药品安全性、有效性、经济性、创新性、可及性等多个维度，制定研究评估标准，评估质量控制体系，对药品的质量进行全面客观地比较评价。通过提高国家基本药物质量，提高疗效，增强医务人员和患者对国家基本药物的信心。

2. 确定国家基本药物覆盖的疾病和种类

由医疗保险参与国家基本药物覆盖疾病的范围和种类具有许多优势。

1）国家基本药物数量与社会医疗保险预算、人口患病情况、疾病负担等因素相关。这些数据可以在极大的程度上估算国家基本药物的支出。在支出可以大致估算的情况下，国家基本药物目录的规模可以被明确，且目录的调整有依据可循。

2）医疗保险部门参与国家基本药物目录遴选，可以避免与医疗保险目录重复遴选的问题。在循证遴选资源不足的情况下，由一个机构参与多种药品目录遴选更节省资源。

3）让医疗保险部门参与遴选药品可以促进社会医疗保险控制药品费用作用的发挥。

3. 优化国家基本药物目录分类级别

分类级别应严格按照临床药理学作用机制，结合特殊群体的用药需求，分门别类地进行设置，确保目录结构条理清晰，以指导临床合理用药。此外，不仅要从形式上确保分类级别的条理性，还要从内容上确保其完整性，因而要根据基本医疗卫生服务需求和医疗保障水平的变化，参考国内外国家基本药物目录和医保目录的设置方法，适时纳入临床需求大的治疗类别，提高临床治疗水平。

4. 优化国家基本药物目录药物数量

综合考虑我国基本医疗卫生服务需求、医保筹资水平、实地调研结果及人口老龄化、居民生活压力、环境污染和生物技术等，建议调整并优化基本药物目录药物数量，适当增加神经系统用药、心血管系统用药、血液系统用药、消化系统用药、泌尿系统用药、呼吸系统用药、抗肿瘤药和免疫系统用药及生物制品药物，以适应流行病学发展特点和临床用药需求。

5. 完善国家基本药物目录剂型、规格

随着社会经济的发展，常见病、高发病种类的变化及各类新药的研发，国家基本药物目录在剂型、规格上仍需继续调整和完善，以更优的经济效益满足公众对药品的基本需求。国家基本药物的剂型规格选择应基于药物的效用及广泛的可获得性，在考虑成本因素的同时，还应考虑药代动力学、生物利用度、受环境因素影响下的药物稳定性、药用辅料的可获得性及已有的偏好。在现有药物剂型规格中选择安全、有效、经济的药物，确保国家基本药物遴选的科学性与合理性。

6. 完善重点人群用药的品种

根据国际经验，重视重点人群，包括老年人、孕妇、儿童等患者的用药需求。积极借鉴国外重点人群临床试验技术的指导原则，完善我国重点人群用药，满足所有人用药需求。

（四）建立动态调入、调出机制

建立科学的目录制定调整程序，综合药品临床应用实践、药品标准变化、药品新上市情况等因素，对国家基本药物目录进行动态调整。对新审批上市、疗效较已上市药品有显著改善价格合理的药品，可适时启动调入程序。坚持调入和调出并重，优先调入通过仿制药质量和疗效一致性评价、可治愈或有效改善生命质量、成本-效益比显著等药品；重点调出药品标准或药品批准证明文件被取消的，发生严重不良反应、经评估不宜再作为国家基本药物的，可被风险效益比或成本-效益比更优的品种替代的药品。

【参考文献】

管晓东，信果雄，马圣骏，等，2013.我国省级国家基本药物增补情况与影响因素分析[J].中国药房，24(8)：680－683.

郭莹，甘露，邢花，等，2013.浅析国外基本药物目录遴选的成功经验[J].中国卫生政策研究，27(4)：353－356.

李幼平，沈建通，2013.基本药物目录遴选与使用的发展与创新[J].中国循证医学杂志，13(11)：1273－1279.

李孟涛，2015.国家基本药物遴选机制优化研究[D].山东：山东中医药大学.

刘强，张诗雨，李洪超，等，2016.循证药学和药物经济学理论在我国国家基本药物目录中的应用探讨[J].中国药物评价，33(5)：452－456.

邱鸿钟，王晓曼，梁瑞琼，等，2014.优化国家基本药物遴选模型和方法的建议[J].中国药房，25(24)：2209－2211.

陶俊钰，任淑娟，2009.推进基本药物制度建设完善具有中国特色的基本药物目录[J].中国药物警戒，6(4)：207－210.

邵蓉，李玲，陈永法，等，2013.国内外国家基本药物目录对比研究[J].中国执业药师，10(5)：5－9.

孙利华，王长之，孙晓燕，等，2011.国家基本药物目录地方增补品种模式的利弊分析及对策研究[J].中国药房，22(36)：3361－3364.

王莉，喻佳洁，周帮旻，等，2009.17 国国家药物政策的系统评价[J].中国循证医学杂志，9(7)：715－729.

王莉，周帮旻，宋佳佳，等，2009.25 国国家基本药物目录循证评价[J].中国循证医学杂志，9(7)：754－764.

肖宏浩，郭振华，饶晓兵，2008.澳大利亚的经验对我国国家基本药物目录制定的启示[J].中国药事，22(11)：961－968.

杨悦，李姗，武志昂，2011.世界卫生组织国家基本药物遴选原则的进展研究[J].中国药房，22(28)：2593－2597.

第三章

国家基本药物生产供应

WHO在《如何制定和实施国家药物政策》的指南中，将药物政策的主要目标设定为促进药品的可及性、提高药品的质量与合理用药。国家基本药物的可及性，即国家基本药物的生产供应是国家基本药物制度实施的前提和保障。同时，提高国家基本药物的可及性、保障群众的基本用药是国家基本药物制度的根本出发点和落脚点，也是基本人权和健康权的一部分。

我国《国家基本药物制度》的不断完善得到了WHO的肯定。然而众多研究表明，我国国家基本药物可及性还较低，其中药品生产企业不生产、药品经营企业不经营等是影响可及性的重要因素。

一、药品生产的基本知识

医药产业是目前世界上发展最快的产业之一，多年来一直保持快速增长，在国际上被公认为“永不衰落的朝阳产业”。与其他行业一样，药品生产涉及供需、规模、学习、价格等理论。

（一）投入产出分析理论

投入产出分析是研究国民经济各部门间平衡关系所使用的方法，是在一定的经济理论指导下，利用投入产出表和相应的投入产出模型，对各种经济活动的投入产出关系所进行的经济分析和预测。

投入是指生产（包括货物生产与服务生产）过程中对各种生产要素的消耗与使用，包括对原材料等物质产品的使用、对劳动力的消耗与使用、对各种生产资源的消耗与使用。产出是指生产出来的产品及其分配使用的去向，产出可分为中间产品和最终产品。

投入产出分析常用分析模型进行预测，投入产出模型是指在马克思主义经济理论指导下，利用数学方法和电子计算机技术，来研究各种经济活动的投入与产出之间的数量依存关系所建立的一种数学模型。投入产出模型主要用途是用于研究与分析国民经济各个部门在产品的生产与消耗之间的数量依存关系，反映了各个部门之间的直接与间接的经济联系及各个部门之间的综合平衡问题。投入产出理论贯穿于药品生产全流程，若投入大于产出，生产企业利润无法保证，药品生产无法顺利进行。因此，药品生产企业需维持一定的投入产出比值，保证合理利润。

（二）规模生产理论

规模生产，也称为规模经济，是经济学的基本理论之一，是指在一特定时期内，企业产品绝对量增加时，其单位成本下降，即扩大经营规模可以降低平均成本，从而提高利润水平。规模生产的意义在于：尽管产品价格下降，但某些优势公司可以通过规模效应降低成本，增加供给量，扩大市场份额。

国家基本药物制度的实施，要求各级医疗卫生机构优先配备与使用国家基本药物，同时国家基本药物的报销比例高于非国家基本药物，这些措施将使药品市场的潜在需求得到充分释放。若基本药物规模化生产，其价格会有呈现下降趋势，降低群众用药负担。

（三）技术替代理论

技术替代，又称替代技术，指经过技术开发，产生了代替原有老技术的新技术，从而使新老技术之间相互关联又有不同。技术替代与引入全新的技术、模仿已有的新技术不同，它是在产品属性完善的导向下，逐渐增加新技术的应用比例。技术替代是逐渐缩短产品生命周期、增加产品附加价值及提升企业在产业链中获利位置，最终实现企业技术转型与升级的过程。

目前我国部分药品生产存在产能低、能耗高、污染重等问题，通过进行技术替代，更新和完善现有生产条件，适当引入新生产技术，实现医药行业绿色、节能发展。

（四）标杆学习理论

标杆学习理论可概括为不断寻找和研究同行一流公司的最佳实践，并以此为基准与本企业进行比较、分析、判断，从而使自己企业得到不断改进，进入或赶超一流公司，创造优秀业绩的良性循环过程。标杆学习核心是向业内或业外的最优秀的企业学习。通过学习，企业重新思考和改进经营实践，创造自己的最佳实践，这实际上是模仿创新的过程。标杆学习方法较好地体现了现代知识管理中追求竞争优势的本质特性，因此具有巨大的实效性和广泛的适用性。针对我国药品生产企业数量多，规模小的现状，通过树立行业标杆，其他生产企业以此为最佳实践进行提高和改进，共同提高药品生产及质量水平。

（五）价格弹性理论

药品价格由药品供求双方经过自由交易形成，供求决定药品价格，药品价格存在弹性。当供给不变，需求增加，价格将会上涨；当需求不变，供给增加，价格将会下降。在自由竞争的社会，当市场需求增加，同时存在多家企业竞争的情况，药品生产企业为了获得订单，需要降低药品价格来获得市场。

药品进入国家基本药物目录后，按照价格理论，药品价格下降是必然趋势。药品通常会下降约25%，包括取消约15%的药品加成价格与约10%的降价预期。因为企业利润空间受到大幅压缩，药品生产企业对降价的幅度非常敏感。影响药品生产企业敏感度的因素包括如下两方面：① 进入国家基本药物目录的品种是否为企业的主打产品；② 进入国家基本药物目录企业的地位。如果进入目录后企业利润降低到无法生存的地步，这些企业在销售数量带来的利润增加与销售价格下降带来的利润降低之间进行充分计算与选择。如果企业利润无法得到保障，即使药品进入国家基本药物目录，生产企业也会选择减产或不生产。

因此，国家基本药物制度对医药企业的影响涉及药物的定价、生产等各个方面。新医改的目的在于“建设规范化、集约化的药品供应保障体系”。国家基本药物的放量与降价对未进入目录的同类产品产生巨大冲击，在竞争激烈门类药物里将引发医药行业的重组与整合。国家基本药物的生产将逐步集中于大型药品生产基地，部分实力弱的生产企业会被淘汰，或被规模大、实力强的医药企业兼并重组，这有利于我国医药产业结构升级，有利于医药行业的自主创新。

二、我国药品生产供应发展回顾

中国的制药行业起步于20世纪，经历了从无到有、从使用传统工艺到大规模运用现代技术的发展历程。改革开放以来，我国医药工业的发展迅速，成为当今世界上发展较快的国家之一。

（一）无GMP实施时期

新中国成立初期，我国的制药工业基础薄弱，生产厂房破旧，生产设备落后。药品加工所用原料药无法自产，只能将进口的原料药加工成制剂，制剂品种少，产量低，无法满足广大群众的用药需求。在这种情况下，我国在制定第一个五年计划纲要时，将原料药的生产列为制药工业发展的重点。“一五”期间，华北制药厂建成投产，青霉素、链霉素等原料药结束进口的历史。

虽然“大跃进”及“文革”期间，我国医药产业发展缓慢，但经过科研人员的不

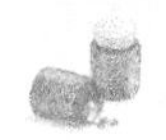

断努力,我国的制药水平仍取得了一定的进步,原料药的生产工艺进一步优化、制药设备机械化水平进一步提高。此外,在心血管病用药、呼吸系统用药、肿瘤用药等研制方面也取得了新的进展。

改革开放后,药品生产由国有垄断向多元化的生产主体、多样化的流通方式转变,药品供应保障能力明显提高。但药品生产企业规模小,多数为类似手工作坊式的厂房,技术人员操作不规范,药品质量无法得到保障。因此,改变药品监管思路,规范药品生产势在必行。

(二)1988~2009年GMP实施时期

为推进医药行业的GMP实施,1980年初,中国医药工业公司开始组织力量调研,于1982年制定了《药品生产管理规范》(试行稿)。经过几年的实践,于1985年由国家医药管理局正式颁布,定为《药品生产管理规范》,作为医药行业的GMP正式推广和执行。

1985年,我国第一部《药品管理法》正式实施,其中第九条规定,药品生产企业必须按照国务院卫生行政部门制定的GMP的要求,制定和执行保证药品质量的规章制度和卫生要求。第一次从法律高度提出GMP,并规定药品生产企业应实施GMP,这成为我国实施GMP的基础。卫生部在1984年开始以WHO的GMP为基础,正式起草了我国的GMP,几经修改,于1988年3月颁布了我国第一部法定的GMP,并于1992年12月28日以卫生部第27号令颁布了GMP(1992年修订)。

1998年,国家药品监督管理局成立后,吸取WHO、美国、欧盟、日本等实施GMP的经验和教训,结合我国实施GMP的实际情况,在充分调研的基础上,对1992年版GMP进行了修订,于1999年6月发布GMP(1998年修订)。截至2004年6月30日,我国实现了所有原料药和制剂均在符合药品GMP的条件下生产的目标。

(三)2010年至今GMP实施时期

GMP(2010年修订)是从2005年年初开始编制的,于2011年3月1日起正式颁布实施。新版GMP共14章、313条,相对于1998年修订的GMP,篇幅大量增加。新版GMP吸收国际先进经验,结合我国国情,按照“软件硬件并重”的原则,贯彻质量风险管理和药品生产全过程管理的理念,更加注重科学性,强调指导性和可操作性,达到了与WHO的GMP一致性。

经过30多年的改革探索,目前国家发改委与工信部负责药品生产发展规划和产业政策;药品监督管理部门(市场监督管理部门)负责行政监督和技术监督,管理新药注册审批、市场准入审核、GMP认证。数据显示,2015年我国医药制造业规模以上企业数量达 6 500 余家,其中国家基本药物生产厂家数量达到 3 000 余家。从区域分布结构来看,我国制药产业基本形成了以东部沿海为核心,内陆优势地区加快发展的空间格局。

(四) 药品生产取得巨大成就

1. 医药产业规模大,增速高

我国医疗卫生体制改革正不断深入,国家以建立健全覆盖城乡居民的基本医疗卫生制度为目标,不断加大对医药卫生事业的投入,极大促进了我国医药市场规模的扩大(图 3-1)。

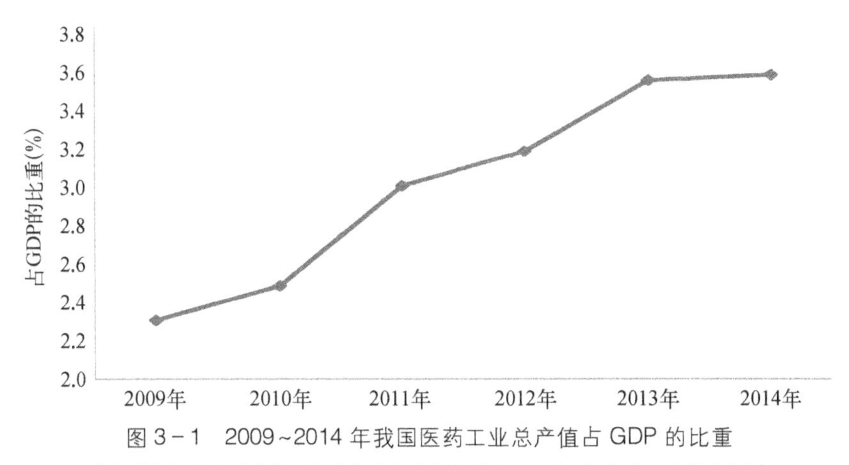

图 3-1 2009~2014 年我国医药工业总产值占 GDP 的比重

数据来源:张晓强《中国高技术产业发展年检(2014)》,北京理工大学出版社

2. 医药自主创新受到重视

国务院于 2012 年印发的《"十二五"国家战略性新兴产业发展规划》,明确指出我国将积极推进化学创新药研发。随后,国家食品药品监管总局发布了《国家食品药品监督管理总局关于深化药品审评审批改革进一步鼓励药物创新的意见》,提出进一步加快创新药物审评。国家卫生计生委于 2014 年启动了新一轮"重大新药创制"科技重大专项,重点针对糖尿病等 10 类(种)重大疾病,"十二五"期间投入 400 亿元鼓励新药研发,"十三五"期间再投入 750 亿元财政扶持,每轮扶持均涉及国内数家上市药品生产企业。由此可见,在新医改期间,医药自主创新受到了很高的重视。

3. 政府支持,医药工业集中度提升的力度加大

在政策的持续推动下,国内的制药行业进一步的整合。2013 年,工信部联合 12 个部委下发《关于加快推进重点行业企业兼并重组的指导意见》,引导包括医药在内的重点行业开展兼并重组,提高资源配置效率。此外,随着新版 GMP 认证的推进,医药产业也将迎来优胜劣汰、兼并重组的发展契机。

（五）药品生产供应存在的不足

虽然我国药品生产取得了很大的成就，但药品生产，尤其是国家基本药物生产存在一些问题。

1. 产业集中度有待提高，规模经济效应不明显

当前我国制药行业“多、小、散”，产业集中度低的问题比较突出。2015 年我国医药制造业规模以上企业数量达 6 500 余家，而销售超过 20 亿元的大企业不足 2%。

2. 多为模仿创新，研发能力亟待加强

改革开放以来，我国药品行业主要围绕引进国外专利过期药品，引进先进技术并消化吸收，进行模仿创新。与发达国家和一些新兴市场国家相比，中国药物原创的软硬件基础相对落后和薄弱，研发投入严重不足，研发强度（新药研究开发经费投入占制药工业总产值的比重）不仅远低于发达国家，也低于一些新兴市场国家。

3. 高端不足、低端过剩，产品结构严重不合理

由于研发创新能力弱，我国制药行业高附加值产品发展滞后，而低端产品过剩。从药品价值链看，低端药品产能过剩，许多企业尤其是没有核心技术的中小企业通过更改剂型、剂量、规格等方式制造“伪新药”。

4. 部分药品出现短缺，无法满足临床用药

我国大部分国家基本药物价格低、利润低，或者临床需求少，一些药品的实际出厂价格不足以弥补生产成本，但是却没有专项资金对这部分生产企业进行补偿，致使企业无法通过生产国家基本药物获取利润，因此许多企业不愿意投标生产或中标后停产，造成一些质优价廉的或治疗特殊疾病和罕见病的国家基本药物供应不足。国家基本药物短缺现象影响了临床用药，给人民群众的健康造成严重威胁。

知识拓展

我国发生的药品短缺情况

2011 年 8 月，售价仅十几元却又无他药可替代的心脏手术术后必备药“鱼精蛋白”发生断货危机；作为眼科治疗青光眼的药物乙酰唑胺因其疗效确切、价格便宜被列入《国家基本药物目录（2009 版）》，但该药却长期缺货，根本无法保证供应；国产甲巯咪唑片因价格较低是甲状腺功能亢进症患者的首选，但该药品利润空间小，药品生产企业失去生产动力，从 2012 年底，甲巯咪唑片在全国范围内断货，不少患者被迫购买进口药替代，但价格是国产药价格的数十倍。2019 年初，硝酸甘油片发生短缺，药品价格上涨十余倍。

短缺药品的基本属性

(1) 临床必需　即治疗某种疾病所必需的药品、首选药品或代表药品。

(2) 难以替代　治疗某种疾病具有相同或相近的效果但相对价格低廉,替代药品疗效相近而价格偏高或临床疗效不显著。

(3) 供应不足　不能满足市场正常流通或医疗机构临床正常使用。

(4) 公平可及　公众都有平等获得的权力。

5. 药品质量有待提高

目前,药品生产企业无法投入或者不愿投入更多的人力、物力和财力用于产品的研究开发,造成药品质量层次不高。长此以往,将影响我国整体产业升级和产品创新,国家基本药物同质化现象将更加严重,不利于激发药品生产和流通企业的活力,最终导致产品价高质次,甚至造成国家基本药物短缺。

三、 国外药品生产供应经验总结

(一) 仿制药一致性评价

1. 美国仿制药一致性评价

美国作为目前全球公认的医药技术最为发达的国家,其药品的监管水平得到世界各国的普遍认同,这也是经历了长期的发展才探索出来的。震惊世界的"反应停"事件迫使美国食品药品监督管理局(Food and Drug Administration, FDA)于1962年修改1938年药品法律法规,美国国家科学院成立国家研究委员会,对1962年以前批准生产的所有药品的功效、价格等进行调查统计,在执行药效研究实施方案中,对3 000多种药品进行了检查。结果将药物按照功效分为3类:① 对其说明书上所列的适应证均有效;② 对所列的适应证疗效不明确;③ 对所列的适应证完全无效。经过这次调查整顿之后,政府只允许药品生产商生产被证明有效的药品。

1984年,美国出台*Drug Price Competition and Patent Term Restoration*,即"Hatch-Waxman法案",建立了鼓励药物创新与仿制药竞争的双重机制,但随后出现了仿制药欺诈的丑闻。为了确定市场上的仿制药是否符合其产品质量标准,以重塑公众对仿制药的信心,FDA开展大量的评价工作。1989年底统计结果显示,FDA已经分析的2500多个仿制药样品中不合格率低于1%。此外,FDA还公布了一份经生物等效性评价合格的已批准上市的药品名录,即《经治疗等同性评价批准的药品》,为临床使用生物等效的仿制药替代原研药提供了依据。

2. 日本仿制药一致性评价

日本曾经批准了大量仿制药，以致市场上出现了仿制药品目繁多、质量参差不齐等现象。日本于20世纪70年代建立了药品上市后的再审查和再评价制度，并写进了1979年修订的《药事法》中，于该法第14条第2项和第3项分别对上述两项制度提出了规定。日本于1971年开始第1次药品再评价，以1967年9月以前批准上市的药品为对象，共进行了29次，历时17年，评价了约18 000个品种，占全部对象品种的98.6%，评价结果认定约5.6%的品种没有有效性。第2次评价是从1984年开始，以1967年10月至1980年3月间批准上市的药品为评价对象。第3次是1998年推出的"药品品质再评价工程"，主要目的是保证不同厂家生产的仿制药均能具有相同的生物等效性，至今完成了约700个化学药的生物等效性评价。

（二）国外的发展历程

GMP作为制药企业药品生产和质量的法规，在国外已有30年的历史。一系列药品不良反应事件促使美国政府不断加强对药品安全性的控制力度。1963年美国FDA颁布了世界上第一部GMP，这是世界上最早的一部GMP。在实施过程中，经过数次修订，是至今较为完善、内容较详细、标准最高的GMP。现在美国要求，凡是向美国出口药品的制药企业以及在美国境内生产药品的制药企业，都要符合美国GMP要求。

1969年，WHO颁发了自己的GMP，并向各成员国家推荐，受到许多国家和组织的重视，经过3次的修改，也是一部较全面的GMP。

1971年，英国制订了第一版 *The British GMP*，1977年又修订了第二版；1983年公布了第三版，现已由欧洲共同体GMP替代。

1972年，欧洲共同体公布了 *European GMP Guide*，指导欧洲共同体国家药品生产，1983年进行了较大的修订，1989年又公布了新的GMP，并编制了一本 *European GMP Supplementary Guidances*。1992年又公布了欧洲共同体药品生产管理规范新版本。

1974年，日本以WHO的GMP为蓝本，颁布了自己的GMP，现已作为一个法规来执行。

1988年，东南亚国家联盟也制定了自己的GMP，作为东南亚联盟各国实施GMP的文本。

此外，德国、法国、瑞士、澳大利亚、韩国、新西兰、马来西亚等国也先后制定了GMP。迄今，世界上已有100多个国家和地区实施了GMP或准备实施GMP。

（三）国外解决药品短缺问题经验

（一）美国解决药品短缺问题经验

2009年4月，美国出台 *ASHP Guidelines on Managing Drug Product Shortages in*

Hospital and Health Systems,自此开始建立以强制性上报制度为基础的短缺药品处理机制。美国 FDA 为此成立专职机构药品短缺工作小组(Drug Shortage Staff, DSS),统一负责国内药品短缺相关工作。其药品短缺处理流程分 3 个步骤: ① 短缺信息上报和收集,DSS 通过短缺药品上报信息平台、电子邮箱、电话等方式,收集医院、生产企业、患者等上报的短缺信息;② 短缺信息判断,DSS 针对每种短缺药品成立专家小组,通过药品市场需求评估、药品属性判别等,确定短缺真实性、短缺药品需求量、药品可替代性、临床必需性等;③ 短缺情况处理,依据上一步结果,针对不同的药品短缺情况,采取有针对性的措施予以解决。

(二) 欧盟解决药品短缺问题经验

欧盟的短缺药品处理机制构建始于 2012 年。欧盟首先将药品上市许可持有人(marketing authorization holder, MAH)强制上报短缺信息写入 Directive 2001/83/EC,并指定欧洲药品管理局(European Medicines Agency, EMA)的人用药品委员会(Committee for Medicinal Products for Human Use, CHMP)全面负责短缺药品工作。欧盟的药品短缺上报分两种情况: ① 对于集中注册产品,生产企业将短缺信息反馈给 MAH,由 MAH 将短缺及相关信息上报至 EMA;② 对于非集中注册产品,MAH 将短缺上报至所在国家主管部门(NCA),由该国 NCA 判断药品是欧盟层面还是国家层面的短缺。若为国家层面的短缺,则由 NCA 解决。若为欧盟层面的短缺,则上报至 EMA,由 CHMP 按照集中注册产品进行处理。CHMP 将组织行业内的多学科小组,判别短缺药品的关键性并衡量短缺风险,最后根据这些信息,对不同的药品采取不同的处理措施。

(三) 加拿大解决药品短缺问题经验

2013 年起,加拿大针对药品短缺问题制定了 *Protocol for the Natification and Communication of Drug Shortages* 等,并成立药品短缺多方利益相关者指导委员会负责药品短缺工作。与美国和欧盟类似,其工作流程也分"发现短缺—信息共享—短缺处理"三大步骤: ① 首先,通过短缺药品网站收集上报的短缺信息;② 其次,各利益相关者将共享短缺信息以提供管理者药品短缺的数量、库存量、短缺时间、范围等,以便 MSSC 更好地组织调查短缺原因;③ 最后,针对原因解决短缺问题。

(四) 国外解决短缺药品处理机制的特点

美国、欧盟、加拿大药品短缺处理机制实施以来,取得了良好的效果。综合来看,上述三种处理机制都包括了强有力的政策制度,统一的管理组织,"发现-评价-处理"的流程,有效的发现方式、评价方式与评价内容以及有针对性的处理方式。

政策法规是机制得以运行的基础,美国、欧盟、加拿大都采用了强制上报的制度并将其写入国家(地区)法律,提高了处理机制的执行力。管理组织方面,美国和欧盟都由国家(地区)药品监管部门直接管理,加拿大则专门成立 MSSC,其目的都在于统一组织,加强管理的集中度。在评价方式方面,加拿大虽然采用“利益相关者信息共享”的叫法,但其目的、效果与美国和欧盟一样,都是为了收集短缺药品信息并对短缺定性定量以支持决策。在评价内容上,虽然由于流程细节的不同各自侧重点不同,但都包含了3个方面,分别是短缺信息的真实性、药品相关属性如临床必需性等、短缺相关信息如短缺区域等。在处理方式上,美国、欧盟、加拿大高度统一,即对不同药品、不同短缺原因,采取针对性措施,使短缺问题迅速得到有效解决。

四、我国国家基本药物生产供应相关政策

为进一步提高药品生产水平,2011年3月,国家食品药品监督管理总局发布《药品生产质量管理规范(2010年修订)》(以下简称“2010年版GMP”)。

(一)国家基本药物规范化生产

1. 保证2010年版GMP的实施

药品生产企业应根据本企业的实际,按照2010年版GMP要求,建立和完善企业质量管理体系,配备必要的药品质量管理人员;建立和更新符合本企业实际的各类管理软件并验证和试运行,确保新的软件能够满足和适应本企业产品生产过程的使用要求,全面提升企业药品生产和质量管理保障能力;结合2010年版GMP、本企业药品质量管理要求及岗位操作规范,组织开展企业员工的培训。通过新版GMP的实施,提高药品生产水平,保证药品质量。

2. 根据国家基本药物供应现状,制定国家基本药物生产形式

(1)国家基本药物定点生产　　目前我国多数药品的生产属于自由竞争生产,基本可以满足临床治疗需求。根据部分临床必需、价格低廉的国家基本药物短缺的现状,国家相关部门通过开展国家基本药物定点生产来满足人们治疗需求。

2012年,工信部、卫生部、国家发改委、国家食品药物监督管理总局等部门联合发布《关于开展用量小临床必需的国家基本药物品种定点生产试点的通知》。该方案对于定点生产的国家基本药物品种建立由工信部、卫生部、国家发改委、国家药品监督管理局组成的“国家基本药物定点生产试点协调机制”(以下简称“协调机制”),负责确定国家基本药物定点生产试点实施方案,确定定点生产品种,确定招标选择定点生产企业的标准和规则,协调解决试点工作中出现的问题。

1)国家基本药物定点生产试点工作基本原则:先期选择5~10个用量小、临床必需的化学药品种开展试点,目标是解决市场供应不足或供应不稳定的问题,对定点生产品种各地不再单独进行国家基本药物招标。

定点生产企业应具有综合实力强、生产技术和质量管理水平高、既往生产销售

情况好、原料药配套能力强等条件，能够保障品种稳定供应。

每个试点品种的定点生产企业原则上为2家，定点生产企业招标每2年1次。

试点品种价格采取政府定价管理，应保证生产企业合理盈利，有助于调动生产企业的积极性。

2）国家基本药物定点生产工作程序：国家卫生主管部门根据国家基本药物市场需求和供应情况制订定点生产品种建议清单，经“协调机制”研究并公开征求意见后予以确定，汇总各地定点生产品种的年度需求量。

国家工信部门、卫生主管部门、药品监管部门共同制订招标选择定点生产企业的标准和规则，报“协调机制”研究确定。国家发改委研究制定相关品种的统一采购价格。

国家工信部门、卫生主管部门、药品监管部门组织对投标企业进行评估，必要时进行现场考察，确定中标企业并进行公示，原则上每个品种的中标企业为2家；结合市场需求量合理划分每个生产企业的供货区域；招标过程请纪检监察部门参与，全程监督。

国家工信部门、卫生主管部门、药品监管部门联合发文公布定点生产中标企业信息、供货品种和供货区域，各地国家基本药物采购机构在新一轮招标采购开始时，不再将定点生产品种纳入招标范围，按照国家发改委制定的统一价格与定点生产企业签署带量或承诺单一货源的采购合同，严格按照合同约定采购并及时付款。

知识拓展

基本药物定点生产实施现状

2015年，工信部、国家卫生计生委、国家发改委和国家食品药品监督管理总局四部门联合印发《关于国家基本药物定点生产试点有关事项的通知》（工信部联消费[2015]69号），将去乙酰毛花苷、洛贝林、多巴酚丁胺、甲巯咪唑4个品种作为首批定点生产试点品种，其中，去乙酰毛花苷（西地兰）是治疗心力衰竭的强心药物，洛贝林和多巴酚丁胺是在急抢救中必需的呼吸中枢兴奋药物及抗休克药物，甲巯咪唑用于治疗甲状腺功能亢进症。

2016年12月6日，国家卫生计生委、工信部、国家发改委、国家食品药品监督管理总局联合发布《关于2016年临床必需、用量小、市场供应短缺药品定点生产试点有关事项的通知》：地高辛口服溶液、复方磺胺甲噁唑注射液、注射用对氨基水杨酸钠3个品种定点生产。2017年5月19日，工信部、国家卫生计生委、国家发展改革委、国家食品药品监督管理总局联合发布《关于国家基本药物定点生产试点第一批部分品种延续试点的通知》：第一批四个定点生产试点品种中，鉴于盐酸多巴酚丁胺注射液生产企业数量有所增加的实际，同时结合考虑去乙酰毛花苷注射液生产企业意愿，对上述两个品种不再继续实施定点生产，将其纳入短缺药品重点监测范围；甲巯咪唑片（5 mg）、盐酸洛贝林注射液（1 mL∶3 mg）延续实施定点生产试点一年。

（2）小品种药(短缺药)集中生产基地建设　为保障短缺药集中供应，除部分品种定点生产外，2018 年 2 月，工信部等 4 个部门发布《关于组织开展小品种药(短缺药)集中生产基地建设的通知》，就建立小品种药(短缺药)集中生产基地建设做出明确规定。

国家拟结合药品供应保障需求和集中生产基地的全国布局，选择认定 5 家左右企业(集团，下同)建设小品种药集中生产基地。通过协调解决小品种药文号转移、委托生产、集中采购、供需对接等问题，支持企业集中产业链上下游优质资源，推动落实集中生产基地建设目标任务，实现多种小品种药的集中生产和稳定供应。

为实现生产基地建设，加强集中生产基地政策支持：

1）支持企业加强集中生产基地建设。工信部、国家发改委支持已认定企业开展生产技术改造，协调推动企业开展小品种药质量和疗效一致性评价，支持企业集中原料药和制剂上下游资源，建立药品生产供应保障联盟，实现小品种药的稳定生产供应。

2）优先审评审批小品种药。对集中生产基地临床急需、市场短缺的小品种药和原料药的注册申请，以及集中生产、实现规模效应的小品种药和原料药的生产技术转移、委托生产加工等申请事项，食品药品监管部门按相关规定予以优先审评审批。

3）实施小品种药集中采购。国家卫生健康委进一步优化小品种药采购机制，对集中生产基地生产的小品种药，指导各地按规定集中挂网采购；对市场机制不能形成合理价格的小品种药，国家卫生健康委会同相关部门集中开展市场撮合，确定合理采购价格，保障持续稳定供应。

4）加强小品种药供需信息对接。国家卫生健康委、工信部通过建设短缺药品多源信息采集和供应业务协同应用平台，动态掌握集中生产基地小品种药的生产和库存情况，结合医疗卫生机构使用需求，加强小品种药供需信息对接，及时开展监测预警和分析研判，避免供需信息沟通不畅导致供应短缺。

知识拓展

我国第一批小品种药(短缺药)集中生产基地建设单位名单

2019 年 1 月，工信部办公厅、国家卫生健康委办公厅、发展改革委办公厅、药监局综合司公布第一批小品种药(短缺药)集中生产基地建设单位名单。

各部委要求小品种药(短缺药)集中生产基地建设单位要按照建设周期和责任目标要求，完成小品种药(短缺药)集中生产基地建设任务，保障小品种药(短缺药)的稳定生产供应。

具体名单如下:

(1)上海医药集团股份有限公司牵头组建的联合体,由上药信谊药厂有限公司联合23家企业组织实施。

(2)中国医药集团有限公司牵头组建的联合体,由上海现代制药股份有限公司、中国生物技术股份有限公司组织实施。

(3)成都倍特药业有限公司牵头组建的联合体,由成都倍特药业有限公司联合重庆药友制药有限责任公司等9家企业组织实施。

(二)保证及提高国家基本药物质量,保障国家基本药物疗效

1. 提高国家基本药物质量标准

国家基本药物化学药品和生物制剂标准较为完善,但中成药质量标准有待完善。

借鉴国际上最新的"质量源于设计"药品质量管理理念,国家基本药物从研发开始就要考虑最终产品的质量,在配方设计、工艺路线等方面深入研究。

此外,国家基本药物生产企业主动开展药品标准研究和修订工作,完善和提高药品标准。国家药品监督管理局组织对国家基本药物的标准逐一进行评估,加快推进国家基本药物标准提高工作。

国家药典委员会负责制定国家基本药物标准提高目录并落实具体承担单位,检查、验收各国家基本药物标准提高承担单位工作完成情况,组织开展国家基本药物质量标准的审定。各省级药品监督管理部门负责本省承担的国家基本药物标准提高工作的组织落实,监督本辖区任务承担单位按照国家药典委员会制定的工作计划和有关要求完成工作;协调本辖区药品生产企业配合开展国家基本药物标准提高工作并向药品标准起草单位提供试验样品和相关资料。各有关药品检验机构负责按时、保质完成所承担的国家基本药物标准提高工作。

对需要完善标准的,国家基本药物生产企业应当按照要求完成标准的修订工作;对同一药品存在不同标准的,国家药品监督管理局按照标准先进性的原则予以统一提高。国家卫生健康委将国家基本药物的标准优先纳入《中华人民共和国药典》。

知识拓展

国家基本药物质量标准提高
新标准颁布工作全部完成

2019年5月,国家药典委员会印发通知称,组织开展了2019年国家药品标准制修订标准提高项目遴选工作,并确定了2019年《国家药品标准提高项目目录》,此次公示的目录共有273款药品,50个药用辅料。

> 目前，我国药品标准领域存在诸多短板，《中国药典》（2020年版）在收载药品品种上不再一味追求数量，而是更加注重质量。未来，药典品种收载将有进有出、宁缺毋滥，进而推动整个行业健康发展。
>
> 《中国药典》（2020年版）编制的总体目标是进一步完善药品标准体系建设，提升《中国药典》标准整体水平，使《中国药典》标准制定更加严谨，品种遴选更加合理，与国际标准更加协调，标准形成机制更加科学，努力实现中药标准继续主导国际标准制定，化学药、药用辅料标准基本达到或接近国际标准水平，生物制品标准紧跟科技发展前沿，与国际先进水平基本保持一致。

2. 改善国家基本药物生产工艺

国家基本药物生产企业应当根据基层医疗卫生机构和其他不同层级医疗机构的用药特点，在确保国家基本药物质量的前提下，采用适宜包装，方便使用。改变国家基本药物剂型和规格必须严格按照《药品注册管理办法》的规定办理。

国家基本药物生产企业对处方和工艺进行自查，针对国家基本药物生产规模大、批次多的特点，严格按照《药品生产质量管理规范》组织生产，建立和实施质量受权人制度，完善质量管理、强化风险控制体系建设，对原辅料采购、投料、工艺控制及验证、产品检验、放行等环节加强管理，确保药品质量。

3. 严格药品上市审评审批，新药审评突出临床价值

仿制药审评严格按照与原研药质量和疗效一致的原则进行。通过充实审评力量，加强对企业研发的指导，建立有效的与申请者事前沟通交流机制，加快解决药品注册申请积压问题；优化药品审评审批程序，对临床急需的新药和短缺药品加快审评审批；借鉴国际先进经验，探索按罕见病患者、儿童、老年人、急（抢）救用药及中医药（经典方）等分类审评审批，保障儿童、老年人等人群和重大疾病患者防治用药需求；对防治重大疾病患者所需专利药品，必要时可依法实施强制许可；加强临床试验数据核查，严惩数据造假行为；全面公开药品审评、审批信息，强化社会监督。

（三）加快推进已上市仿制药质量和疗效一致性评价

从2015年开始，国家相关部门对于仿制药质量和疗效一致性评价非常重视。2015年7月22日，国家食品药品监督管理总局启动药物临床试验数据真实性核查工作；7月31日晚，该局再发加快解决药品注册申请积压问题征求意见公告；8月18日，国务院印发《关于药品医疗器械审评审批制度的意见》，该意见明确提出力争2018年底前，完成国家基本药物的一致性评价工作，促进仿制药和原研药在质量和疗效达到一致。其核心在于提高药品质量，推进上市药品的有效性、安全性、质量可控性达到或接近国际水平，这显示了国家整顿仿制药的紧迫性。

2016年3月,《国务院办公厅关于开展仿制药质量和疗效一致性评价的意见》出台,规定凡是2007年10月1日前批准上市并列入国家基本药物目录的化药仿制药口服固体剂型须在2018年底前完成一致性评价。2016年11月7日,我国发布"十三五"《医药工业发展规划指南》,将一致性评价列入产品质量升级工程,其全面开展对提升中国制药行业整体水平、保障公众用药安全具有重大意义。

2017年4月,国家食品药品监督管理总局发布了仿制药一致性评价品种分类指导意见,相关文件的公布促使一致性评价进一步加速落地。

2017年5月18日,国家食品药品监督管理总局发布4个仿制药质量和疗效一致性评价指导原则,分别是《仿制药质量和疗效一致性评价研制现场核查指导原则》《仿制药质量和疗效一致性评价生产现场检查指导原则》《仿制药质量和疗效一致性评价临床试验数据核查指导原则》《仿制药质量和疗效一致性评价有因检查指导原则》。

4个指导原则的出台,进一步规范仿制药质量和疗效一致性评价申请要求,内容包括药学研究情况(处方与工艺研究、样品试制、体外评价等)、生产现场(处方、生产工艺、生产条件、质量标准)、临床试验数据(生物等效性试验和临床有效性试验数据)和有因检查,确保一致性评价申请资料的真实性、一致性和数据可靠性。

2018年12月28日,国家药品监督管理局发布《关于仿制药质量和疗效一致性评价有关事项的公告》。公告指出,《国家基本药物目录(2018年版)》(以下简称新版目录)已于11月1日起施行,新版目录建立了动态调整机制,对通过仿制药质量和疗效一致性评价的品种优先纳入目录,未通过一致性评价的品种将逐步被调出目录。充分考虑基本药物保障临床需求的重要性,对纳入国家基本药物目录的品种,不再统一设置基本药物评价时限要求。

知识拓展

仿制药一致性进展

截至2019年6月26日,国家药监局有关仿制药一致性评价累计受理号已达1 207个,涉及368家企业的282个品种,目前已有273个品规通过或视同通过仿制药一致性评价。其中:1个品规通过企业达8家;1个品规通过企业达6家;3个品规通过企业达5家;7个品规通过企业达4家;11个品规通过企业达3家;22个品规通过企业达2家;139个品规通过企业达1家。

(四)加强国家基本药物政策监管,保障国家基本药物供应

2018年9月,国务院办公厅印发《关于完善国家基本药物制度的意见》,明确提出提高基本药物有效供给能力。国家拟把实施基本药物制度作为完善医药产业

政策和行业发展规划的重要内容，鼓励企业技术进步和技术改造，推动优势企业建设与国际先进水平接轨的生产质量体系，增强基本药物生产供应能力。开展生产企业现状调查，对于临床必需、用量小或交易价格偏低、企业生产动力不足等因素造成市场供应易短缺的基本药物，可由政府搭建平台，通过市场撮合确定合理采购价格、定点生产、统一配送、纳入储备等措施保证供应。

1）把保证国家基本药物的生产供应纳入国家医药行业发展规划和医药产业政策，以鼓励和规范国家基本药物生产。国家通过加快推进医药行业结构调整，加强技术创新，实施重大新药创制科技重大专项等国家科技计划（专项、基金等），支持符合条件的企业和科研院所研发新药及关键技术，提升药物创新能力和质量疗效。推动落后企业退出，着力化解药品生产企业数量多、规模小、水平低等问题。推动国家基本药物生产企业的兼并重组，通过生产规模化、集约化降低生产成本，制止低水平重复建设，鼓励技术创新，简化集团内跨地区转移产品上市许可的审批手续，培育一批具有国际竞争力的大型企业集团，提高医药产业集中度。引导具有品牌、技术、特色资源和管理优势的中小型企业以产业联盟等多种方式做优做强。提高集约化生产水平，促进形成一批临床价值和质量水平高的品牌药，保证质优价廉的国家基本药物及时足额供应。

2）引导鼓励生产企业积极参加国家基本药物招标采购，督促中标企业按合同要求生产国家基本药物，确保供应；实施以省为单位的集中采购政策，确保重大疾病用药安全可及；协调有关部门，对于重大疾病临床必需、价格低廉的国家基本药物实行招标定点生产、价格调整、药品储备相结合等方式保证供应。对于独家生产的药品，以省为单位，结合采购数量、区域配送难度等因素，直接与生产企业议定采购数量或支付价格。引导制药企业开发并生产疗效好、不良反应小、质量稳定、价格合理的重大疾病保障所必需的药物。

3）在政府宏观调控下充分发挥市场机制作用，推动医药企业提高自主创新能力和医药产业结构优化升级，发展药品现代物流和连锁经营，促进药品生产企业、流通企业的整合。

（五）鼓励药品创新，扶持新药研发

1. 注重以科技政策促进医药产业发展

目前我国药物研发多集中在高校与科研机构，与市场需求联系不密切，难以满足市场需要。2016 年，国务院办公厅印发的《关于促进医药产业健康发展的指导意见》中明确指出，坚持创新驱动、开放合作。完善创新环境，推动产学研深度融合，加强医药技术创新能力建设，促进技术、产品和商业模式创新。加快医药产品管理、质量、标准、注册体系与国际接轨，充分利用国际资源要素，加强产业全球布局和国际合作。

（1）促进创新能力提升　加大科技体制改革力度，完善产学研结合的医药协同创新体系。加强原研药、首仿药、中药、新型制剂、高端医疗器械等创新能力建设，优化科技资源配置，打造布局合理、科学高效的科技创新基地。运用数据库、计算机筛选、互联网等信息技术，建设医药产品技术研发、产业化、安全评价、临床评价等公共服务平台。积极发展众创空间，大力推进大众创新创业，培育一批拥有特色技术、高端人才的创新型中小企业，推动研发外包企业向全过程创新转变，提高医药新产品研制能力。

（2）推动重大药物产业化　继续推进新药创制，加快开发手性合成、酶催化、结晶控制等化学药制备技术，推动大规模细胞培养及纯化、抗体偶联、无血清无蛋白培养基培养等生物技术研发及工程化，提升长效、缓控释、靶向等新型制剂技术水平。以临床用药需求为导向，在肿瘤、心脑血管疾病、糖尿病、神经退行性疾病、精神性疾病、高发性免疫疾病、重大传染性疾病、罕见病等领域，重点开发具有靶向性、高选择性、新作用机理的治疗药物，重点仿制市场潜力大、临床急需的国外专利到期药品。加快新型抗体、蛋白质及多肽等生物药研发和产业化。完善疫苗供应体系，积极创制手足口病疫苗、新型脊髓灰质炎疫苗、宫颈癌疫苗等急需品种及新型制剂。针对儿童用药需求，开发符合儿童生理特征的新品种、剂型和规格。开展临床必需、用量小、市场供应短缺的基本药物定点生产，加强其生产能力建设和常态化储备，满足群众基本用药需求。

2. 对药品生产企业出台针对性的扶持政策

由于医药产业的研发具有高投入高风险的特点，缺少风险资金的进入对医药企业的发展是个巨大的障碍，我国借鉴国外的成熟经验，通过建立医药科技创新发展基金，鼓励引导企业进行新产品和技术创新。此外，以税收减免和风险投资等政策扶持企业增加研发投入。加快推进专利创新药物及仿制通用名化学药的产业化生产水平，扩大产业化能力。对不同程度的专利给予不同程度的刺激和保护，保证创新药物能够通过市场回收其研发成本并获得合理利润。

3. 培养一大批适合国际市场要求的复合型人才

目前制约中国药品研发一大障碍就是人才的缺乏。一方面，缺乏懂得技术、通晓管理与营销又擅长外语的复合型人才；另一方面，中国的药品生产企业对国际市场规则了解不全面，导致了发展定位、规划与具体进展推进方面面临困难。

国家深入实施人才优先发展战略，着眼于药物创新、医疗器械核心软硬件开发、中医药传承、医药产品国际注册等方面的需求，健全人才引进、培养、激励机制，营造人尽其才、才尽其用的良好环境。继续实施“千人计划”等引智工程，吸引海外产品创新、国际注册等方面高层次人才和团队来华创新创业。鼓励医药企业设立博士后科研工作站。以提高药品质量管理水平和企业竞争力为核心，积极开展

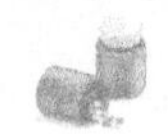

多种形式的医药企业经营管理人员培训,培养一批领军型医药企业家。强化职业教育和技能培训,建设医药应用技术教育和实训基地,打造技艺精湛的技能人才队伍。完善医疗机构相关职称评定和岗位设置办法。支持企业与高等院校、医疗机构合作培养医疗器械工程师等实用型技术人才。鼓励设立创业创新中心等人才培养平台,加强协同创新。加强药学队伍建设,提升执业药师服务能力,促进安全合理用药。建立健全技术、技能等要素参与的收益分配机制,鼓励通过技术入股等形式,充分调动人才的积极性和创造性。

五、 完善我国国家基本药物生产供应的政策建议

(一) 提高有效供给能力

坚持把提高国家基本药物生产能力作为医药产业政策和行业发展规划的重要内容,推动优势企业实施兼并重组、做大做强,实现生产集约化、规模化,淘汰落后产能,提高医药产业集中度。增强产业创新能力,支持企业技术进步和技术改造,合理布局,避免低水平重复建设。开展生产企业现状调查,以临床必需、用量小的国家基本药物为重点,加强集中生产基地建设,提高国家基本药物生产能力。

(二) 强化质量安全监管

加强国家基本药物质量抽验力度,全品种覆盖,实行动态抽验,每种国家基本药物每年不少于 1 次,并向社会及时公布抽验结果。鼓励企业开展药品上市后再评价。加强国家基本药物不良反应监测,建立健全药品安全预警和应急处置机制。开展国家基本药物生产工艺和处方检查,完善企业生产工艺变更报告制度,严肃查处药品生产偷工减料、掺杂使假、擅自改变工艺生产假药、劣药等违法违规行为。

(三) 加强药物短缺预警应对

建立健全全国短缺药品监测预警系统,加强药品研发、生产、流通、使用等多源信息采集,加快实现各级医疗机构短缺药品信息网络直报,跟踪监测原料药货源、企业库存和市场交易行为等情况,综合研判潜在短缺因素和趋势,尽早发现短缺风险,针对不同短缺原因分类应对。对垄断原料市场和推高药价导致药品短缺,涉嫌构成垄断协议和滥用市场支配地位行为的,依法开展反垄断调查,加大惩处力度。把军队所需短缺药品纳入国家短缺药品应急保障体系,通过军民融合的方式,建立短缺急需药品军地协调联动机制,保障部队急需短缺和应急作战储备药材供应。

【参考文献】

常峰,阮骥,2012.制药企业生产国家基本药物的激励问题研究[J].中国药事,26(1):17-19.

顾昕,余晖,冯立,2008.国家基本药物供给保障的制度建设——国际经验和启示[J].国家行政学院学报,4(8):20-24.

郭春丽,2014.中国药品生产流通的体制现状及存在的主要问题[J].经济研究参考,31:4-27.

吕雅娜,曹阳,2010.国家基本药物制度的实施对于我国医药企业影响的探讨[J].中国卫生政策研究,3(1):58-60.

王莉,喻佳洁,周帮旻,等,2009.17 国国家药物政策的系统评价[J].中国循证医学杂志,9(7):715-729.

王志刚,田侃,喻小勇,2016.美国 FDA 药物短缺应对策略及其对我国的启示[J].医学争鸣,7(3):50-53.

徐徕,陈曦,杜蕾,2009.完善国家基本药物供应保障机制及政府职能建设研究[J].上海食品药品监管情报研究,96:20-27.

杨莉,2009.国家基本药物生产存在问题分析和政策建议[J].中国卫生政策研究,2(1):43-46.

第四章

国家基本药物流通储备

药品供应保障体系的内涵丰富，涉及药品相关企业的准入、生产、流通、使用和安全监管等多个环节。就流通环节而言，以国家基本药物制度的实施为契机，推动区域性药品配送企业整合资源，建立信息化与规范化的物流模式，探索医药生产与流通企业战略合作新模式，对于提高药品流通市场的集中度、降低单位配送成本、保障国家基本药物的可及性及提高政府宏观管理能力等方面都具有重要的现实意义。药品流通行业能否规范健康发展也事关药品生产、批发及销售三环节内的众多企业，继而直接影响居民消费药品的实惠性、便利性及安全性。

一、 药品流通储备基本知识

商品流通的一般渠道可分为两个环节，一是批发环节，二是零售环节。药品市场的流通渠道，是由生产企业通过批发企业销售给零售商（包括医院药房）。但由于医药的特殊关系，中国药品流通领域有 3 个环节：药品批发环节、药品零售环节和医院门诊药房（或社会药店）环节。商品流通中的分工交换、交易契约、交易成本等理论仍适用于药品流通领域。

（一）分工交换和交易契约理论

1. 分工交换理论

由于价值是商品经济的基本范畴，而商品经济又是在分工和交换的基础上产生和发展起来的。马克思在研究分工和交换的关系时，排除了原始公社之间不是专门为交换而生产，而是偶有剩余的产品交换，真正的商品交换是不能离开社会分工而存在的。他认为，如果没有分工，不论这种分工是自然发生的或者本身已经是历史的结果，也就没有交换。

分工与交换互为因果关系：① 建立在自然分工基础上不以交换为目的的生产称为产品生产；以产品生产的剩余品进行的交换就是产品交换；产品交换引发社会分工；② 建立在社会分工基础上的以交换为目的的生产称为商品生产；建立在商

品生产基础上的交换就是商品交换;由商品生产引发的社会分工是更高层次的分工,依此循环下去。

药品从生产企业到消费者手中,经历了多种不同分工与交换过程,分工交换理论贯穿于整个药品流通体系中。

2. 交易契约理论

药品流通的全过程符合交易契约精神的内涵。

“契约”一词源于拉丁文,在拉丁文中的原义为交易,其本质是一种契约自由的理念。契约精神是指存在于商品经济社会,而由此派生的契约关系与内在的原则,是一种守信、公开、平等的精神。

作为企业来说,依法经营、严格遵守成文合同是诚信;文明经营、公平竞争、诚实交易、不欺不诈也是诚信。药品是特殊的商品,药品流通行业,失信一分,可能带来终身的危害甚至因此致命。若药品流通企业违背诚信原则,为追求利益最大化,从无生产资质的药厂或造假作坊购买假药、劣药,不按规定保管药品导致变质或失效,发布虚假广告甚至使人作“托”推销药品,给予药品回扣等,必然给人民群众的健康造成极大的威胁。

除了诚信,交易主体的公开、透明也是契约精神的基础,因此一个开放、透明的社会环境至关重要。药品流通过程环节较多,做到流通全流程公开、透明,做到每个环节可追溯,是药品流通企业应坚持的原则。我国要求将公立医院药品纳入全国公共资源交易平台,依法应当公开的交易公告、资格审查信息、交易过程信息、成交信息以及履约信息都要统一在平台上发布,推进公共资源配置全流程透明化运行。

因此,相对于药品生产及药品使用环节,药品流通领域更应遵守契约精神,流通全过程坚持守信、公开、透明,规范药品流通秩序、保证药品质量。

(二) 交易成本理论

1. 科斯交易费用理论

1937 年,诺贝尔经济学奖得主罗纳德·哈里·科斯(Ronald H. Coase)提出交易成本理论。他认为交易成本是通过价格机制组织生产的,最明显的成本就是所有发现相对价格的成本、市场上发生的每一笔交易的谈判和签约的费用。因此,一个人无法产生交易成本,只有存在人类交往互换才存在交易成本。通俗地理解,交易成本是指完成一笔交易所需要花费的成本,包括时间成本和货币成本。市场和企业是两种不同的组织劳动分工的方式。通常来说,人类交往互换在市场中进行。当市场交易成本增高,企业作为一种参与交易的组织,可把若干人组织成一个单位参与市场交换,从而减少市场交易人员数目,减少交换摩擦。因此,市场和企业的交易费用可随时变换。

2. 威廉姆斯交易费用理论

1969年,威廉姆斯(Williamson)系统研究了科斯的交易费用理论,并对该理论进行了延伸。他在承认市场和企业是两种可以相互替代的资源配置机制的同时,将交易费用分为事前交易费用和事后交易费用。事前交易费用是指因将来交易的不确定性,需要先行约定交易双方的权责和义务,因此而产生的成本,这种成本保障了交易物品产权的顺利转移。事后交易费用是交易之后发生的成本,通常为维持长期合作而付出的售后成本等。

目前我国网上集中采购信息系统没有控制原料药企业、生产企业和配送企业,基层医疗机构和患者之间的交易关系,导致信息碎片化;政府间信息不对称及对市场的不适当干预,增加了政府型交易费用;信息共享不充分、交易的复杂化增加了市场型交易费用。此外,药品招标采购属于事前交易成本,而药品配送则属于事后交易成本。

(三)流通方式演进

在过去30年,商品流通方式发生重大改变。

1. 直接流通与间接流通

传统流通渠道是以彼此分离的生产商、批发商、零售商之间层层转手来完成商品由生产到消费的转移过程,该种模式增加了流通环节和流通成本。现在,产销一体化新型流通渠道系统、物流中心及电子商务的快速发展,直接流通模式逐渐成为趋势,该模式减少流通环节,节约流通时间,降低流通成本。药品配送中实行的“两票制”,减少药品流通环节,降低药品流通费用。

2. 由复合流通到批零分离式流通

从商品流通历史来看,批发与零售的分离始于“行商”与“坐商”的兴起。所谓“坐商”就坐在经营地点做生意,在产品畅销时,“坐商”们感觉不到危机;而产品滞销时,祈求市场转暖成为唯一可做的事。所谓“行商”就是要走出去做生意,和“坐商”最大的不同是,“行商”具有主动经商的意识,其核心是围绕市场经济,让企业具备更强的核心竞争力。从欧美国家来看,批发与零售的最终分离发生在19世纪70年代的工业革命时期。批发与零售分离之后,促进了批发与零售内部分工的深化,从而使流通方式沿着批发与零售继续进行变革和演进。

在药品流通领域,药品由生产企业进入医疗机构药房可理解为批发行为,而药品由药房至消费者手中可视为零售行为。

3. 由现货交易到期货交易

现货交易是指买卖双方出自对实物商品的需求与销售实物商品的目的,根据商定的支付方式与交货方式,采取即时或在较短的时间内进行实物商品交收的一种交易方式。在现货交易中,随着商品所有权的转移,同时完成商品实体的交换与流通。因此,现货交易是商品运行的直接表现方式。期货交易是商品生产者为规避风险,从现货交易中的远期合同交易发展而来的。在远期合同交易中,交易者集中到商品交易场所交流市场行情,寻找交易伙伴,通过拍卖或双方协商的方式来签订远期合同,等合同到期,交易双方以实物交割来了结义务。

药品流通中,交易中采用采购订单属于期货交易,影响因素多,供货波动大,容易造成药品供应不及时而发生药品短缺问题。

4. 由实际交易到虚拟交易

虚拟交易是商品流通是通过一个虚拟的网络空间进行的,而且可以采用电子货币支付款。因此,将这种交易方式称为"虚拟空间交易"。这是一种全新的流通方式,正在对生产、流通、消费产生深远影响。

药品合同储备为虚拟交易,有 3 种形式,分别为技术储备(储存期短,不易储备的药品,选取具有生产资质得到企业作为储备企业)、资金储备(部分药品采取与生产企业签订储备合同的资金储备)、实物储备(急救、抢救药品等)。

二、我国药品流通储备发展沿革

药品流通企业是连接药品生产企业和销售终端的桥梁,是药品流通中重要的流通组织。

(一)药品流通发展历程

1. 新中国成立后至改革开放之前

新中国成立后直至改革开放前,药品流通渠道管理一直是完全的计划经济产物。这一阶段是计划经济体制下高度集中的医药流通体制。医药商品流通体系由中央一级医药采购供应站、各省(地、市)的二级医药采购批发站和县级的医药公司组成。各医药流通企业对药厂的产品包购包销;我国药品的供应按一、二、三级批发逐级调拨;医药批发企业根据各行政区的划分设置。全国药品流通只有国营主渠道,有北京市、上海市、沈阳市、天津市、广州市五家一级批发站;二级批发站为地级市级批发站,全国约有 1 000 余家;三级批发站为县级批发站,约 3 000 余家。

药品生产企业只能将药品按计划销向一级批发站及部分二级批发站,再由一级(或二级)批发站拨向下一级批发站,最后由三级批发站销向医院和药店。

2. 改革开放之后

改革开放之初,我国实行"统购包销、逐级调拨"的药品流通管理模式。20 世纪 80 年代中期以来,围绕着放宽药品流通市场准入、规范流通秩序、提高流通效率,进行了一系列变革。目前,商务部负责行业发展规划和产业政策,药品监督管理部门负责行政监督和技术监督。国有、民营、外资企业共同参与流通,国有及国有控股企业占据主导地位。2016 年 6 月商务部发布的《2015 年药品流通行业运行统计分析报告》显示,药品流通行业市场巨大,2015 年全年药品流通行业销售总额 1.66 万亿元(含税),同比增长 10.2%。流通企业数量庞大,2015 年,全国持有药品批发企业经营许可证的企业数量约为 1.35 万家,药品零售连锁企业 4 981 家,零售药店门店总数达 44.8 万家,具有互联网药品交易资质的企业达 517 家。

(二)我国药品流通体制

1. 我国药品流通模式:代理制

当前,我国药品流通环节药品批发企业的经营模式,除少数制药企业向销售终端直销外,绝大部分流通环节的药品通过代理制进行销售。“代理制+一、二级商业渠道分销+学术推广”是当前我国药品流通企业的主要运作模式,而底价代理模式一直是药品代理销售模式的主流。这一模式涉及利益方较多、流通链条较长,在一定程度上造成了我国药品的“无序”流通和不合理加价。

2. 从代理商到销售终端:药品招标采购模式

目前,我国药品主要实行的都是以政府为主导、以各省(自治区、直辖市)为单位进行集中网上公开招标的采购模式,并要求在集中采购过程中坚持量价挂钩,并注重质量优先、价格合理原则。具体的招标采购流程主要包括基本药物采购计划的编制、投标准入门槛的设定、投标方案的选择等流程。

药品集中招标采购实施以来,对药品价格虚高问题起到了一定的遏制作用,但对于个别药品而言,药品价格“越招越高”问题依然存在,药品招标采购过程中存在的药品中标不供应的现象时有发生。

3. 我国药品流通环节结构与价格构成:灰色利益链条结构固化、环节众多

目前,药品在流通领域的流通环节较多,而在每一个流通环节背后,都存在着相应的“潜规则”,这些“潜规则”的存在造成了我国当前药品流通领域的混乱秩序与不合理的加价行为。

药品“虚高”的问题,主要集中在药品流通的“制度流”层面,“虚高”部分的药价并未流向流通企业,而是流向了包括药品招标采购、医院(各利益主体)等利益相关方手中。因此,药品流通过程的环节过多造成药品价格偏高。

(三)药品储备发展历程

为保证灾情、疫情及突发事件发生后对药品和医疗器械的紧急需要,我国于 20 世纪 70 年代初建立了国家医药储备制度。多年来,该制度发挥了重要作用。

1. 中央与地方两级医药储备制度

我国的药品储备制度开始于20世纪70年代。当时,为适应战备需要,国家拨出2亿多元专款,在全国修建了13个药品储备库,创建了我国的药品储备体系。其后,药品储备的作用由单纯的战备,逐步扩大到战备、外援、救灾、防疫和应对突发事件等。

从1997年起,在中央统一政策、统一规划、统一组织实施的原则下,建立了中央与地方两级医药储备制度,实行动态储备有偿调用的体制。中央医药储备主要负责储备重大灾情、疫情及重大突发事故和战略储备所需的特种、专项药品及医疗器械。地方医药储备主要负责储备地区性或一般灾情、疫情及突发事故和地方常见病、多发病防治所需药品和医疗器械。

1998年之后,药品储备主管部门由原国家医药管理局变为原国家经贸委和现在的国家发改委,并于1999年制定出台了《国家医药储备管理办法》,要求中央和地方分别建立医药储备体制。《国务院关于改革和加强医药储备管理工作的通知》(国发〔1997〕23号)规定:全国医药储备资金规模达12亿元,其中中央5.5亿元、地方6.5亿元,分别由国务院及各省(自治区、直辖市)人民政府负责落实。

2. 储备任务由国有医药公司承担

我国药品储备的模式主要是确定几家大的国有医药公司作为药品储备单位,国家根据灾情、疫情趋势的需要提出储备药品清单,连同大量资金一起安排到这些公司。

承担国家药品储备的公司职责是按清单储备好急救药品。这些药品可以按规定的比例在市场上流动,更新库存,但当国家出现灾疫情时必须按时按量向灾区提供。在发生较大灾情、疫情及突发事件时,应首先动用本省的药品储备,不足部分按有偿调用的原则,向相邻省政府或其指定的部门请求动用其储备,仍然难以满足需要时,再申请动用中央药品储备。

承担药品储备任务的企业接到调用通知单后,应在规定的时限内将药品、医疗器械发送到指定的地区和单位,并对调出药品、医疗器械的质量负责。相关部门和企业应当为紧急调用储备药品、医疗器械的运输提供条件。如2007年4月,黑龙江省中医研究院发生200多人的食物中毒事件后,国家发改委立即从中央医药储备中紧急调用3 000支乙酰胺针剂,吉林省经委调用了290支乙酰胺针剂送往哈尔滨的医院用于抢救,确保了治疗所需药品的及时供应。

(四)药品流通领域存在的主要问题

长期以来,我国的统购统销、四级批发的流通模式,导致企业市场意识薄弱,经营管理水平落后。医药领域的市场化改革给医药市场带来活力的同时,也加剧了医药流通领域的竞争。药品流通领域的无序竞争,出现了多、小、散、乱的局面,行业一直在微利水平上运作。随着国家基本药物制度的实施,给药品批发企业带来了新的机遇。

1. 市场集中度偏低

我国共有药品经营企业1.39万多家，与发达国家和新兴市场经济国家相比，数量明显偏多。2015年，我国前三位药品批发企业销售额占全部批发企业的33.5%，远低于发达国家，甚至低于东南亚一些国家。由于企业数量众多，很多企业难以达到规模经济水平。2015年，全国药品批发企业平均销售规模为7 016万元，而美国单个批发企业平均销售规模为39亿美元，法国为42.5亿美元，德国为32.1亿美元。此外，我国缺乏市场支配力强的跨区域大型连锁零售企业。截至2015年底，连锁零售药店门店数占全行业门店总数的比例为45.73%，而美国连锁药店数占比为74.5%。

2. 国内药品零售市场份额由进口药占据，中国制造缺乏竞争力

据统计，外资企业在三级医院药品市场中占绝对优势，且逐步向二级医院药品市场渗透。2014年，二级以上医院药品市场占有率排名前10位中，辉瑞和阿斯利康市场份额最高，销售额超过43亿元，而三级医院药品市场中排名前5位的制药企业均是外资企业。在药品出口方面，我国规模以上医药制造企业出口比例比制造业总体低5%~9%，同时趋势逐年下降，从2004年最高20.3%下降到2012年的11.5%。

3. 流通秩序混乱

药品购销中行贿、索贿、回扣不正之风盛行，假冒伪劣药品屡禁不止。药品流通中存在大量没有任何经营资质、暗箱操作的隐性交易者，以挂靠经营、承包经营、过票经营、过户销售、买卖税票等方式参与流通，不仅增加了药品流通费用，抬高药品价格，而且破坏正常流通秩序，并为违法经营和假冒伪劣药品进入市场提供了条件，影响对药品流通的监管和医药产业健康发展。

4. 发展布局不合理

一直以来，我国药品批发企业按照行政区划而不是按照药品的合理流向设置，平均每个省拥有400多个批发企业，尚未建立全国统一的医药流通市场。药品零售网点主要集中在大中城市和沿海发达地区，广大农村地区数量偏少，难以保证药品及时、方便供应。

三、国外国家基本药物流通储备经验总结

（一）国外GSP发展历程

由于各国药品管理体制和管理模式的差异，流通领域中的GSP在世界还没有得以广泛推广，但鉴于GSP在药品经营活动中的特殊意义，有关国际组织对此一

直保持积极的看法。

1980年,国际药品联合会在西班牙马德里召开的全体大会上,通过决议呼吁各成员国实施GSP,这对全世界推行GSP起到积极作用,日本是推广GSP最积极,也是实施GSP最早的国家之一。

在日本,药品销售部门包括零售药局和批发企业两个部分。药品批发企业也是以自由竞争为基本特征的经济社会中的企业。如果制药企业进行大规模生产,就必然进行大规模销售,直接损害批发商的利益。批发商则要竭尽全力投入占领市场的竞争。药品批发企业的使命和义务是随时随地为消费者提供任何数量的任何产品,包括一些非盈利的产品。只要是生产或经营药品,就必须把社会效益放在第一位,即把药品的安全性、有效性摆在首位。这就需要一种法律来规范批发商的行为,所以GSP应运而生。日本20世纪50年代曾有1 400家批发商,到1992年只剩下330家,目前约有250家,这种合并还在继续。事实表明,只有严格实施GSP,内部管理好的企业才能获得更好的发展,才能立于市场不败之地。

欧洲共同体大力推行GDP(好的药品分销管理规范),要求成员国的药品商业企业必须遵循。英国于1984年就开始推行GDP并取得良好效果。美国没有全国统一的GDP,但通过各州立法委员会立法予以大力推行。

(二)国外药品流通领域情况经验总结

目前全球很多国家都存在国家基本药物的公共供应体系,其中配送由公立机构承担。但是WHO认为,最好的配送体系可能是“公共管理和私人管理的结合”。

1. WHO关于基本药物配送思路

在很多国家都存在基本药物的公共供应体系,其中配送由公立机构承担。基于对国际经验和教训的分析,WHO十分肯定私人部门在国家基本药物配送中的积极作用。

WHO报告指出,最好的配送体系可能是公共管理和私人管理的结合。比如,药品的运输和供应可由私人运输企业负责。药品配送环节相对来说更加适合充分的市场竞争,主要原因在于配送服务的数量和质量比较容易度量,便于实现契约化。因此,药品配送往往成为践行公私合作伙伴关系的突破口。此外,在大多数国家,大多数人口都依赖私人药品供应系统提供服务,包括私人总代理商、批发商、药师和非正式药品销售商,尤其是城市地区更是如此;在私人部门发挥作用较少的农村地区,政府可以通过补贴、特许等方式鼓励私人零售商在那些地区开展业务。

2. 美国模式

(1)规模化之下合纵连横　美国药品流通产业发展的一大显著特点是终端各主体之间的合纵连横。如批发商与大型零售药店合作,药品福利管理与零售药店合作,借以推高采购量从而压低价格。再如医院联合成GPO模式,尽量扩大采购主体的量，从而获取药品价格的最优折扣；单体药店结成联盟，由联盟去采购，得以增加谈判优势。

随着仿制药逐渐主导美国市场，加之付费方、控费力度加大，以采购与议价为导向的药品流通批零合作模式逐渐形成，规模效应下的强强联合成为常态。

美国药品流通产业的批零一体化是产业集中度提升及市场化量价挂钩的必然结果，基本逻辑是通过扩大采购量的优势以压低采购价格，但这也是药品批发业务在大客户上利润空间极低的原因。同时，大型批发商的关键客户对其业务贡献比例非常高，也在一定程度上加大了批发企业的运营风险。

（2）微利化高效运行　在美国，有65%左右的处方药由批发企业配送，批发行业的平均毛利率约为5%，净利率在1%左右。美国药品批发企业平均每天需处理25万份订单、1 000万条信息，配送12.5万个分销机构，隔天配送的响应率高达95%，准确率达到99%，每个订单条目的配送成本仅有0.3美分。

为提升工作效率，美国药品流通企业会借助先进高效的信息管理系统来传递订单并进行订单确认和库存盘点等作业，因此人工作业较少，药品的分拣效率高且错误率低。除了企业资源计划（enterprise resource planning，ERP）的广泛使用，美国药品流通企业通过战略合作或持续开发并应用最新科技，用于提升采购、运营及配送效率，降低成本、提升客户体验。

3. 澳大利亚模式

澳大利亚模式不仅在基本药物遴选、稳定药价等方面卓有成效，第三方物流的管理理念也有独到的借鉴意义。在澳大利亚，药品的第三方物流企业被作为药品批发商严格管理，必须取得治疗商品管理局（Therapeutic Goods Administration，TGA）颁发的药品经营许可证。同时，允许医药企业及其批发商异地设置仓库，质量行为则必须通过TGA派出的GMP检查组的检查。第三方物流经筛选和严格管制后，使得国家基本药物的后续物流管理事半功倍。澳大利亚同时实行区域卫生管理模式，每个区域享受独立的管理和服务，因此灵活变通的第三方物流更有利于深入各个区域。澳大利亚严格管制第三方物流的政策措施对于减少流通费用、提高国家基本药物可及性起到了维护和稳定的作用。

4. 德里模式

印度的"德里模式"曾被WHO作为成功案例推广给其他正在建立或实施基本药物制度的国家和地区。这项制度规定，德里对国家基本药物严格采取统一采购、统一贮存、统一批发的方式。

政府对基本药物实行统一订购，要求制药企业必须在35天之内直接向卫生部门供货。德里还建立了计算机智能系统，通过"药物存储目录"查看各医院的用药信息，纠正用药不平衡不合理的情况，以保证药品在医院不过期及24小时内能将紧缺药品送至医院。此外,卫生部运用药物经济学等科学评估方法定期对药品物流配送政策的实施情况进行监督与评估。

(三) 国外药品流通对我国的启示

1. 药品配送主体多元化

WHO 关于基本药物配送的思路,同我国公共配送体系(即以省或市为单位建立集中化的公立配送机构)有很大区别。不论是 WHO,还是美国、澳大利亚等国家,推崇公共配送和私人配送结合的方式。该种方式可充分调动社会资源,保证药品及时配送。针对我国幅员辽阔,边远地区药品配送困难的现状,可考虑与第三方物流企业合作,保证基本药物可以配送至全国各处。

2. 药品配送规模化

目前我国药品流通企业数量多、规模小。但随着我国对医保控费力度的加大,可借鉴美国模式,推行流通企业合纵连横。通过联合采购配送,扩大采购主体数量,获得谈判优势,取得药品价格最优折扣,推行以采购与议价为导向的药品流通批发零售合作模式。

3. 药品流通信息化

国外主要国家均建立了国家层面药品流通领域信息系统。通过信息系统的建立,可以随时掌握药品流通动态,预测药品使用量,监督药品配送数量和质量,同时对短缺药品及时预警,保证药品正常供应。

四、 我国国家基本药物流通储备相关政策

2017 年 2 月 9 日,国务院办公厅印发《关于进一步改革完善药品生产流通使用政策的若干意见》。该意见落地或将重构行业格局,医药行业发展进入新周期。该意见为新一轮深化医疗卫生体制改革的重要组成部分,意见对药品生产、流通和使用三大环节的规范进行了进一步说明:上游生产要提高药品质量疗效,促进产业升级,中游流通要提高规范度和集中度,下游要合理用药,调整医院利益驱动机制。药品流通环节沟通药品生产及使用的桥梁通过一系列措施,保障药品流通行业的规范发展。

(一) 保证国家基本药物流通行业发展

1. 推动药品流通企业转型升级

针对我国流通企业数量多、规模小的现状,通过打破医药产品市场分割、地方保护,推动药品流通企业跨地区、跨所有制兼并重组,培育大型现代药品流通骨干

企业。此外，出台相关政策支持药品流通企业跨区域配送，形成以大型骨干企业为主体、中小型企业为补充的城乡药品流通网络。在条件成熟时，推进药品流通企业批发零售一体化经营；同时推进零售药店分级分类管理，提高零售连锁率。

2. 完善国家基本药物采购配送机制

在完善国家基本药物采购配送模式中探索中，通过借鉴现有的成熟配送模式，如"浙江模式""广东模式"等，进一步落实药品分类采购政策。按照公开透明、公平竞争的原则，科学设置评审因素，进一步提高医疗机构在药品集中采购中的参与度。此外，探索跨区域和专科医院联合采购，加强国家药品供应保障综合管理信息平台和省级药品集中采购平台规范化建设，完善药品采购数据共享机制。

（1）浙江模式——义乌配送模式　　义乌市作为浙江省首批公立医院综合改革试点，以国家基本药物配送权资格遴选着手，建立了药械集中采购新机制。通过技术海选、择优入围、最佳配送 3 个环节，对符合条件的配送商进行公开遴选，按照综合得分高低，确定 5 家全市药械统一配送机构。通过采购新机制的实施，在省级药品和耗材集中招标价的基础上实现整体配送让利 15%以上。

（2）广东模式　　广东省药品配送主要通过药品交易平台，由医疗机构进行自行选择，强调市场化，此做法保证了配送企业公平竞争。此外，配送企业作为药品生产商与医院的中间商，有完善的配送网络、仓储设施，保证了药品的配送率以及药品的储存。在药品结算过程中，当医院无法支付货款时，配送企业作为商业公司将为企业支付货款，保证了医院的回款时间。

同时，广东省卫生健康委对药品配送进行严格监管，对于配送不到位的企业进行警告，如若多次配送不到位将取消其配送资格，保证了药品的配送效率。其还对医疗机构进行监管，对于中标后不签订购销合同的医疗机构进行警告，防止"死标"等现象的产生。

知识拓展

关于对《广东省医疗机构药品交易暂行相关办法》的解读

2016 年 8 月，广东省卫生计生委等 9 部门联合印发《广东省医疗机构药品交易暂行办法》等 5 个规范性文件（以下简称《交易办法》），对广东药品采购、交易、配送等多方面进行明确。

虽然不是国家医改试点城市，但作为改革开放的前沿阵地，广东从首创"阳光采购"到"药交所模式"，一直处于先行先试、敢于尝鲜的第一阵营。

此次《交易办法》的公布绝非偶然。一是目前正在执行的方案原定试行期只有 1 年。二是 2014 年 11 月，广东省就已经下发相关方案的征求意见稿。三是 2015 年《关于完善公立医院药品集中采购工作的指导意见》出台，从政策制定的指引方面，有了统一的大方向。四是2015年12月广东省卫生和计划生育工作会议对2016年的药品集中采购工作进行部署，要求修订完善广东省药品交易管理办法，稳妥推进医用耗材、中药饮片通过平台交易。

在上述综合因素背景下，广东省招标在战略上力求稳中求进，把握好节奏与力度，在战术上则抓住“节约医保资金、不形成价格高地”这一关键点，不搞大水漫灌，而是有的放矢，定向调整。

考虑到月月竞价过于频繁，采购量不能充分集中，体现以量带价，达到促进竞争、减少围标的目的，此次《交易办法》明确，今后将广东省药品的采购，由此前的“月月竞价”调整为“季度竞价”。就议价方式而言，如今在医疗机构自行议价的基础上增加了“自主联合或委托议价”两种议价方式。

（二）规范国家基本药物流通秩序

1. 实施GSP(2013年版)

2013年6月1日，GSP(2013年版)经卫生部部务会通过并正式发布。

新修订GSP共4章，包括总则、药品批发的质量管理、药品零售的质量管理、附则，共计187条。GSP(2013年版)增加了许多新的管理内容，如吸收了供应链管理观念，增加了计算机信息化管理、仓储温湿度自动监测、药品冷链管理等管理要求，引入了质量风险管理、体系内审、设备验证等新的管理理念和方法。此外，按照完善质量管理体系的要求，GSP(2013年版)从药品经营企业的人员、机构、设施、设备、体系文件等质量管理要素的各个方面，对药品的采购、验收、存储、养护、销售、运输及售后服务、售后管理等各个环节做出了规定。修订的主要内容包括：

一是全面提升软件和硬件要求。在软件方面，明确要求企业建立质量管理体系，设立质量管理部门或者配备质量管理人员，并对质量管理制度、岗位职责、操作规程、记录、凭证等一系列质量管理体系文件提出详细要求，并强调了文件的执行和实效。在硬件方面，全面推行计算机信息化管理，着重规定计算机管理的设施、网络环境、数据库及应用软件功能要求；明确规定企业应当对药品仓库采用温湿度自动监测系统，对仓储环境实施持续、有效的实时监测。

二是针对薄弱环节增设一系列新制度。针对药品经营行为不规范、购销渠道不清、票据管理混乱等问题，明确要求药品购销过程必须开具发票，出库运输药品必须有随货同行单(票)并在收货环节查验，物流活动要做到票、账、货相符，以达到规范药品经营行为，维护药品市场秩序的目的。

针对委托第三方运输，要求委托方应当考察承运方的运输能力和相关质量保证条件，签订明确质量责任的委托协议，并要求通过记录实现运输过程的质量追踪，强化了企业质量责任意识，提高了风险控制能力。

GSP 的修订是我国药品流通监管政策的一次较大调整，是对药品经营活动所应具备的条件和规范要求的一次较大提升，对企业经营质量管理要求明显提高，有效增强了流通环节药品质量风险控制能力。

2. 推进“互联网+药品流通”

以满足群众安全便捷用药需求为中心，积极发挥“互联网+药品流通”在减少交易成本、提高流通效率、促进信息公开、打破垄断等方面的优势和作用。通过引导“互联网+药品流通”规范发展，支持药品流通企业与互联网企业加强合作，推进线上线下融合发展，培育新兴业态。

规范零售药店互联网零售服务，可推广“网订店取”“网订店送”等新型配送方式。有条件的地区依托现有信息系统，开展药师网上处方审核、合理用药指导等药事服务。药品监管、商务等部门通过建立完善的互联网药品交易管理制度，加强日常监管。

（三）推行药品购销“两票制”

“两票制”是指药品从药厂卖到一级经销商开一次发票，经销商卖到医院再开一次发票，以“两票”替代目前常见的七票、八票，且每个品种的一级经销商不得超过 2 个。

在 2010 年 7 月由卫生部等 7 部门联合发布的《医疗机构药品集中采购工作规范》中规定：“药品集中采购实行药品生产企业直接投标。药品生产企业设立的仅销售本公司产品的商业公司、境外产品国内总代理可视同生产企业。”由集团内的销售企业开出的发票可视同为生产企业开具的出厂价发票，生产企业开给集团内的销售企业发票只是内部结算的程序。该文件还规定，“原则上每种药品只允许委托配送一次，但在一个地区可以委托多家进行配送。如果被委托企业不能直接完成配送任务，可再委托另一家药品经营企业配送，并报省级药品集中采购工作管理机构备案，但不得提高药品的采购价格。”

2016 年 4 月 26 日，国务院办公厅印发《深化医药卫生体制改革 2016 年重点工作任务》，就“两票制”做出明确规定，这是从国家层面提出的两票制要求：① 综合医改试点省份要在全省范围内推行“两票制”；② 积极鼓励公立医院综合改革试点城市推行“两票制”；③ 鼓励医院与药品生产企业直接结算药品货款（一票制）；④ 总结评估国家药品价格谈判试点工作，逐步增加谈判药品品种数量，合理降低专利药品和独家生产药品价格；⑤ 进一步推进高值医用耗材集中采购、网上公开交易，综合医改试点省份要选择地区开展高值医用耗材集中采购，率先取得突破。

为落实党中央、国务院对食品药品监管“四个最严”的要求，进一步整顿和规范药品流通秩序，严厉打击违法经营行为，2016 年 5 月，国家食品药品监管管理总局发布了《关于整治药品流通领域违法经营行为的公告（2016 年第 94 号）》，对药品流通领域违法经营行为开展集中整治。针对药品流通领域存在的倒票洗钱、挂靠经营等十大违法经营行为进行了严厉打击，关闭、注销了部分企业，起到了较好效果。

2017年1月9日，国务院医改办会同国家卫生计生委、国家食品药品监督管理总局、国家发改委等8部门联合印发的《关于在公立医疗机构药品采购中推行“两票制”的实施意见（试行）》，目的是减少药品流通环节，使中间加价透明化，进一步推动降低药品虚高价格。

2017年2月9日，国务院办公厅印发《关于进一步改革完善药品生产流通使用政策的若干意见》提出，推行药品购销“两票制”。综合医改试点省（自治区、直辖市）和公立医院改革试点城市要率先推行“两票制”。

1）对药品生产企业或科工贸一体化的集团型企业所设立的仅销售本企业（集团）药品的全资或控股商业公司（全国仅限一家商业公司），以及境外药品国内总代理（全国仅限一家国内总代理），可视同生产企业。对药品流通集团型企业内部向全资（控股）子公司或全资（控股）子公司之间调拨药品可不视为一票，但最多允许开一次发票。

2）规定药品流通企业为特别边远、交通不便的乡（镇）和村级医疗卫生机构配送药品时，允许在“两票制”的基础上再开一次药品购销发票。

3）为应对自然灾害、重大疫情、重大突发事件和患者急（抢）救等特殊情况，紧急采购药品或国家医药储备药品，可实行特殊处理。

4）对麻醉药品和第一类精神药品流通经营，仍按国家现行规定执行。

截至2018年1月，全国31个省份均发布了药品“两票制”的实施方案，超过一半的省份已开始执行。

知识拓展

广东省“两票制”的实施

2017年7月，广东省发布《广东省公立医疗机构药品交易“两票制”实施方案（试行）》（征求意见稿），对“两票制”的实施范围、实施时间及相关做法进行了规定。其中实施时间明确规定：本方案发布之日起启动实施“两票制”，至2018年3月31日前为过渡期，2018年4月1日起全省所有公立医疗机构药品交易正式全面实施“两票制”。过渡期内，生产企业应充分综合考虑医疗机构原有配送渠道等因素，于本方案发布后1月内，在省交易平台重新选择确认在相关品种的一级配送企业，包括涉及偏远地区基层医疗卫生机构范围可确定二级配送企业。配送企业要妥善处理库存药品中不符合“两票制”规定的药品。医疗机构要根据公布的执行“两票制”生产、配送企业名单，结合本机构药品采购使用情况及时调整配送企业。2018年6月7日深夜，广东省药品交易中心官网发布《关于做好我省医疗机构药品交易“两票制”相关工作的通知》，这意味着广东“两票制”终于正式实施。

（四）加强行政监管，打击流通领域违法行为

1. 加强国家基本药物购销合同管理

国家卫生健康委、商务部等部门制定购销合同范本，督促购销双方依法签订合同并严格履行。药品生产、流通企业履行社会责任，保证药品及时生产、配送，医疗机构等采购方及时结算货款。对违反合同约定，配送不及时影响临床用药或拒绝提供偏远地区配送服务的企业，省级药品采购机构督促其限期整改；逾期不改正的，取消中标资格，记入药品采购不良记录并向社会公布，公立医院 2 年内不得采购其药品。对违反合同约定，无正当理由不按期回款或变相延长货款支付周期的医疗机构，卫生健康部门及时纠正并予以通报批评，记入企事业单位信用记录。

2. 整治药品流通领域突出问题

市场监管部门通过定期开展专项检查，严厉打击租借证照、虚假交易、伪造记录、非法渠道购销药品、商业贿赂、价格欺诈、价格垄断以及伪造、虚开发票等违法违规行为，依法严肃惩处违法违规企业和医疗机构，严肃追究相关负责人的责任。

（五）加强短缺国家基本药物储备

1. 储备形式多样化

积极探索多种形式的药品储备，包括实物储备、合同储备、现金储备、生产能力储备 4 种形式。根据不同药物的性质及需求采取不同的储备形式，在避免实物浪费的同时，节约成本及提高药品储备的效率。

2. 供应方式体系化

针对我国应急药品储备“有储无供”的情况，通过借鉴美国应急药品三级供应体制，建立中央—省—地级市三级应急药品供应体系，从政策和法律法规的层面对我国短缺国家基本药物战略储备的申请、供应和发放等各个环节加以规范和完善，使其体系化、规范化、信息化。

3. 训练演习制度化

借鉴美国应急药品演习的经验，定期进行国家药品应急体系演习。通过演习，检验短缺国家基本药物体系的效率，查找存在问题；对突发事件发生时多部门协作进行演练，使短缺国家基本药物体系的训练演习制度化、常规化，保证在应急时才能有条不紊、应对自如。

4. 利用国家基本药物统一配送的政策，保证短缺国家基本药物及时配送

国家基本药物的可获得性包括两个方面：① 配送的及时性，主要是指配送企

业在紧急情况下,能够在24小时内将所需药品配送到覆盖范围内的任何一家医院或者诊所;② 配送的广泛性,即要求配送的范围能够覆盖到每个乡镇卫生所。目前,各省国家基本药物的配送模式正在逐渐成熟,一旦有社会突发事件发生,利用基本药物已有的配送体系。一方面,配送企业原有业务覆盖到了灾害发生地,对运输情况比较熟悉;另一方面,配送企业多在当地有一定的规模,有丰富的药品配送经验和资源,可以保证短缺基本药物及时配送。

5. 利用国家基本药物监管政策,保证短缺基本药物的及时调度

通过加强国家基本药物使用的监管,在突发事件发生时保证应急、短缺药品的及时调度。通过加强监管,查看某药品的生产、销售、库存统计报表;查看辖区内药品流通、库存情况,某品种药品的库存情况;同时,查看某药品末端单位(医院、药店)的进货情况。如果突发事件发生后,可迅速查得药品在整个供应链的分布情况,从而可以尽快实施应急、短缺药品的调度。同时,加强对产品的有效期、批准文号、企业的GMP证书等进行管理,可以确保用于应急调度药品的质量合格,更有利于保证在紧急情况下患者的用药安全。

6. 利用国家基本药物电子交易平台,加强短缺国家基本药物的保值轮换

国家基本药物招标采购电子交易平台已基本达到全国覆盖。对于短缺基本药物,通过对电子交易平台进行设计,把短缺基本药物储备系统中近效期的药品信息导入电子交易平台,通过电子交易平台,更加方便地实现短缺国家基本药物的保值轮换。

知识拓展

广东省惠州市建常态短缺药品储备机制

鼓励基层民营医疗机构使用国家基本药物;偏远、交通不便地区的药品配送或交给邮政等物流企业;遇到灾情疫情需要动用常态短缺药品时,承储企业有责任及时配送;药品配送企业严重失信的,将登上禁止参与药品采购的“黑名单”……2017年,惠州市政府官网发布《惠州市完善药品供应保障体系实施方案》(以下简称《方案》),以加强对全市药品供应保障的监管。

常态短缺药品储备机制是《方案》最引人关注的部分。《方案》规定,有关部门将收集医疗机构临床短缺药品信息,制定常态短缺药品储备计划,经遴选后建立常态短缺药品承储企业库。对于入库的企业来说,当遇到灾情疫情或突发重大事故等需要动用常态短缺药品时,其应根据医疗机构用药需求,及时配送常态短缺药品。在管理方面,常态短缺药品储备实行有偿调用,承储企业还可获得由于储备工作产生费用的经济补偿。

此外,对药品监管也加更加严格。《方案》提出,建立覆盖生产到流通,从购进

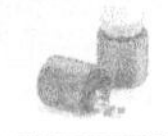

到患者使用全过程的药品追溯体系、制度，将药品不良反应监测纳入医疗机构年度工作目标和考核，建立药品配送企业的信用档案，推进企业分级分类监管，建立信用结果公开与联合惩戒机制，定期通过信息披露系统发布严重失信企业“黑名单”，严重失信企业不得参与医疗机构的药品采购工作。

五、 完善我国国家基本药物流通储备政策建议

（一）坚持药品分类集中采购

充分考虑药品的特殊商品属性，发挥政府和市场两方面作用，坚持集中采购方向，加强分类采购，区分不同药品采取集中招标、谈判议价、阳光挂网等方式，引导形成合理价格。推进医联体、医共体和区域内医疗机构上下联动、集中采购、组团配送，统一国家基本药物采购的品种、剂型、规格，做好分级诊疗用药衔接。

（二）发挥医保在药品采购流通机制中的作用

药品流通环节是药品生产企业中标后进入医疗机构的重要中间环节，药品采购、医保与流通联动机制直接影响药品中标后的使用（图 4－1）。药品采购、医保与医疗的联动机制主要体现在两个方面。

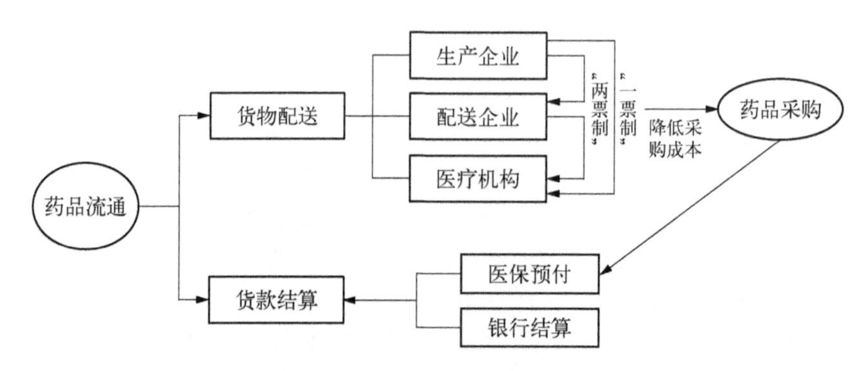

图 4－1　医保与流通制度联动机制分析框架

1）与流通制度的配送环节联动，即药品采购制度如何合理的减少流通环节，从而降低药品流通成本，如浙江省采取“一票制”模式、广东省采取“单一企业中标”模式。

2）与流通制度的结算环节联动，即药品采购与医保如何缩短企业的回款时间，降低企业资金成本，从而保证配送、降低价格，如广东省银行融资模式、重庆市

医保资金垫付模式、浙江省综合模式。

药品集中采购制度通过与药品流通制度联动，通过采取"两票制"模式，降低药品中间流通成本，为"三医联动"理想化模式的构建创造条件。

（三）加快实施药品购销"两票制"

对于"两票制"的实施范围，综合医改试点省（自治区、直辖市）和公立医院改革试点城市要率先推行"两票制"，鼓励其他地区加快实行"两票制"。药品流通企业、医疗机构购销药品要建立信息完备的购销记录，做到票据、账目、货物、货款相一致，随货同行单与药品同行。企业销售药品应按规定开具发票和销售凭证。积极推行药品购销票据管理规范化、电子化。

【参考文献】

付彬，杨英，2009.药品流通体制对药品价格的影响分析[J].金融教育研究，(22)：38－39.

顾昕，余晖，冯立，2008.国家基本药物供给保障的制度建设——国际经验和启示[J].国家行政学院学报，4(8)：20－24.

郭春丽，2014.中国药品生产流通的体制现状及存在的主要问题[J].经济研究参考，(31)：4－27.

牟琼，2016.美国药品流通三大特点剖析与中国启示[N].医药经济报.https://www.sohu.com/a/117054103_377310[2016－10－19].

孔祥金，2009.国家基本药物制度的建立与药品生产流通领域的变革[J].中国药业，18(20)：4－5.

吕雅娜，曹阳，2010.国家基本药物制度的实施对于我国医药企业影响的探讨[J].中国卫生政策研究，3(1)：58－60.

徐徕，陈曦，杜蕾，2009.完善国家基本药物供应保障机制及政府职能建设研究[J].上海食品药品监管情报研究，96：20－27.

周耀平，梁玉堂，王亚莉，2010.对我国GSP标准与世界卫生组织推荐的GDP标准的比较与分析[J].中国药事，24(4)：334－337.

第五章

国家基本药物招标采购

国家基本药物集中招标采购是指多家医疗机构联合起来,以公开招标为主要方式进行国家基本药物集中采购的活动。健全和完善国家基本药物集中招标采购制度是控制药品费用不合理增长,遏制药品购销领域不正之风的有效手段。药品集中招标采购制度从2000年开始以地(市)为单位在全国范围推行,其对促进医药流通信息化水平的提高、纠正药品购销不正之风、提高采购效率、降低采购成本等方面发挥了积极作用。构建完善的国家基本药物集中招标和采购制度是新医改提出建立药品保障体系的重点和难点之一,其目标是通过集中招标采购降低药品价格,保障药品质量,增强药品可获得性和供应及时性。

一、 药品集中招标采购基本知识

(一) 关于交易的基本知识

1. 亚里士多德对交易的论述

亚里士多德提出交易的概念,指出商业交易、贷钱交易、雇佣交易这3种交易活动都可以带来财富或致富,并将交易与生产区分开来,为后来的经济学家所肯定。

2. 康芒斯对交易的论述

在1934年出版的*Institutional Economicsits Place in Political Economy*一书中,康芒斯以法律的观点来解释社会经济关系,认为经济关系的本质是交易,整个社会是由无数种交易组成的一种有机的组织。

康芒斯认为,交易是在一定的秩序或集体行动中的规则中发生的、在利益彼此冲突的个人之间的所有权的转移。他将交易的具体类型分为3种: ① 买卖的交易,即法律上平等和自由的人们之间自愿的买卖关系,其一般原则是稀少性。② 管理的交易,是一种以财富的生产为目的的交易,其一般的原则是效率。③ 限额的交易,是一种上级对下级的关系。

康芒斯将交易作为制度经济学的最小单位,认识到交易是人与人之间对自然物的权利的出让和取得关系,是所有权的转移,交易的过程有谈判,有争执,并区分了3种类型的交易,这是极具意义的。药品集中招标采购作为药品交易的一种方式,具有"管理的交易"的特征。

(二)网络交易的经济特征

网络交易,亦称电子商务,是利用计算机技术、网络技术和远程通信技术,实现整个商务(买卖)过程中的电子化、数字化和网络化。人们通过网络,通过网上商品信息、完善的物流配送系统和方便安全的资金结算系统进行交易(买卖)。

网络交易具有以下特征:① 交易成本低:流通企业节约了交易成本;② 交易收益大:产生规模经济和范围经济;③ 交易风险高:存在不对称信息条件下的信誉风险。

目前我国药品招标采购均在网络上进行交易,降低交易成本,因交易平台由政府或政府认可的第三方平台构建,交易不存在风险。

(三)药品交易的特性——两元双轨特性

商品交易就是商品所有者按照等价交换的原则相互自愿让渡商品使用价值(所有权)的经济行为。一般来说,商品双方遵循自愿的原则进行交易。药品交易具有药品使用的不确定性及药品信息不对称性,药品交易呈现两元双轨的特性。

1. 药品使用的不确定性

药品进入医疗机构后,影响药品使用的因素较多,主要包括不同地区疾病谱、患者构成、医生用药习惯等,因此无法准确预计其使用量。此外,药品的使用有其季节性,加剧了药品使用的不确定性,造成部分药品无法供应而产生短缺。

2. 药品信息不对称性

在就医行为中,医学科学的专业性、医疗消费的特殊性决定了患者不可能完全占有所需求医疗服务的完全信息,即患者在相关医疗机构情况及服务的具体过程、价格、质量等方面与服务提供方之间存在严重的信息不对称现象,医生在患者用药方面具有决定权,患者多数情况下被动接受用药品种及剂量。

因此,针对药品市场存在两元双轨特性,作为药品中受众面最广的国家基本药物,采购的数量和质量关系到临床用药。

药品集中采购是与市场经济体制相适应的医院药品采购管理模式,突出了现代信息网络技术在药品采购管理过程中的应用,强制规范药品采购、销售、配送的分开管理,体现了买方市场主导下买方与卖方利益的均衡化,体现医院药品采购管理逐步实现社会化的趋势。

药物招标采购制度作为一种微观的社会制度，具有制度的一般属性，是一种确立药物这一准公共产品的生产与分配框架的制度。它具有规范性，其机制约束药品在招标采购中的各方行为，以促成各方利益达成一致；它能够为相关方提供制度外不具有的利益与合作模式；它能够降低合作的不确定性，并增加各方所获得的总体效益。药物招标制度设计和执行的目标应是维护公正，协调各方利益，并非单纯压抑药品生产厂商利润率，而是降低药品在生产、流通时的不确定性，用以扩大药品采购规模。通过规模化采购，使流通朝着规模化、集成化、科学化并最终降低不必要的医药流通费用，使药品生产商和药品使用者的利益获得提高。

因此，政府作为药物招标采购制度的制定者和实施者应当做好以下几方面的工作：① 明确政府在药品招标采购时的主体地位和应发挥的作用；② 建立公正和具有约束力的规则，以规范各方行为；③ 制度设计必须充分考虑各方的意见及诉求；④ 设置明确的处罚条款和规则，提高药品招标采购违规成本；⑤ 建立完善的监测和保障体系确保制度实施的公正；⑥ 建立高效的协调机制，保障制度的运行。

二、 我国药品招标采购发展沿革

（一）我国药品采购体制变革历程

我国药品流通体制变革从新中国成立到现在，共经历了 5 个阶段。

1. 传统药品采购阶段（1949~1983 年）

在此阶段，我国药品供不应求，实行由中国医药总公司统一规划，一、二、三级层层调拨，统购统销的划拨模式。

2. 以医疗机构为单位的药品分散采购阶段（1984~1999 年）

随着医药经济发展，药品供过于求，统购统销已不能适应市场经济发展的需要，药品流通变革开始。1984 年，政府开始将医药行业推向市场，实行“多渠道、少环节”的流通体制。到 1999 年，国内形成了近万家散、小、乱的企业。这些企业的平均毛利率是 12.69%，纯利润率只有 0.1%。在这个阶段，不少批发企业操作不规范，市场竞争无序，医药购销秩序混乱。

3. 以市（县）为单位的药品集中招标采购试点阶段（2000 年~2007 年）

在该阶段，为推进城镇医药卫生体制改革，遏制不正之风，控制医药费用不合理增长，确保药品质量，各地开始不断摸索医药购销制度的改革方法。

2000 年 2 月，国务院办公厅转发了《关于城镇医药卫生体制改革的指导意见》，要求“由卫生部牵头，国家经贸委、药品监管局参加，根据《中华人民共和国招标投标法》进行药品集中招标采购试点工作，对招标、投标和开标、评标、中标及相关的法律责任进行探索，提出规范药品集中招标采购的具体办法”。

2000年7月，卫生部等部门印发《医疗机构药品集中招标采购试点工作若干规定》，明确河南省、海南省、厦门市和辽宁省作为国家药品集中招标采购试点地区，省直单位作为试点单位。同时，要求各省（自治区、直辖市）要尽快抓好2~3个药品集中招标采购工作试点。

2001年11月，全国推行药品集中招标采购工作会议在海口举行。会议由国务院纠风办和卫生部、国家计划经济委员会（以下简称“国家计委”）、国家经贸委、国家工商管理总局、国家药品监督管理局等六部委联合召开。六部委在会上发布了《医疗机构药品集中招标采购工作规范（试行）》（308号文件）、《医疗机构药品集中招标采购监督管理暂行办法》和《医疗机构药品集中招标采购和集中议价采购文件范本（试行）》，标志着药品集中招标采购工作的全面推行。

2004年10月，卫生部、国家发改委、国家工商总局、国家食品药品监督管理总局、国家中医药管理局、国务院纠风办发布《关于印发〈关于进一步规范医疗机构药品集中招标采购的若干规定〉的通知》文件。要求县级以上医疗机构必须参加药品集中采购，扩大药品集中招标采购范围，合理确定中标药品零售价格，切实做到让利于民，简化招标程序，降低中介费用等多项措施，成为指导2004~2006年间药品招投标工作的重要政策性文件。

2005年1月，国家发改委关于印发《药品差比价规则（试行）》的通知，成为指导药品差比价计算的指导文件。

2005年12月，国务院纠风办和卫生部在成都召开了部分省市的药品集中采购工作座谈会。推广四川省以省为单位，以政府为主导的集中招标采购模式。在这个会上强调各地在推进这项工作当中要发挥政府的主导作用，推行以省为单位的药品集中采购，这是药品集中采购进入新的发展阶段的重要标志。

2007年，广东省进一步改进了“四川统一挂网模式”，探索以省为单位的竞价议价阳光采购模式，取消招标评审打分而侧重竞价，药品降价幅度极大，从而为其他各省挂网采购提供了参考。同期，各地招标改革与医改结合，纷纷进行新的尝试，出现“南京药房托管模式”“上海闵行模式”“宁夏三统一模式”“嘉兴管办分离模式”“芜湖药房分离模式”等多种形式的探索。

总之，本阶段没有国家的指导性原则，河南省、海南省、上海市、浙江省等各自探索，为建立我国统一的集中采购制度打下了基础。

4. 以省为单位的药品集中招标采购阶段（2007年至今）

2007年初，卫生部提出了医疗体制改革的政策框架，要求各地坚决推行以政府主导、省（自治区、直辖市）为单位的药品网上集中采购，以减少药品生产企业的交易成本。

2009 年 1 月，卫生部等六部委联合签署的《关于进一步规范医疗机构药品集中采购工作的意见》，对我国的招标方式进行了方向性的调整，明确提出要全面实行政府主导、以省为单位的广泛采购。

2009 年 6 月，卫生部发布《关于印发〈进一步规范医疗机构药品集中采购工作的意见〉有关问题说明的通知》，明确政府主导、以省（区、市）为单位集中采购和网上集中采购、建立科学的药品采购评价办法、组织专家评审、合理控制中标率、减少药品流通环节（不允许转配送）等招投标细节问题做了详细规范，成为继 320 号文件后最重要的招标政策指导文件。

2009 年 8 月，卫生部等九部委印发的《关于建立国家基本药物制度的实施意见》，要求政府创办的医疗卫生机构使用的国家基本药物，由省级人民政府指定（以政府为主导）的药品集中采购相关机构，按《招标投标法》和《政府采购法》的有关规定，实行省级集中网上公开招标采购。

2010 年 2 月，国务院纠风办和卫生部在京联合召开全国药品集中采购工作会议。会议指出，推进以政府为主导、以省为单位的网上药品集中采购工作，是医药供应保障体系建设的一项创新举措，初步建立一个新型的、比较完善的医药采购管理体系。

2010 年 6 月，国务院纠风办、卫生部、发改委、监察部、财政部、药监局联合发布《药品集中采购监督管理办法》，替换《医疗机构药品集中招标采购监督管理暂行办法》文件，成为新时期药品集中采购监督管理的新规范。

2010 年 7 月，卫生部等部门发布《医疗机构药品集中采购工作规范》，同时废止《医疗机构药品集中招标采购工作规范（试行）》，成为政府主导药品集中采购工作的最重要的法规依据文件。

2015 年是全面深化改革的关键之年，也是药品招标政策调整年。2015 年 2 月 28 日，国务院办公厅印发《关于完善公立医院药品集中采购工作的指导意见》（以下简称 7 号文）。重点围绕“招什么、怎么招、怎么结算、如何监督”等关键环节，提出一系列有针对性的创新举措。主要特点包括：① 分类采购（招标、谈判、挂网、定点生产等采购方式）；② 改进付款方式；③ 加强药品配送管理；④ 规范平台建设；⑤ 强化综合监督管理等。

为贯彻落实国务院 7 号文精神，2015 年 6 月 19 日，国家卫生计生委发布《关于落实完善公立医院药品集中采购工作指导意见的通知》，明确坚持以省为单位的药品集中采购方向，提出了分类采购的方法，允许公立医院改革试点城市自行采购，同时要求带量采购、阳光采购，强化了服务和监管职能。

纵观以上 4 个阶段，无论是全国统一的模式还是各地对模式的探索，都是为了进一步体现公平、公正、公开的原则，以克服集中招标采购中存在的各类问题。

（二）我国药品招标模式

审视我国药品招标的历史和药品集中招标走过的历程可知，2000~2009年，各地对药品集中招标采购的模式多样化。经过对药品集中招标采购模式的梳理，将该阶段招标模式大体地归为以下九大类。

1. 集中采购模式

传统的集中采购模式，以海南省会议确定的模式为基础，以市场为主导，2006年以前全国各地均采用该模式。它的框架和制度对其他模式产生了深远的影响。

2. 挂网模式

挂网模式主要是指药品生产企业通过网上采购信息平台，在采购平台制定的限价范围内进行报价，高价者淘汰，低价者按价格由低至高确定入围药品品种，再由生产企业通过信息平台与医院签订供货合同。该模式从四川省挂网模式的基础上发展而来，以网上限价为主的采购模式。该模式实现了全省统一挂网、统一限价，20余省均参考此模式进行改造和完善，“广东模式”和“河南模式”是该模式的代表。

3. 竞价模式

“宣威模式”率先提出“竞价采购、统一配送”的改革方案，竞价可以降低药品价格的有益尝试陆续被各地接受。

4. 药房托管模式

南京市商业公司进行医院药房的托管，开创了此模式的先河，相继出现了商业集团、商业公司托管区域，或系统几家医院药房或一家商业公司托管一家医院药房的形式。

5. 询价模式

宁波市率先将询价采购模式在药品采购中应用，最低投标价作为中标取向，采用网上统一结算。

6. 打包模式

随着社区和新农合药品集中采购的试点，改变原有的单一产品投标的现状，取而代之为打包投标，并通过双标、收支两条线、零差价、统一配送、定点生产等手段加以完善。

7. 三统一模式

以宁夏回族自治区的三统一模式为代表的政府主导的采购模式，是在“海南模式”和挂网模式基础上的一种变化。重点不在于有几个统一，而是通过药品集中采购实现的结果，即统一招标、统一价格、统一配送、统一使用、统一结算等。

8. 统筹模式

将系统或区域的药品需求进行统筹，集中需求，统一采购、统一配送、现款现货、网上结算和交易，以总后模式的统筹采购为代表。随着模式的丰富和发展，全国性的集中采购具有实施的条件。

9. 医药分开模式

伴随医药分开的医改试点，相继出现与之配套的药品采购方式的探索，如"芜湖模式""武汉模式""嘉兴模式""临安模式"等。有医药机构的分开、功能的分开和经济的分开三种，出现了政府对医院药房的托管的探讨。

知识拓展

2000~2009 年"药品网上集中招标采购模式"的特点

1. "海南模式"：市场主导、医院主体、转换模式、公开招标、指定配送、地级城市招标

2. "四川模式"：政府主导、网上限价、分散采购、统一招标、配送不限、生产企业投标

3. "广东模式"：政府主导、全省统一、剂型招标、专家议价、分散采购、两票制

4. "河南模式"：动态底价、同城同价、科学标底、区别品种、降价自比、分配送

5. "福建模式"：网上竞价、低价入围、分片确标、分类定标

6. "宣威模式"：两个捆绑、打包竞价、低者中标、统一配送、统一结算、经营企业投标

7. "曲靖模式"：统一招标、统一价格、统一配送、统一结算、同质同价、双标

8. "南京模式"：二权分离、三个不变、集中托管、统一收支、全程监管

9. "宁波模式"：一品一厂、低价中标、差价让利、确定标的、银行信用、网上结算

10. "宁夏模式"：统一招标、统一价格、统一配送、一个品牌、低价中标、生产企业投标

11. "闵行模式"：全收全支、二次招标、联合采购、一品一规、一家配送

12. "北京社区"：统一采购、统一定价、统一配送、定点生产、收支两线、零差价、双标

13. "嘉兴模式"：管办分离、统一采购、三权分立、集中运作、多方监管、电脑评标

14. "临安模式"：市场主导、三方共管、政府监管、电子商务、信用结算、统一配送

15. “海淀模式”：医院联合、集中招标、统一品种、统一价格、统一配送、统一结算

16. “芜湖模式”：药房分离、集中管理、统一配送、统一结算、三权分立、收支两线

17. “武汉模式”：药房脱离、商业经营、人员聘用、房租结算

三、国外药品招标采购经验总结

在我国，药品集中采购制度被赋予了降低药价、保证基本药物安全供给的制度目的。实际上，在合理程度上最大可能的降低药品价格不可能仅依靠集中招标采购。国际上发达国家及发展中国家的药品采购改革实践可为我国药品招标模式的完善提供必要的参考。

（一）WHO 药品采购指引

1999 年，WHO 的国家基本药物政策部代表机构间药物协调小组出版发行了 *Operational Principles for Good Pharmaceutical Procurement*。该规范主要介绍了规范药品采购的 4 个战略目标和 12 项操作原则，旨在改善机构间药物协调小组成员国家的药品采购业务，同时对其他国家政府、公私组织在制定内部药品采购程序时提供借鉴。在该规范中明确，药品采购的 4 个基本战略目标分别是：适量采购最符合价格-效果比的药品；挑选可信赖的供应商，提供优质药品；确保及时供应；达成可能实现的最低总成本。

Operational Principles for Good Pharmaceutical Procurement 对于药品采购所做出的原则性指引，更着力强调的是药品采购的程序公正。12 项操作原则主要包括采购程序应该透明，整个过程应有正式的书面程序并根据明确的标准和条件确定中标对象，授予中标合同；采购过程应制定周密的计划，并定期监控采购活动；进行外部年度审计；订购量应建立在对实际需要量的可靠估计上；使用一整套机制以保证采购资金的到位。应该建立良好的财政管理程序，使资金利用率达到最大化等。

（二）美国药品采购模式

美国药品采购管理模式有 3 条最基本的经验：① 批量采购；② 通过完善的政策法规体系，妥善界定各方利益关系；③ 采用信息技术，走网上销售之路，同时能追踪监控产品和购买决策信息在整个业务链中的变化情况，使各自的经营活动更加贴近市场。

在美国，约72%的医疗机构的药品采购活动是通过GPO进行的。GPO是医疗机构完成药品采购的中介机构，它接受医疗机构的委托集中订单统一向供应商要约，通过大额度的订单量来寻求价格折扣，保证参与采购的医疗机构能普遍降低10%~15%的购药成本。美国GPO不是行政机构，它通过以采购合同所完成的销售额为基础而向卖方收取的一定比例的管理费用来维持日常的营运。目前全美具规模的GPO大约有30家，排名前三的为Novation、Premier、AmeriNet，它们享有的订单量达到总量的60%。

（三）欧盟药品采购模式

药品招标已经发展为欧盟各国药品定价和药品采购的一种重要手段，各国建立的药品招标模式不同，但其目标是相同的，即通过获取低价药品来节省医疗保障预算。

1. 招标主体

在欧盟，医保部门等医药费用超支负担者在欧盟药品招标中发挥着重要的作用，通常作为招标主体。荷兰和德国等实行社会医疗保险制度的国家通常由医保基金管理单位来负责招标。在一些国家，由第三方医疗费用支付者来负责支付药物补偿费用，因此也由这些支付者来发起招标项目。

2. 中标标准及中标企业数量

在欧盟，各国负责招标的单位主要依照最低价和最优方案标准来授标。最低价中标标准通常在很大程度上依赖于采购数量，故欧盟各国的招标通常都是全国范围或者整个欧盟范围。最优方案原则通常会综合考虑价格、质量、技术水平、外观和功能特征、运行成本、成本效益以及售后服务等指标。关于中标企业的数量，通常只有1个企业中标，各国情况也不同，如比利时、马耳他、斯洛文尼亚规定只有1个企业中标；在德国，中标单位数量视具体情况而定，最多的中标单位数为4个。

3. 招标周期

欧盟各国没有统一的招标周期，各国根据自身实际情况开展招标，大多数国家都是每年招标1次，也有的国家3年才招标1次。

4. 药品集中招标采购实施效果

集中招标采购是欧盟国家一种有效且成功的药品采购策略，取得了巨大的成本节约，具有较大的费用控制潜力。据估计，2010年，德国通过招标节约了130亿欧元，相当于药品费用支出的4.3%。2011年，希腊对医院使用的仿制药实行招标制度，首批对3家医院使用的环丙沙星进行招标，通过招标使成本由前一年的15

亿欧元降至 2.22 亿欧元。

（四）澳大利亚药品采购模式

1948 年，澳大利亚通过立法建立了全民医疗保险制度，对澳大利亚公民看病进行补贴，实行药品福利计划。在澳大利亚，并不是所有的上市药品都能够享受到政府的补贴政策，而是制定了专门的补贴清单，只有进入清单的药品才给予补贴。

澳大利亚对补贴清单内的药品实行集中采购。采购方式主要分两大类：一是谈判采购，主要针对专利药和独家品种药，具体谈判工作由卫生部下属的药品福利定价委员会牵头组成谈判专家组，其成员包括医生、消费者代表、卫生经济学家、执业药师、初级保健医师、临床药理学专家，以及卫生部长提名的代表组成。二是招标采购，主要是仿制药或者是市场竞争充分的药品。这一类药品由卫生部根据市场平均价格制定基本价格，由各州卫生厅集中招标采购。如新南威尔士州、维多利亚州都实行以州为单位招标采购，州卫生厅成立了专门的药品招标采购局（HPV），所有公立医院和其他公立卫生机构必须参加 HPV 采购。现在，HPV 赢得了医院的信任，逐步将招标采购项目从基本临床耗材及药品等扩大至治疗和手术产品、医疗器械等。

（五）新西兰药品采购模式

新西兰实行药品补贴计划，制定药品补贴清单，市场上流通的 4 000 种药品中，有 2 500 种药品被纳入其中。新西兰药品采购与澳大利亚有显著的不同，所有的药品都由卫生部组织集中采购，各地区和公立医院不再另行组织采购。

新西兰药品采购主要分五类：① 谈判采购。主要针对专利药品和新药。② 招标采购。当药物的专利期已过，其他供应商就可以销售仿制药时，药物招标就可带来大幅价格削减，降价幅度高达 90% 以上。③ 返利采购。药品供应商与政府进行谈判后，供应商以较高的价格销售产品，之后将高出谈判价格的部分以返利形式退还新西兰政府，返利率一般在 60% 左右，高的达到 90%。④ 邀标采购。就是邀请多家供应商就某一种或多种药物或医疗器械提交标书，通常被用来增加供应商之间对某些药物补贴的竞争。⑤ 签订国家合同。药管局就创伤护理、缝合、腹腔镜设备以及心血管介入性治疗耗材四大类别医疗器械与供应商签订了国家合同。

（六）国外药品招标采购模式对我国的启示

1. 坚持药品集中招标采购不动摇

从国外经验做法看，药品供应保障制度改革中，“买药”是个关键环节，可以对生产、流通、使用等多个环节产生连锁反应。以“量”或“市场”获取较低的价格是最有效手段，而且市场集中度越高，越能在采购谈判中占据主导地位。

2. 加速药品集中采购过程的市场化

医疗机构药品采购是非商业性活动，不以盈利为目的，但其过程也必须按照市场规则进行市场化运作，这在美国和日本的经验中体现尤为明显。这两个国家的药品采购市场化程度都比较高，并且市场中介组织在药品采购过程当中扮演了非常重要的角色，医疗机构无须分散太多的精力在药品采购上，政府的干预也较少。药品集中采购过程的市场化，是国际发展的大趋势，我国政府应尽到其组织者的职责，搭建药品集中采购的交易平台，加速药品集中采购过程的市场化。

3. 转换招标主体，让医疗机构和医保部门成为药品采购的主体

通过对国外不同国家，尤其是欧盟各国药品招标采购主体以及我国实际情况的分析，应该让医疗机构和医保部门成为招标的主体，作为实际用药单位和付费单位，二者有很强的降低费用的积极性。同时，医保部门参与招标更有利于市场机制作用的发挥。此外，集中医疗机构的采购量，“以量换价”是欧盟各国药品招标采购最原始的动机，也是其取得成功的保障。因此，我国在药品集中采购中必须落实“带量采购”，在与企业进行价格谈判时明确采购数量，在签订的合同中落实采购数量，并严格执行，对违约行为进行严惩。

四、 我国国家基本药物招标采购政策动向

（一）国家基本药物招标主体

《医疗机构药品集中招标采购工作规范（试行）》第十二条明确了药品集中招标采购的招标主体范围，规定集中招标采购的招标主体是县及县以上人民政府、政府举办的非营利性医疗机构。为了强化医疗机构的集中招标采购招标主体意识，第十二条规定医疗机构不得“不参加应当参加的药品集中招标采购活动，对应当公开招标采购的品种不进行公开招标或者以其他任何方式规避集中招标采购活动”。目前，集中招标采购主体为省级政府及各级医疗机构。

（二）国家基本药物招标组织方式

目前，我国各省均采用由医保、纠风（监察）、物价、药监等部门组成药品招标采购领导小组的形式，来协调和领导其各级医疗卫生机构网上药品集中招标采购工作。其中各省由医保部门会同省有关职能部门依法履行监管职责，负责制订药品交易规则，检查药品交易政策和规章制度贯彻落实情况，调查处理药品交易中的违法违规问题。主要采取网上监管、专项检查和重点督查；受理投诉、申诉和举报；纠正、查处违法违规行为和问题，通报典型案件；推动有关部门建立健全监督管理

有关规章制度等。

（三）国家基本药物招标：招标质量分层、招标方法

1. 招标质量分层

鉴于我国现行药品市场中药品质量不一致现象客观存在，在药品招标中实施质量分层有利于满足临床用药需求、确保临床用药安全、维护医药市场秩序，以及履行“质量优先、价格合理”的政策要求。

针对竞价组的划分，2015 年《关于落实完善公立医院药品集中采购工作指导意见的通知》则明确了划分原则：以有利竞争为首要原则，并提出通过剂型、规格标准化、优化组合和归并的方式以增加同一竞价组药品数量，促进价格竞争。此外，《关于落实完善公立医院药品集中采购工作指导意见的通知》明确了竞价分组时剂型、规格两个维度的变化，而未明确规定竞价组划分是否仍考虑质量类型/层次，即是否实施质量分层。

在质量分层下，根据药品的质量水平将竞争药品分成相应的层次，让具有一定同质性的同一层次药品在一起，才具有价格上的可比性。另外，质量、疗效、价格等不同层次药品均有中标，医院可以根据其临床需求购进不同层次的中标药品。药品招标中的质量分层既能保证有效竞争、避免“劣币驱逐良币”，又合理平衡了招标中质量和价格间的矛盾。

知识拓展

各指标与药品质量的相关性

1. 通过 GMP 认证药品　作为质量分层的门槛条件，是最低的质量层次。

2. 原研药　虽已过专利保护，但其质量优势依然存在，作为国内仿制药质量提升的过渡时期，适度认可原研药品质量优势层次是必要且可行的。

3. 化合物专利　代表药品的创新程度，需要政策支持，但因为化合物专利一般都是独家的，属于谈判定价的范畴。

4. 国家一类新药　一类新药是国内外未上市的药品，普遍具备相关专利及技术，代表了中国药品注册的最高水平，建议保留。

5. 药物组合物、天然药物提取物、微生物及其代谢物专利　较低级别的创新，是中国医药发展的必经之路，建议保留。

6. 国家自然科学奖或国家科学技术进步奖二等奖以上药品　主要是应用研究和合成方法、工艺创新等，是中国医药产业发展的必经之路，建议保留。

7. 通过发达国家认证　鉴于美国、欧盟和日本等发达国家的 GMP 标准较高，可作为药品质量的评判因素，也有利于我国医药产业国际化，建议保留。

8. 进口药品　本身含义比较复杂，另外在专利药、原研药、通过发达国家质量认证等药品类别中已经合理体现，因此进口药品可不单独作为分层指标。

2. 国家基本药物招标方法

2010年公布的56号文明确要求国家基本药物招标采购主要方式为“双信封”公开招标,其他方式为补充。我国绝大部分省份在招标品种有3家企业以上投标时按“双信封”公开招标。

其他招标方式包括:① 单独议价,主要适用于独家投标或只有两家投标企业的国家基本药物或者独家生产的国家基本药物;② 邀请招标,主要适用于基层必需但用量小的特殊、急救用药,列入限价挂网药品采购目录以及临床常用且价格低廉或稳定的国家基本药物;③ 询价采购,该方式适用范围与邀请招标一致,在招标文件中与邀请招标总是同时出现;④ 直接挂网,适用于短缺、廉价药品或其他方式采购不到的药品;⑤ 替代剂型规格重新采购,适用于采购不到的药品,招标部门可以选择替代剂型、规格进行重新招标采购或者补充采购;⑥ 定点生产,主要适用以上所有方式均采购不到的药品,也可以适用于基层必需但用量小的特殊、急救用药。

(四)国家基本药物招标:招标采购周期、中标企业规定

1. 采购周期

2015年公布的《关于完善公立医院药品集中采购工作的指导意见》和《关于落实完善公立医院药品集中采购工作指导意见的通知》要求采购周期原则上一年一次,各省国家基本药物的采购周期差别较大,从1个月到3年不等。其中有21省要求1年或不少于1年,而青海要求不少于2年,广东要求不超过1年,重庆未限定。

2. 中标企业规定

国家基本药物集中招标目的是以市场换价格,以规模采购促进企业让利,但各省份辖区面积、人口数量及人员分布等差别很大,对于药品的需求量及配送难度也不一。各省份在实施过程中,同时还受到各方面甚至地方政府的影响,所以对中标企业的规定差别较大。

(五)国家基本药物招标:招标采购流程

国家基本药物招标采购流程一般分为报名及审核、经济技术标评审,通过经济技术标后进行商务标评审。医疗机构按照中标药品品种与药品生产企业或配送企业签订合同并进行采购。

(六)国家基本药物集中采购配送

《关于完善公立医院药品集中采购工作的指导意见》《关于落实完善公立医院药品集中采购工作指导意见的通知》要求各地结合实际探索县乡村一体化配送,但

目前大多数省份并未对配送企业资质提出要求。

根据国家有关规定，配送费用包含在集中采购价格之内，但并未对费用率做出相应规定。各省根据实际情况制定配送费率，目前配送费率为5%~15%。

基本药物配送时间限制方面，大部分省市要求急救药品在4小时内完成配送，对于一般药品的配送，大部分省份要求在24小时内完成配送，重庆、河北、广东、浙江、云南在规定中表述相对宽松，要求最长不得超过48小时。

（七）国家基本药物采购付款

《关于完善公立医院药品集中采购工作的指导意见》《关于落实完善公立医院药品集中采购工作指导意见的通知》要求药品回款时间不超过30天。

目前，大多数省的国家基本药物采购资金结算以县（市、区）为单位并设立专用账户，货款由县（市、区）国库集中支付中心统一结算支付。供货企业按照合同要求将药品配送到医疗卫生机构后，各地医疗卫生机构应按照相关规定及流程及时结算付款，统一支付给供货企业。

知识拓展

广东省国家基本药物招标回款时间规定

目前，各省份回款时间一般限定为30天，广东省规定："实行全省集中结算。医疗机构支付交易款时间从收到合法发票之日起计算，最长不得超过30天，医疗机构将相应药款支付到省药品交易机构结算账户即视为完成结算，省药品交易机构自收到医疗机构缴纳交易款之日起5个工作日内，对交易各方应收应付款项等进行结算。医疗机构逾期未支付，将按医疗机构与省药品交易机构、结算银行签订的《结算服务协议书》有关条款处理"。除了回款时间，广东省药品交易机构对交易各方通过广东省第三方药品电子交易平台订立的交易合同实行统一结算。交易各方须在结算银行开立专用资金账户，用于存放交易价款等款项。交易各方应与交易机构、结算银行签订《结算服务协议书》，约定三方权利和义务。结算银行是指由交易机构选定，协助交易机构办理药品交易结算业务的商业银行。药品交易款项实行全省集中结算，医疗机构支付全部交易价款时间从收取合法发票之日起计算。医疗机构逾期未支付，将按医疗机构与交易机构、结算银行签订的《结算服务协议书》有关条款处理。交易机构自收到医疗机构缴纳交易价款之日起5个工作日内，对交易各方应收应付款项等进行结算。

（八）国家基本药物带量采购

《关于完善公立医院药品集中采购工作的指导意见》《关于落实完善公立医院药品集中采购工作指导意见的通知》明确要求落实带量采购、量价挂钩。量价挂钩对于控制药品价格的作用较大，各省也纷纷采取有特色的措施以确保带量采购的实施，实现量价挂钩有3种方法。

1. 采购确认模式

药品的实际采购价格由采购主体与药品生产企业按照“带量采购、以量换价、成交确认”的原则，通过谈判产生。

2. 建立药品采购联合体

药品采购联合体的建立壮大医疗机构的买方话语权，医疗机构联合起来能扩大采购需求量，在议价谈判方面更具优势，生产企业也更愿意降低价格，享受薄利多销带来的利润。

3. 采购平台内填写采购量使用期限

广东省药品交易平台内，医疗机构在交易过程中除需选择采购品种、剂型、规格、层次以外，还需在平台内填写所需数量及使用该品种的期限。广东省药品采购平台从医疗机构和药品生产企业供需双方角度，既掌控采购品种使用数量与期限，又提高了生产企业生产与降低药品价格积极性。该项带量采购政策保障企业薄利多销的利益目的，同时也实现了医保控费的最终目标。

4.《4+7城市药品集中采购文件》

2018年11月15日，经国家医保局同意，《4+7城市药品集中采购文件》于上海阳光医药采购网正式发布。

该文件显示，经中央全面深化改革委员会同意，国家组织药品集中采购试点，试点地区范围为北京市、天津市、上海市、重庆市和沈阳市、大连市、厦门市、广州市、深圳市、成都市、西安市11个城市（即“4+7城市”）。

试点地区委派代表组成联合采购办公室（简称“联采办”）作为工作机构，代表试点地区公立医疗机构实施集中采购；日常工作和具体实施由上海市医药集中招标采购事务管理所承担。

该文件确定了31个采购品种和约定采购量。31个品种是根据已批准通过国家药品监督管理局仿制药质量和疗效一致性评价目录和按《国家食品药品监督管理总局关于发布化学药品注册分类改革工作方案的公告》化学药品新注册分类批准的仿制药品目录，经联采办会议通过以及咨询专家，最终确定。

约定采购量则由各试点地区上报确定。各试点地区统一执行集中采购结果。集中采购结果执行周期中，医疗机构须优先使用集中采购中选品种，并确保完成《4+7城市药品集中采购文件》约定采购量。

（九）国家基本药物招标采购监督管理

对医疗机构药品集中招标采购的监督，实行监察机关和纠风机构与医保、物价、经贸、卫生、市场监督、药监、中医药等部门各司其职、齐抓共管的联合监督工作机制,并建立相应的监督组织。其职责是协调各职能部门根据分工依照有关法律法规监督药品集中招标采购当事人的行为,并对药品集中招标采购的全过程依法进行监督,受理当事人的投诉,纠正和查处药品集中招标采购中的各种违法违纪行为。

(十)我国国家基本药物招标模式

随着医改的深入,在药品集中招标采购中出现了很多新动态,包括"双信封"集中竞价模式、交易所挂网交易模式、第三方药品电子交易模式、"三流合一"模式、三明市医改模式、药品采购GPO模式。

1. "双信封"集中竞价模式

我国安徽省最先开展国家基本药物"双信封"评标模式试点探索,为药品招标开辟了新途径。"双信封"招标打破了当时国内招标药品质量层次的常规划分,在价格的比拼前设置审核门槛。此外,"双信封"招标新颖之处还体现在:量价挂钩,一次完成采购全过程,最大限度降低采购成本。

安徽省试点实施"双信封"评标模式后逐渐向全国推广。2010年11月19日,国务院办公厅关于印发《建立和规范政府办基层医疗卫生机构国家基本药物采购机制指导意见》的通知,明确指出:鼓励各地采用"双信封"的招标制度,即在编制标书时分别编制经济技术标书和商务标书,企业同时投两份标书。2013年2月20日,由国务院办公厅印发《关于巩固完善国家基本药物制度和基层运行新机制的意见》,指出继续沿用"双信封"制度,进一步完善其评价办法,在经济技术标评审中,对药品质量、生产企业的服务和信誉等进行全面审查,将企业通过GMP(2010年版)认证作为质量评价的重要指标;在商务标评审中,对竞标价格明显偏低的药品进行综合评估,避免恶性竞争。新的意见书中,对"双信封"制度最明显的改善地方是,取消了原有的商务标书评审由价格最低者中标的规定,突出了质量在国家基本药物招标中的重要地位。

2. 交易所挂网交易模式

我国首家药品交易所——重庆市药品交易所于2010年12月29日正式上线交易。重庆市药交所作为政府主导的第三方平台,主要从事药品、医疗器械、医用耗材等相关医用产品的招标采购交易服务。药交所通过建立信息、交易、交收、结算四大服务系统实行电子挂牌交易。交易全过程通过网络进行,流程分为"会员管理、交易管理、交收管理、结算管理、评价管理"5个环节,重庆药交所的成立使医药流通体系趋于"扁平化",成为地方政府药品采购的又一创新案例。

3. 第三方药品电子交易模式

在供应保障药品,尤其是国家基本药物方式选择上,构建"政府主导、市场参与、公平透明”的信息化第三方网上竞价交易平台。透明的电子交易平台使得药品间的流动趋向高效率,大量信息的直接交换可提高市场的参与程度,而广泛的电子应用可以促进区域间公平性的发展,三医联动的供应保障可以从多维度促进医药行业向最终目标发展。与此同时,利用该第三方交易平台(图5-1)实现药品质量的动态监管。将药品交易平台与医疗机构用药系统相连,与药品生产企业质量安全控制平台相连,做到药品质量监管动态化、实时化。

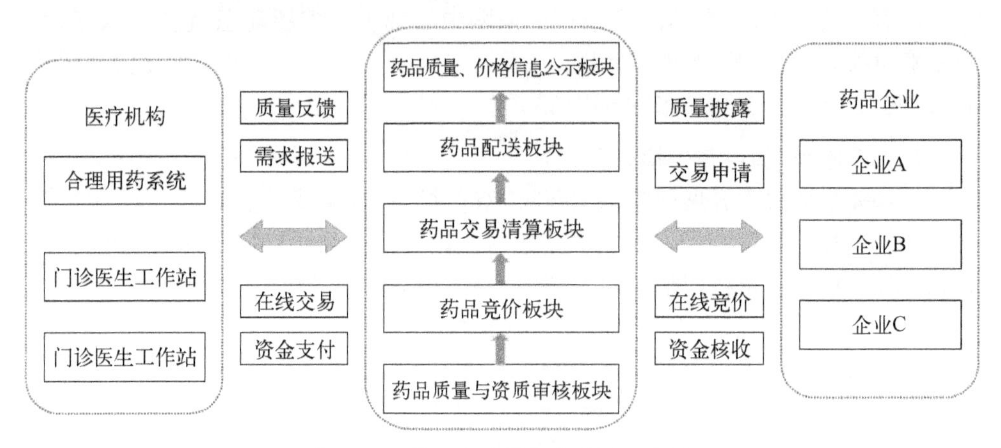

图5-1 第三方交易平台建设示意图

药品集中采购制度的顺利实施将会对我国新一轮深化医疗卫生体制改革产生重要影响,在“医保、医疗、医药”三医联动的制度框架下发挥其重要的制度效果。第三方药品交易平台的构建是打造联互通的区域信息化平台、实现“三医联动”的关键一环。

知识拓展

广东省第三方药品电子交易模式

广东省药品招标采购的模式从“政府主导”转变为“政府主导、市场运作”的改革精神,自2013年建立第三方药品电子交易平台以来,实行统一采购、统一配送、统一结算、统一监管,规范国家基本药物购销行为,发挥电子商务优势,引入“团购”等新理念,最大限度地降低采购成本,促进国家基本药物生产和供应集约化,逐步构建比较完善的国家基本药物生产供应保障体系,保障群众用药安全有效、品质良好、价格合理、方便可及。

广东省第三方药品电子交易模式主要有八大亮点:① 药品交易市场“宽准入”(充分完全打破“一品两规”,完全由医疗机构根据临床需要报采购需求),有利于市场充分竞争;② 药品交易市场“随时入”(新批药品,尤其是一类新药可随时和及时进入平台交易),有利于新批药品及时进入市场挂牌;③ 药品交易采用

"双盲"竞价,有效堵塞招标寻租黑洞;④ 药品交易市场的"在线监管",有利于促进行业公开透明竞争;⑤ 药品在线交易体现"招采合一、量价挂钩";⑥ 进一步保障和扩大低价药目录范围,实行挂网直接采购,保障临床用药供给;⑦ 在线结算,60天回款的规定可有效解决"三角债",进一步提升行业运行质量;⑧ 改善和提高医疗机构药品采购管理水平。

4. "三流合一"模式

浙江省药械采购中心是全省各级公立医疗卫生机构唯一的药械采购服务平台。浙江省药械采购中心是经省机构编制委员会批准,于2011年3月份正式成立的浙江省卫生计生委所属的从事公益服务的公益一类事业单位。为保证平台真实完整地体现药品采购数据,浙江省将采购平台建设成"三流合一"的综合平台(图5-2)。

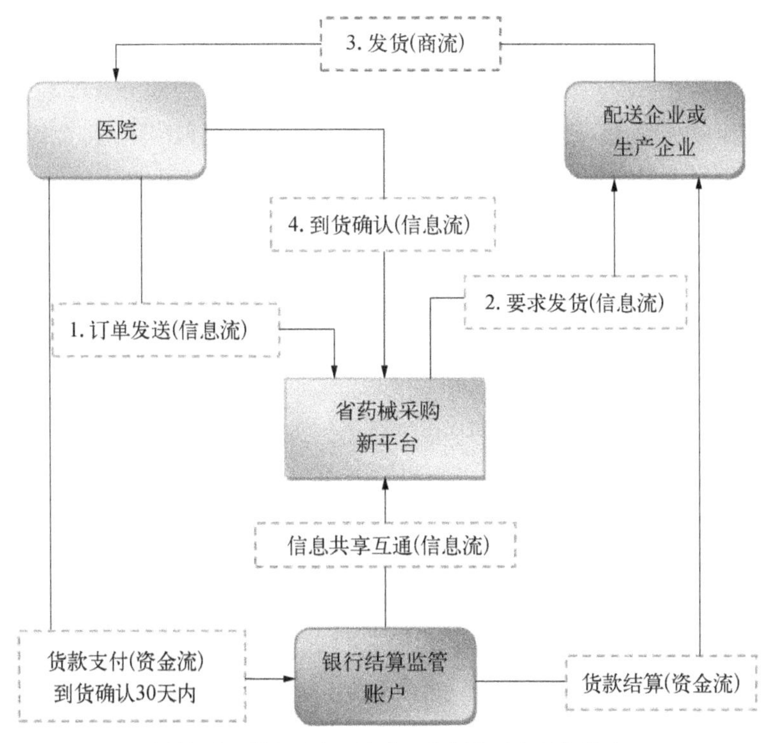

图5-2 浙江省"三流合一"药械采购服务平台

除"三流合一"措施以外,浙江省还通过与医保系统对接、与国家大平台对接的方式促进采购平台的运行"跨部门联动""跨地区联动",具体措施如下:

(1) 与省医保信息系统对接。省药械采购平台与省医保信息系统对接,故在医保支付标准通过数量加权平均形成的过程中,所使用的价格是药品在浙江省药械采购中心采购平台交易形成的实际采购价格(成交确认价),所使用的数量则是医疗机构在确认支付药款后真实的采购量,即药品实际入库量。采购平台为医保支付价的制定提供了准确详细的数据来源。

(2)与国家平台成功对接,监管作用强。浙江省药械采购平台信息化建设水平较高,实现与国家药品供应保障综合管理信息平台、公立医院等的对接,面向各级医疗卫生机构和药品生产经营企业提供服务,提高药品招标采购、配送管理、评价、统计分析、动态监管等能力。能够及时收集分析医疗卫生机构药品采购价格、数量、回款时间及药品生产经营企业配送到位率、不良记录等情况,定期向社会公布。充分提高药品招标采购、配送管理、评价、统计分析、动态监管等能力,保障药品采购各环节合理进行。

5. 三明市医改模式

2012年2月,三明市正式启动医改。在药品招标采购方面,三明探索出一条可行的方法。

第一步,限价采购。2013年初夏,三明市卫生局要求22家公立医院,一律按药品通用名上报各自的临床用药目录;由卫生局药采办遴选和审定后,交给市医疗保障基金管理中心(以下简称"医管中心"),市医管中心再通知由市药监局选定的、有资质的9家药品配送公司。

第二步,低价入围。9家公司的最终报价清单密封后,一式两份,一份报药采办、一份报市监察部门备案。按照低价中标的原则,最终确定入围限价药品目录。一方面,交给9家公司,按此进药;另一方面,送市医管中心,医管中心凭此代表政府监督医院,是否按此限价目录进药、用药。

第三步,公立医院按月向医管中心申报药品采购计划,医管中心按采购计划通知9家配送公司送药;药品到医院经验货后,签字确认;9家配送公司凭已签字的验收单与医管中心结算药款;最后医管中心再和医院结算药款。

三明市医改药品集中采购制度的主要作用机制为以下两点。

(1)通过与医保支付制度联动,促使医院改革运行机制(图5-3,图5-4)

1)医保支付方式是促使医院改革运行机制的核心措施:促进医疗机构改革运行机制的核心在于建立医疗机构的"自发控制"机制,建立医疗机构的"自发控制"机制的核心在于"医保支付方式"。药品集中采购以"医保支付标准"实施为契机,推动分类支付的实施。

2)通过医保支付方式推进医药分开结算,改革医院运行机制:药品集中采购制度通过控制药品价格,与医保制度联动实施"医保支付标准",从而推动医药分开结算,腾出费用空间,从而促使医疗机构降低"药占比",促进医药分开,改革医院运行机制。

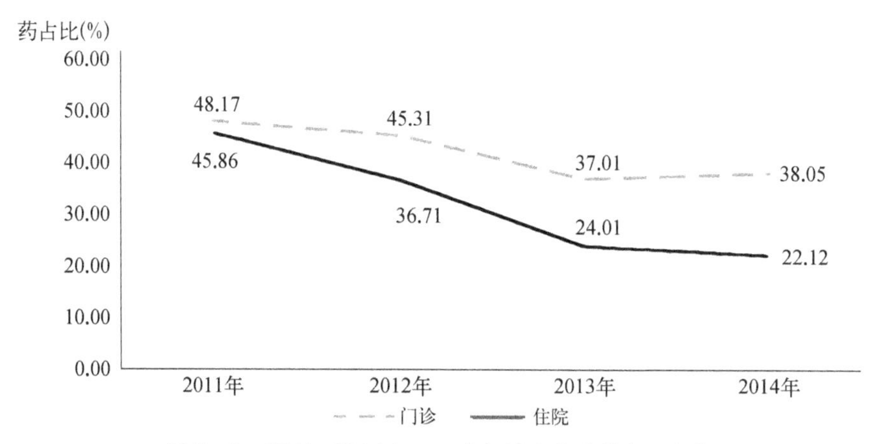

图 5-3 2011~2014 年三明市门诊和住院药占比变化

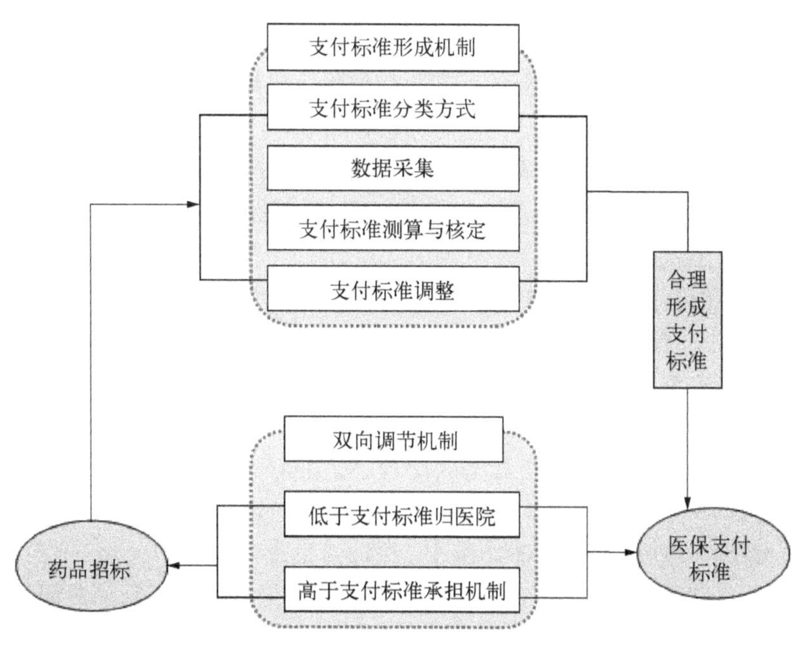

图 5-4 三明市药品采购与医保联动机制示意图

（2）通过与医保、医疗联动，约束医生的处方行为，理顺价格传导机制，由促使控价效应真正体现为控费效应　　药品采购制度的落实会使部分药品的价格降低，但其制度带来的药品降价却难以最终在患者的医疗费用中体现，这是由于医疗机构作为购销环节的载体，其机构用药管理行为必须从机构运作和发展出发，其机构用药管理行为往往从机构运作和发展出发。故药品价格下降后医疗机构用药行为会出现“价格区间平移”现象，即原来医疗机构中价格较低区间药品的使用量会降低,价格区间较高的药品使用量会升高。因此,医生个体行为和医疗机构集体行为的变化,即重新选择价高的药品处方品种,会掩盖了药品采购制度带来药品费用降低的成效。

6. 药品采购 GPO 模式

借鉴美国 GPO 采购经验,我国上海和深圳药品招标采购采用 GPO 模式。

(1) 上海 GPO 模式　上海 GPO 模式是上海在医保带量采购之后推出的药品采购新尝试。其 GPO 组织为上海医健卫生事务服务中心,是上海医改办指导下的第三方非盈利组织。上海 GPO 以省级中标药品为遴选范围,要求厂商申报 GPO 结算价(低于招标价,并在中选药品目录中予以公告)与愿意接受的供应链成本分摊,通过专家投票形成 GPO 药品目录。实际药品交易仍然由厂商、经销商与医疗机构在上海市阳光采购平台上进行。2016 年 6 月,上海 GPO 第一批抗微生物类药品遴选已经完成。

与上海医保带量采购在合同中写清楚年度采购量相比,上海 GPO 没有直接承诺厂商医疗机构实际采购量,但要求参与会员医疗机构采购和使用 GPO 清单内药品金额不低于 90%。

截至 2018 年 2 月,上海 GPO 运行共采购了三批次药品,这些药品包含集中采购招标中标药品、挂网采购药品和自费药,已开展医保带量采购的药品、谈判采购的药品及定点生产药品除外。

经国家工商行政管理总局授权,上海市工商行政管理局于 2017 年 5 月 8 日对上海 GPO 相关经营者涉嫌垄断行为进行立案调查。2018 年 1 月 22 日,上海市工商行政管理局对本案做出中止调查决定。因当事人在规定时限履行了整改承诺,未出现法定应当恢复调查的情形,上海市工商行政管理局依据《中华人民共和国反垄断法》《工商行政管理机关查处垄断协议、滥用市场支配地位案件程序规定》有关规定,于 2018 年 7 月 10 日对本案做出终止调查决定。

(2) 深圳 GPO 模式　2016 年初,深圳海王集团下属子公司"全药网"承诺药品总费用比 2015 年在广东省平台上采购同等数量品规的药品总费用下降 30% 以上,成功推动深圳市公立医疗机构药品采购进入 GPO 模式。在 2016 年 8 月份的 GPO 组织遴选中,"全药网"当选深圳 GPO 组织。

2016 年 9 月 19 日,《2016 年深圳市公立医院药品集团采购目录(第一批)采购方案》出台,公布了 401 个目录号,涉及 313 个产品。2016 年 9 月 30 日议价结束,10 月 28 日,2016 年深圳市公立医院药品集团采购目录(第一批)成交结果公布,共 478 个品规议价成功(图 5-5)。

除了药品控费承诺之外,深圳 GPO 与上海 GPO 最大的区别在于深圳 GPO 组织是具备 GSP 证书与药品互联网供应平台的药品经销商作为药品出厂销售进入

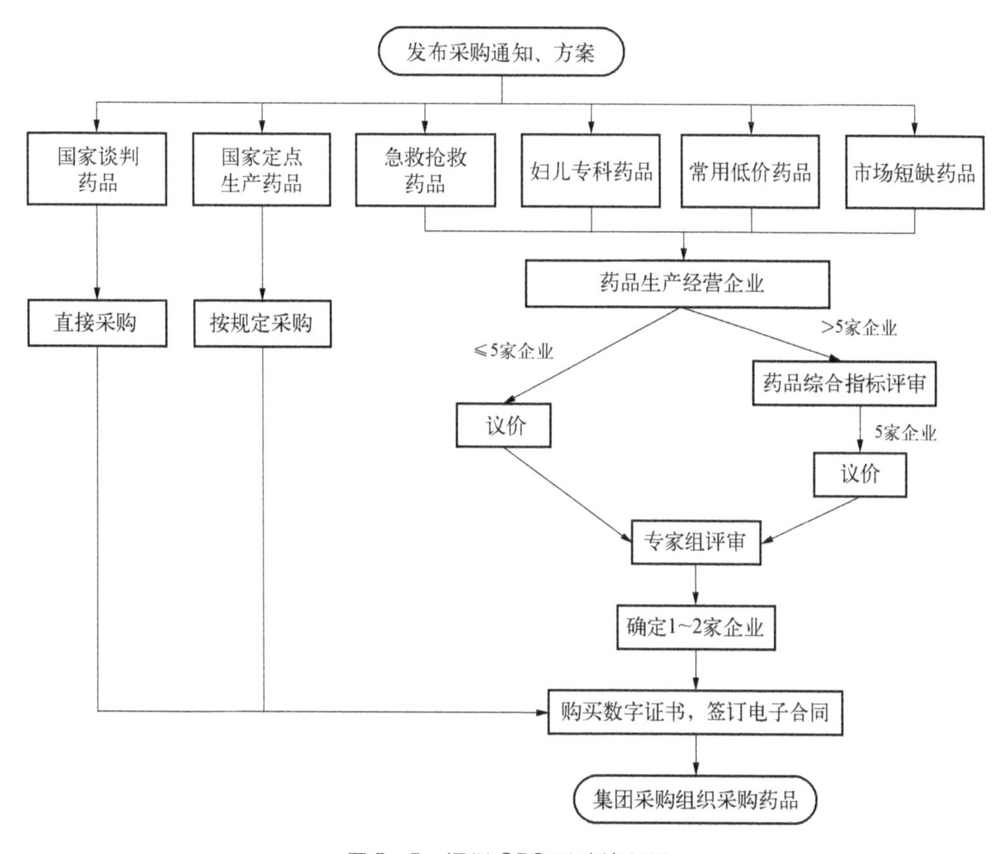

图 5-5 深圳 GPO 采购流程图

深圳市公立医疗机构的第一关参与交易，并以 GPO 平台为药品交易平台。尽管深圳 GPO 一度被国家发改委以涉嫌垄断遭调查，但深圳市卫生健康委进行改正后继续进行。

2017 年 3 月下旬，广东省人民政府正式下发《广东省深化医药卫生体制综合改革实施方案》，福建医保办模式（医保管理+药品采购+药款结算+医保支付标准制定等各项职能整合）将在广东省实施，计划在珠海市、中山市、东莞市 3 地试点。未来医保将强势介入药品采购，发挥对药企、医院和医生的监督制约作用。

除了深圳、广州 GPO 采购，以市为单位在省级平台自行采购的佛山市、清远市、揭阳市、湛江市，再加上与深圳 GPO 携手联盟的东莞市、加盟三明联盟的珠海市。这意味着拥有 21 个地级市的广东省，已经有超过 1/3 的地级市“自行采购”。

2018 年 9 月 27 日，中山市人力资源和社会保障局发布《中山市推进公立医疗机构药品跨区域联合集中采购改革试行方案（征求意见稿）公开征求意见的公告》，强调完善公立医疗机构药品采购工作，探索推进公立医疗机构药品采购在广东省药品电子交易平台集中采购和深圳市药品集团采购平台跨区域联合集中采购相结合的药品集中采购改革工作。

随着药品采购从集中化趋向分散化，地级市的议价主体地位将得到进一步强化，国家提倡的跨区域联盟采购等多种方式将在广东省落地、生根，多种形式的药品采购将日趋明显。这也就意味着在广东省，药企所面对的药品采购局势将愈发曲折艰难，而价格上下联动、持续下滑的趋势也将更加显现。

五、 完善我国国家基本药物招标采购政策建议

（一）坚持药品分类集中采购的方向

充分考虑药品的特殊商品属性，发挥政府和市场两方面作用，坚持集中采购方向，落实药品分类采购，引导形成合理价格。做好上、下级医疗机构用药衔接，推进市（县）域内公立医疗机构集中带量采购，推动降药价，规范基本药物采购的品种、剂型、规格，满足群众需求。鼓励肿瘤等专科医院开展跨区域联合采购。

分类采购为药品支付标准分类提供依据。如果对所有药品采用相同的医保支付标准制定方法，则不能合理地反映药品价值和市场规律，因此药品医保支付标准的分类实施是科学形成支付标准的前提。而药品采购分类管理已有详细、合理的分类方法，将医保药品按药品采购的分类方式划分，医疗机构在采购过程中能同时考虑采购品种的医保报销情况，可自然将采购制度和医保制度有效联动挂钩。

（二）加快推进 GPO 模式

要结合实际，推广 GPO 模式，在采购内涵、采购主体、采购形式、采购服务、采购监管方面，探索有中国特色的 GPO 模式。广东省推行公立医疗机构药品分地区分类采购，在全省药品集中采购以量换价的基础上，广州市、深圳市可以市为单位实行 GPO；其他市可以市为单位在省第三方药品电子交易平台自行采购；医疗机构可在省平台对议价品种以医联体等形式与药品生产经营企业谈判采购；医疗机构可组团集中配送。鼓励县乡村一体化配送。

（三）医保及时付款

一直以来，医保基金给付慢被认为是医院回款慢的主要因素，当医疗机构药品销售零差率之后，如果财政补贴不能到位，医院只能延长药品回款时间。而在浙江省、重庆市现有的医疗卫生体制、机制等未发生根本改变的情况下，浙江省人社厅对于资金周转困难、信誉良好的医疗机构可以预付上一年度 2 个月平均额度以内的医疗费用作为周转金，保证医院的资金流动充分时间，保证医院按时还款。要实

现 30 天还款的政策目标,仍需医保主管部门与财政厅主管部门相互配合。可以在各省设立地方政府财政专户,由人社厅对医疗机构的医疗费用进行一定比例的预付,具体预付比例可以根据各省实际经济效益制定。

【参考文献】

常峰,刘洪强,罗修英,2015.欧盟国家药品招标采购制度介绍及其对我国的启示[J].中国医药工业杂志,46(11):1254-1258.

陈永法,张萍萍,邵蓉,2013.国内外药品招标采购模式比较分析[J].中国执业药师,10:37-42.

郭丽珍,简华杰,王元梁,等,2005.对药品集中招标采购的思考与建议[J].海峡药学,17(6):217-220.

黄志勇,2010.药品集中招标采购现状和发展浅析[J].中国招标,22:5-8.

罗赛男,马爱霞,2008.美国和日本药品采购管理模式及对我国的启示[J].上海医药,29(6):258-260.

满春霞,管晓东,邹武捷,2016.我国各省药品集中招标采购政策分析和思考[J].中国卫生政策研究,9(7):53-59.

宋道兰,2013.现行药品集中采购制度的缺陷及制度完善[D].重庆:西南政法大学.

王迪飞,田昕,邱心镜,2012.我国药物招标采购制度分析[J].医学与社会,25(2):39-42.

王竹蓉,2011.药品集中招标采购制度研究[D].上海:上海交通大学.

禹思安,孙虹,郭华,等,2014.我国药品集中招标采购工作的现状调查及思考[J].中国现代医学杂志,24(33):106-109.

第六章

国家基本药物质量监管

国家基本药物的安全性、有效性贯穿于遴选、生产、流通、使用的全过程，尤其是在生产和流通环节的监管更为重要，我国目前对国家基本药物制度的监管措施主要包括 GMP 认证、GSP 认证、电子监管制度、国家基本药物质量抽检及招标采购质量评价等，在药品生产和流通上提出规范要求，加强对国家基本药物质量安全监管，保证患者用药安全。

一、 药品质量监管基本知识

（一）质量发展历程

1. 传统质量

传统上产品质量指的是产品的实物质，即可管质量。它是由产品的物理和化学的性能所决定，其相应指标是实物的物化特性。

2. 主观质量

对消费者来说，受欢迎的好产品并不一定是通过 ISO9001 认证的产品，而是在被其关注的特性有上佳表现的产品，或者说是消费者认为质量好的产品。被消费者关注的特性主要反映的是消费者自身的价值观和需求等，而不仅局限于客观上的纯物理或化学的特性。这种加入消费者自身价值观的质量水准被人们称为主观质量，以区别于传统上的质量概念。总之，主观质量是产品的客观物化特性与消费者的主观感觉之间的互动，是消费者对产品好坏的总体判断。

3. 动态质量

动态质量就是利用计算机强大的数据处理能力，对通过先进的信息传感装置收集的数据，再经过优化的数据抽样方案，及时发现工序异常，查找系统原因，及时排除故障，达到预警及动态质量控制的目的。

4. 全面质量

涵盖客观质量、主观质量、动态质量等方面的内容，产品质量在整个形成过程中及使用中得到控制。

药品需具备全面质量的特性，既体现加工过程中的动态质量，又兼顾传统质量及主观质量。

（二）质量监管阶段

现代质量管理大体上经历了 3 个阶段：质量检验阶段、统计质量控制阶段、全面质量管理阶段。

1. 质量检验阶段

20 世纪前，产品质量主要依靠操作者本人的技艺水平和经验来保证，属于“操作者的质量管理”。20 世纪初，以弗雷德里克·温斯洛·泰勒为代表的科学管理理论的产生，促使产品的质量检验从加工制造中分离出来，质量管理的职能由操作者转移给工长，是“工长的质量管理”。随着企业生产规模的扩大和产品复杂程度质量管理的提高，产品的技术标准也日趋完善，各种检验工具和检验技术也随之发展。大多数企业开始设置检验部门，有的直属于厂长领导，这时是“检验员的质量管理”。上述几种做法都属于事后检验的质量管理方式。

2. 统计质量控制阶段

1924 年，美国数理统计学家沃特·阿曼德·休哈特提出控制和预防缺陷的概念。他运用数理统计的原理提出在生产过程中控制产品质量的“6σ”法，绘制出第一张控制图并建立了一套统计卡片。与此同时，美国贝尔研究所提出关于抽样检验的概念及其实施方案，成为运用数理统计理论解决质量问题的先驱，但当时并未被普遍接受。以数理统计理论为基础的统计质量控制的推广应用始自第二次世界大战。由于事后检验无法控制武器弹药的质量，美国国防部决定把数理统计法用于质量管理，并由标准协会制定有关数理统计方法应用于质量管理方面的规划，成立了专门委员会，并于 1941～1942 年先后公布一批美国战时的质量管理标准。

3. 全面质量管理阶段

20 世纪 50 年代以来，随着生产力的迅速发展和科学技术的日新月异，人们对产品的质量从注重产品的一般性能发展为注重产品的耐用性、可靠性、安全性、维修性和经济性等。在生产技术和企业管理中要求运用系统的观点来研究质量问题。在管理理论上也有新的发展，突出重视人的因素，强调依靠企业全体人员的努力来保证质量。在这种情况下，美国爱德华·费根鲍姆于 60 年代初提出全面质量管理的概念。他提出，全面质量管理是“为了能够在最经济的水平上考虑到充分满足顾客要求的条件下进行生产和提供服务，并把企业各部门在研制质量、维持质量和提高质量方面的活动构成为一体的一种有效体系”。这一时期的特点，建立质量管理体系，使产品质量在整个形成过程中得到控制，以确保企业持续生产符合规定要求的产品。

目前,我国的药品监管处于全面质量管理阶段。

（三）监管博弈论

药品质量问题中利益相关方有很多,包括生产流通者、消费者、监管部门等。为了更能说明监管中的问题,选取生产流通企业和监管部门作为博弈的参与者。在市场经济中,生产流通者作为“经济人”,他们追求经济效益,追求以最小的成本来获取收益最大化。同时,企业也是机会主义者,他们会在监管不到位的时候,采取各种措施降低生产流通成本来使利润最大化。根据公共选择理论的论述,政府及政府官员在社会活动和市场交易过程中同样也反映出“经济人”理性的特征,政府及其公务人员也具有自身的利益目标,或者说政府自身利益本身也是一个复杂的目标函数,其中不但包括政府本身应当追求的公共利益,比如监管部门对生产流通企业的监管,保证药品的安全,也包括政府内部工作人员的个人利益,此外还有以地方利益和部门利益为代表的小集团利益等。

生产流通者和监管部门的效用不仅取决于自身的策略与选择行动,他们之间还存在着利益的博弈。生产流通者可选择的策略包括提供合格药品或提供不合格(假劣)药品;监管者可选择的策略包括进行监管和不进行监管。

当生产流通者的期望事故处理成本大于安全投入成本时,无论监管部门是否监管,生产流通者都会选择提供合格药品;当生产流通者的期望事故处理成本小于安全投入成本时,生产流通者的策略选择则依赖于监管部门,若监管部门选择进行监管的概率越大,生产流通者越可能选择提供合格药品;若监管部门疏于监管,生产流通者倾向于提供不合格药品以获得最大利益。

为保证药品质量,需加强监管部门的有效监管,保证药品的安全,就必须做到以下几点: ① 市场存在失灵,政府必须进行全流程的监管;② 政府监管部门要加大整治处罚的力度;③ 加强对监管部门失职渎职行为的处罚。

二、 我国药品质量监管发展沿革

（一）药品质量监管框架初步建立阶段(1978~1998 年)

20 世纪 70 年代末,我国放开了民间资本和外资生产药品的准入限制。为了引导制药行业健康发展,除了制定行业发展规划和产业政策外,还从市场准入、质量监管、新药审批等方面,多次调整管理制度。

1978 年国务院批准发布的《药政管理条例》和 1979 年卫生部制定的《新药管理办法》,搭建了我国药品生产市场准入、质量监管和新药注册审批的基本监管框架。市场准入方面，规定药品生产须报省（自治区、直辖市）卫生行政管理部门审核批准；药品生产的质量管理由国家医药管理部门负责制定规范，各级卫生行政部门所属的药品检验所负责监督、检验；新药注册审批主要由省级卫生行政部门负责，卫生部负责审批创新的重大品种及国内未生产过的放射性药品、麻醉药品、中药人工合成品、避孕药品。由于当时没有制订统一的新药审批技术标准，各地审批时掌握尺度宽严不一，造成上市的药品疗效不确定、质量不稳定、品种混乱。

1984 年，我国第一部《药品管理法》颁布实施，明确规定对药品生产实行“两证一照”的市场准入制度：要求开办企业须持有经所在地省（自治区、直辖市）人民政府药品监督管理部门批准颁发的《药品生产许可证》《药品经营企业许可证》和工商行政管理部门颁发的《营业执照》。同时，开始对药品实行文号管理，规定生产新药或者已有国家标准的药品，须经国务院药品监督管理部门批准颁发药品文号；国务院药品监管部门对已批准生产的药品进行再评价，评价结果不合格的，撤销批准文号。为了规范新药审批，1985 年 7 月 1 日，卫生部颁布的《新药审批办法》，收回新药审批权，规定新药由原卫生部集中统一审核批准，省级卫生行政部门负责初审。但由于部门权力分割和地方保护，药品生产经营秩序混乱状态没有发生根本性改变。

（二）药品质量管理制度完善阶段（1999～2006 年）

这一时期，新药注册审批和药品质量管理标准不断提高，生产监管逐步走向规范法、法制化、国际化。首先，为了解决药品生产多头管理、职责不清问题，1999 年成立国家药品监督管理局，专门负责对药品和医疗器械的研究、生产、流通、使用进行行政监督和技术监督，并实行中央统一领导、省以下垂直管理的药品监管模式。为了加强与国际接轨，1999 年 5 月 1 日，国家药品监督管理局颁布了《新药审批办法》《新生物制品审批办法》《仿制药品审批办法》等法规，进一步明确了新药审批、新生物制品审批、仿制药品审批程序，并提出建立部分创新药品可由国家药品监督管理局加快审评的制度。

2001 年颁发的《药品管理法》（2001 年修订版）及为了配合其实施颁发的《药品管理法实施条例》（2002 年 8 月），进一步完善了药品生产的市场准入、质量监管和新药注册审批制度。市场准入方面，除了规定严格执行《药品生产许可证》《药品经营许可证》和《营业执照》制度（“两证一照”），还对《药品生产许可证》实行定期审查和有效期满（5 年）再审查制度，对有效期满（5 年）的药品批准文号实行再注册制度。

生产质量监管方面，在前期 GMP 认证试点的基础上，2005 年 10 月颁发的《药品生产质量管理规范认证管理办法》，对所有药品生产企业实行生产质量管理规范认证。国家和省级食品药品监督管理局对符合认证标准的企业,颁发有效期为5年的药品 GMP 证书。

(三) 药品质量监管水平提升阶段(2007 年至今)

为了解决新药审批混乱问题,2007 年 10 月 1 日颁发的《药品注册管理办法》(2007 年修订版)对新药的规定更加严格,要求"对改变剂型但不改变给药途径,以及增加新适应证的注册申请获得批准后不发给新药证书",这在宏观上有利于激励新药研发,在微观上降低了新药审批监管成本。为了加强社会监督,国家开始对新药审批实行主审责任制、责任追究制和专家公示制,对新药审评实行集体负责制,防止个别人滥用权力。

为了进一步提高药品生产质量管理水平,2011 年 3 月,国家食品药品监督管理总局发布 2010 年版 GMP,要求血液制品、疫苗、注射剂等无菌药品的生产,在 2013 年 12 月 31 日前达到新修订标准,其他类别药品的生产在 2015 年 12 月 31 日前达到标准。

为规范国家基本药物质量监管,国家食品药品监督管理总局分别发布《关于加强国家基本药物生产及质量监管工作的意见》《关于进一步加强国家基本药物生产监管工作的意见》《关于国家基本药物生产配送企业全面实行电子监管有关事宜的公告》等文件,将国家基本药物质量监管纳入法制化轨道。

目前,我国药品安全形势较好,人民群众用药得到保障,药品安全工作取得积极进展。

(四) 我国药品监督管理存在的不足

1. 管理层面

(1) 监督管理体系碎片化　　我国药品供应保障体系内存在多头监管、政策制定部门碎片化的问题,各方"责、权、利"不统一,监管力度较弱。我国药品从研发、生产、流通到使用等各个环节上涉及药品食品监督管理局、工信部、商务部和国家卫生健康委等多个监管主体机构,而各个机构之间缺乏沟通,在当前的碎片化部门结构下未能建立起良好的沟通合作机制。

(2) 监管阶段碎片化　　当前,我国药品质量监管体系以药品注册批文、GMP 认证等"事前"监管手段为主,"事中"和"事后"的监管力度不足。当前我国"事后"监管主要是以药品不良反应监测报告的手段进行。由于我国药品不良反应监测制度起步晚,不可能一步到位,目前存在的问题主要有:① 虽然药品不良反应监测法律体系比较全面,但多是原则性条款,缺乏操作性强的实施细则和"分析—评价—报告"指南。② 目前药品不良反应监测报告主体的责、权、利不明晰,缺乏激励约束机制,对药品不良反应事件没有责任追究制度,药品生产、经营企业不愿主动上报不良反应,甚至采取回避和隐瞒的做法。

2. 标准层面

我国药品质量检验主要在成品检验阶段,检验结果直接体现出药品的质量差异。然而,我国药品检验的标准却存在着多样性,包括国家药典、行业标准、地方标准以及企业标准;检验的方法也存在着区别,不同的方法检验出的效果也不一样。因此,仅靠成品质量检验结果并不能完全客观的反映药品生产的全过程。

3. 执行层面

(1) 招标模式偏离基本价值规律引发质量安全问题　　国内许多省份执行"安徽模式"进行国家基本药物招标,这个模式实际运行的结果就是遵循低价者中标的路径。企业为了中标,压低投标价,可能使中标价格低于生产成本。而当国家基本药物的投标价背离了基本的价值规律,便会逐渐形成"劣币驱逐良币"的市场。

(2) 基于国家基本药物供应链的长效质量监管机制不完善

1) 生产环节:目前我国对生产企业 GMP 监督检查并没有真正达到法规要求,药品抽检机制还存在各种问题,如药品抽验中存在药品抽验的覆盖面较窄,抽验药品的针对性较差等不足。

2) 使用环节:对于合理使用国家基本药物的相关规范以及国家基本药物不良反应监测、报告机制存在漏洞。国家基本药物使用面广、使用人群广的特征决定了其质量安全风险控制的重要性,一旦出现质量安全问题,何时采取应急措施以最小化规避风险是国家在国家基本药物风险管理中需要明确的议题,然而我国的国家基本药物应急管理机还处在空白阶段。

知识拓展

药品质量问题事件回顾

2011 年,国家食品药品监督管理总局对四川蜀中制药有限公司飞行检查中,发现该企业中药生产存在违反药品 GMP 相关规定的情况,已被责令停产整顿,四川省药监局收回了该企业的中药 GMP 证书。

有消息人士称,四川蜀中制药有限公司涉嫌用苹果皮制作板蓝根,以降低成本。根据国家药典检测,在板蓝根的成分检测中只有检测氨基酸一项,而且只定性不定量。因为板蓝根中本身就自带亮基酸和精基酸,只要成分检测中检测到氨基酸,就等于合格。然而,很多生物都自身带有氨基酸,包括苹果皮在内。如果用苹果皮假冒板蓝根作为原材料生产"板蓝根颗粒",同样能顺利通过检测,成为"合格"的假药。

业内专家表示,上述事件在业内并非个案。因中成药定性检测的方法存在漏洞,导致生产环节的虚假投料在最终产品的检测上体现不出来,从而出现了"合格的假药"。

复方丹参片由三七和丹参组分而成，其检查方法就是检查丹参酮含量，但在生产过程中，通过添加一些中药提取物合成物，也能达到成品中丹参酮含量合格的目的。中成药是按照君臣佐使组方的，一般也只检测君药的含量指标，臣药等物质的检测方法更为简单，这就为中成药的造假提供了条件。据了解，药材价格普遍上涨，在一定程度上加剧了中成药行业寻找替代物质、进行虚假投料的行为。

据报道，在一些地方药监部门的日常抽查中，部分厂家生产的复方丹参片已经被查出含有“异性有机物”。有行业人士指出，之所以查出“异性有机物”，是企业为了降低成本，没有按照生产工艺将丹参用乙醇提取成浸膏、与三七粉制成颗粒，而是直接把丹参打成粉末与三七粉混合制粒。

此外，虽然我国药品监管取得了显著的成效，但目前中国医药市场有97%的份额被仿制药占据，药品研发和创新能力不足成为整个行业的短板，国内药企在仿制药领域的发展也面临诸多挑战。目前仿制药没有临床数据来证明其安全性和有效性。

三、国外药品质量监管经验总结

（一）欧盟药品监管经验

1992年，欧盟通过了统一的药品管理法，其中规定了欧盟委员会、欧盟药品评价局(European Medicines Evaluation Agency, EMEA)及各个成员国相关机构的职能，尤其是药品风险监督管理职能。

欧盟构建以“卓越模型”为主体的药品风险监督管理计划，该模型主要由4个部分组成，包括：

1. 药品不良反应自发报告

EMEA建立了整个欧盟地区的不良反应数据库，为个别安全报告的交换和信息查找提供支持，开发和使用更多的数据来源。

2. 药品定期安全更新报告

欧盟对药品安全信息的重要概括和分析，针对所有严重不良反应和未列出的非严重不良反应、药品禁忌证等，定期进行信息更新。

3. 药品审批后安全研究

当发生以下情况发生时，要应用这些研究来评价已通过审批的药品的安全性：有新颖化学结构或新颖药物作用机制产生；与动物毒性反应具有不确定的临床相关性；安全范围不确定；需要更好地量化临床实验的不良反应，阐明风险因素。

4. 药品风险控制计划

该计划旨在识别药品风险，明确安全范围，该计划越早实施，越有利于保护公众健康。

（二）美国药品监管经验

美国成立药品安全监督委员会，加强对药品安全性的监管力度和监督药品安全办公室（Office of New Drug，ODS）的工作，建立了包括质量系统、设施和设备系统、生产系统、材料系统、实验室控制系统、包装和标签系统6个子系统组成的以药品价值链形成的全过程的完全药品风险管理系统。

美国FDA药品质量监管包括以下3个方面。

1. 基于处方工艺审评的质量监管

包括药品质量标准检测的评估；药品生产使用的设备、方法（含物料）及操作控制的评估；药品研发药学资料和临床研究的评估。

2. 基于现场检查的质量监管

包括新药和仿制药申请的批准前检查、常规GMP检查（通常每2年1次）及有因检查。

3. 基于突发事件管理的质量监管

突发事件管理不仅调动了美国FDA内部力量，还与学术界合作密切。

（三）其他国家药品监管经验

1. 日本

药品质量监管体系健全，设有专门的药品监督员，严格管理的GMP系统使得日本在药品质量监管方面取得了公认效果。

2. 荷兰

药品安全信息透明化，及时公布药品信息、确保公众知情权，是荷兰监管部门对查处假劣药的重要手段。

3. 澳大利亚

除了完善健全的法律体系和依法行政来保证药品质量监管工作的顺利进行外，行业协会等非政府组织在医药质量安全领域发挥着不可忽视的作用。

（四）国外基本药物质量监管对我国的启示

1. 保障全面质量管理实施的有效性

药品监管的质量问题普遍发生在监管诸环节之中。而在质量管理的各项工作中,管理者对质量工作的重视程度、质量管理机构的权威性、质量激励机制的有效性和良好的质量文化氛围是质量管理成功与否的关键所在。许多发达国家的监管部门有效运用了全面质量管理体系的精髓,将全面质量管理体系纳入监管改革的主体过程之中,并制定相关法律、法规和实施细则,保障贯彻和实施的有效性。

2. 不断强化质量机构的职能

由国外的应用经验可以看出,在药品监管中引入质量管理体系,树立"质量第一"的理念,即整个公共组织都必须以质量管理为中心,不断加强对质量工作和管理过程的重视,强化质量管理,推进监控部门的权威。在牢固树立质量观念的前提下,配之以专业的质量管理人才,使质量机构的职能不断得到强化。

3. 提高质量管理队伍的专业化水平

实施药品监管全面管理的核心是培训,通过科学的培训,加强管理层和监管人员对实施政府全面管理的重视。同时,实施全面质量管理的药品监管部门重视科学和有效的培训,通过培训使得管理层和监管人员上下有效沟通和配合,促进服务监管建设,取得药品监管全面质量管理理想的效果。

4. 推动质量体系的可持续改进

综合配套、逐步推进是实施药品监管全面质量管理的保障。发达国家在实施药品监管全面质量管理过程中,是综合配套采取市场化、绩效管理、电子政务、战略管理、标杆管理等一系列政府治理新工具和手段以及预算制度改革、人事制度改革等一系列改革。同时,在监管部门中逐步推进政府全面质量管理,并不要求从中央到地方统一步调,同时成立专门的、权威性的研究和推进机构,如咨询委员会等,设立专门的质量官员职位,以指导和支持药品监管部门具体的质量改进工作。

四、 我国国家基本药物质量监管政策

在我国,涉及国家基本药物目录产品的生产企业有近 3 300 家,相关的药品批发企业 1.3 万家,相关的检验机构近 400 家。因此,有效实施国家基本药物的监管,对于药品监督管理部门是一个巨大的考验。国家正在建立统一高效的国家基本药物质量监管体系。2018 年 9 月,国务院办公厅印发的《关于完善国家基本药物制度的意见》明确提出,全面提升基本药物质量安全水平。

其中第十二条规定,推进仿制药质量和疗效一致性评价。对通过一致性评价的药品品种,按程序优先纳入基本药物目录。对已纳入基本药物目录的仿制药,鼓励企业开展一致性评价,未通过一致性评价的基本药物品种,逐步调出目录。鼓励

医疗机构优先采购和使用通过一致性评价、价格适宜的基本药物。

（一）强化质量安全监管

为建立统一高效的基本药物质量监管体系，加强药品质量安全监管，强化政府监管责任，严格国家基本药物研究、生产、流通、使用、价格、广告监管，依法查处不合格生产企业，规范流通秩序，严厉打击制售假冒伪劣药品行为。对国家基本药物实行全品种覆盖抽验和从生产出厂到使用全过程电子监管，加大对重点品种的监督抽验力度，抽验结果定期向社会发布；严格国家基本药物上市审批；完善中成药质量标准；建立健全国家基本药物质量监测评价体系，开展仿制药质量一致性评价工作；延长药品电子监管链，扩大覆盖面。

对基本药物实施全品种覆盖抽检，向社会及时公布抽检结果。鼓励企业开展药品上市后再评价。加强基本药物不良反应监测，强化药品安全预警和应急处置机制。加强对基本药物生产环节的监督检查，督促企业依法合规生产，保证质量。

国家药品监督管理部门负责组织协调、监督指导全国国家基本药物质量监管工作；按照属地监管的原则，各省级市场监督管理部门（药品监督管理部门）为本辖区国家基本药物质量监管工作的责任部门，负责组织实施和指导协调本辖区内国家基本药物质量监管工作；省以下市场监督管理部门负责具体实施国家基本药物生产、配送和使用环节的质量监管工作，对辖区内国家基本药物的生产，特别是国家基本药物集中招标采购中标品种的生产进行监督检查。

此外，重点检查药品生产企业执行各版《中国药典》标准情况；生产工艺和处方变化情况；中药材、饮片、提取物及其他原辅材料的采购、入库检验、投料、中间产品制备情况；生产及检验记录、物料平衡等相关情况，应对中药材等重要原辅材料的供销链条、采购合同、台账与财务账目进行认真核查，尤其是质量标准未列有效成分含量且价格较高的原辅料的核查，必要时对供应商进行追溯核查，或请相关省级市场监督管理部门（药品监督管理部门）协查；对可疑原辅料或中间产品应抽样检验或列入质量抽验计划。

对于国家基本药物抽验结果，省级市场监督管理部门（药品监督管理部门）建立国家基本药物生产核查品种档案，核查结果不符合要求的，企业不得组织生产。省级市场监督管理部门（药品监督管理部门）根据生产企业的诚信记录、既往监督检查的情况，合理安排监管资源，提高监管效率，加强对本辖区内国家基本药物生产企业的监督检查，每年组织常规检查不得少于两次。对检查中发现的问题，及时督促企业整改。对存在违法行为的，依法予以查处，除定期以“药品质量公告”形式向社会发布外，对在抽验中发现的不合格产品，应及时通过媒体或网络向社会公告和曝光。通过健全和完善国家基本药物药品不良反应病例报告、调查、评价、处理工作程序和机制，及时公布国家基本药物的药品不良反应信息，保障用药者的知情权和用药安全。

（二）加强国家基本药物生产领域的监管

1. 加强 GMP 飞行检查

GMP 飞行检查是 GMP 认证跟踪检查的一种形式，指药品监督管理部门根据监管需要随时对药品生产企业所实施的现场检查。

国家食品药品监督管理总局于 2012 年发布《医疗器械生产企业飞行检查工作程序（试行）》，在调查问题、管控风险、震慑违法行为等方面发挥了重要作用。随着监管形势的变化，上述规定在实施过程中暴露出一些缺陷，需要修订完善。

解决上述问题，原国家食品药品监督管理总局于 2013 年 9 月启动《药品飞行检查办法》的起草工作，同时学习、研究美国 FDA 发布的《关于企业构成拖延、阻碍、限制、拒绝检查情形的指南》。考虑到“飞行检查办法”主要规定的是程序性要求，而药品与医疗器械在监管环节、规范要求和风险管控方式等方面有较多类似之处，经研究，将规章更名为《药品医疗器械飞行检查办法》，并对内容进行了相应的调整和修改。2015 年 5 月 18 日，《药品医疗器械飞行检查办法》经国家食品药品监督管理总局局务会议通过。

从 2015 年 5 月飞行检查的方式得以确认的 2 个月后，国家食品药品监管局药品安全监管司内部就制定了《药品 GMP 飞行检查暂行规定》（试行稿），并在随后的飞行检查工作中执行。

（1）GMP 飞行检查特点

1）行动的保密性：飞行检查安排即使在组织实施部门内部也是相对保密的，只有该项工作的主管领导和具体负责的同志掌握情况。企业所在地药品监督管理部门也是在最后时限才得到通知。

2）检查的突然性：由于飞行检查的保密性，所以，被检查企业事先不可能做任何准备工作，检查组现场所看到的就是企业日常生产管理的真实状况。

3）接待的绝缘性：飞行检查组要做到不吃企业饭、不住企业店、不用企业车，费用全部由药品认证管理中心支付。

4）现场的灵活性：药品认证管理中心制定检查预案，主要确定现场检查重点。检查组现场检查的具体时间及步骤由检查组根据检查需要确定，确保检查质量。

5）记录的即时性：检查员要在现场检查过程中即时填写飞行检查工作记录。进入每一工作现场，均要根据具体情况填写好检查内容、接触人员、情况记录等项内容。

（2）GMP 飞行检查处理措施

在 GMP 飞行中发现的违法违规问题，处理主要措施有以下几种。

1）收回 GMP 证书。

2）监督企业召回相关产品，对该企业违法违规行为开展立案调查。

3）对该企业违法违规行为开展立案调查，监督企业对相关产品采取风险管控措施。

4）该企业未通过 GMP 前不得生产，并加强对其日常监管。

5）督促该企业全面调查评估所有出厂产品，必要时采取召回产品等风险控制措施。

知识拓展

GMP 飞行的效果

国家食品药品监督管理总局官网数据显示，2014 年 GMP 飞行检查收回 50 家药品生产企业的 GMP 证书，2015 年则收回了 147 家药品生产企业的 GMP 证书，2016 年共收回了 172 张 GMP 证书，其中涉及中药饮片的有 81 张，2017 年收回 GMP 证书 157 张，2018 年共收回 GMP 证书 224 张。

2. 完善国家基本药物生产工艺

国家基本药物生产企业对处方和工艺进行自查，完善生产工艺。针对国家基本药物生产规模大、批次多的特点，严格按照 GMP 组织生产，建立和实施质量受权人制度，完善质量管理、强化风险控制体系建设，对原辅料采购、投料、工艺控制及验证、产品检验、放行等环节加强管理，确保药品质量。

知识拓展

药品质量授权人

药品质量授权人制度是药品生产企业授权其药品质量管理人员对药品质量管理活动进行监督和管理，对药品生产的规则符合性和质量安全保证性进行内部审核，并由其承担药品放行责任的一项制度。实行药品质量受权人制度是强化药品生产企业内部质量管理机制，明确质量责任，提高企业质量管理水平的有效措施，也是进一步强化企业是质量第一责任人责任意识的有效手段。

背景情况：质量授权人的相关要求在欧盟和 WHO 的 GMP 有明确规定；美国 FDA 没有相关规定，但其职责被包含在质量管理部门和质量负责人的职责中。

任职资质和职责：我国质量授权人是中国 GMP（2010 版）新引入的概念，在中国 GMP（2010 版）中，质量授权人的基本职责规定如下：

质量授权人应当至少具有药学或相关专业本科学历（或中级专业技术职称/执业药师资格），具有至少 5 年从事药品生产和质量管理的实践经验，从事过药品生产过程控制和质量检验工作。

质量授权人应当具有必要的专业理论知识,并经过与产品放行有关的培训,方能独立履行其职责。

质量授权人职责包括:

(1) 参与企业质量体系建立、内部自检、外部质量审计、验证以及药品不良反应报告、产品召回等质量管理活动。

(2) 承担产品放行的职责,确保每批已放行产品的生产、检验均符合相关法规、药品注册要求和质量标准。

(3) 在产品放行前,质量受权人必须按照上述第2项的要求出具产品放行审核记录,并纳入批记录。

3. 提高国家基本药物质量标准

药品质量标准的基本功能是为保证产品质量,满足患者用药安全有效,各关联方必须遵守的基本准则。为提高国家基本药物疗效,降低其不利反应发生率,国家药典委员会负责制定国家基本药物标准提高目录并落实具体承担单位,检查、验收各国家基本药物标准提高承担单位工作完成情况,组织开展国家基本药物质量标准的审定。各省级市场监督管理部门(药品监督管理部门)负责本省承担的国家基本药物标准提高工作的组织落实,监督本辖区任务承担单位按照国家药典委员会制定的工作计划和有关要求完成工作;协调本辖区药品生产企业配合开展国家基本药物标准提高工作并向药品标准起草单位提供试验样品和相关资料。各有关药品检验机构负责按时、保质完成所承担的国家基本药物标准提高工作。

知识拓展

《国家药品安全"十三五"规划》中

药品质量标准提高规划

(1) 药品质量进一步提高。批准上市的新药以解决临床问题为导向,具有明显的疗效;批准上市的仿制药与原研药质量和疗效一致。分期分批对已上市的药品进行质量和疗效一致性评价。2018年底前,完成《国家基本药物目录(2012年版)》中2007年10月1日前批准上市的289个化学药品仿制药口服固体制剂的一致性评价;鼓励企业对其他已上市品种开展一致性评价。

(2) 药品医疗器械标准不断提升。制修订完成国家药品标准3 050个和医疗器械标准500项。

(三) 加强流通领域的国家基本药物质量监管

国家鼓励和推动国家基本药物配送企业兼并重组、整合配送资源,发展现代物流，提高药品配送能力。国家基本药物的配送企业严格按照GSP的要求，加强对国家基本药物进货、验收、储存、出库、运输等环节的管理。对农村、偏远地区的药品配送，必须根据药品包装及道路、天气状况等采取相应措施，防止运输过程中不良因素对药品质量造成影响。

省级市场监督管理部门（药品监督管理部门）加强对国家基本药物配送企业的监督管理，以规范药品购销中的票据管理为突破口，通过开展现场检查，打击“挂靠经营”“走票”等违法行为。切实强化对国家基本药物中特殊药品经营的日常监督检查，进一步推进国家基本药物品种的抽验工作，向社会公布国家基本药物的抽验结果，并对在检查中发现的违法行为依法予以查处。对在监督检查中发现的违法行为，依法予以查处，并将查处结果通报本省国家基本药物招标采购机构。

国务院各部门协调，整治药品流通领域突出问题。药品食品监督管理局、卫生健康委、人会部、税务总局、公安部等部门要定期联合开展专项检查，严厉打击租借证照、虚假交易、伪造记录、非法渠道购销药品、商业贿赂、价格欺诈、价格垄断及伪造、虚开发票等违法违规行为，依法严肃惩处违法违规企业和医疗机构，严肃追究相关负责人的责任；涉嫌犯罪的，及时移送司法机关处理。健全有关法律法规，对查实的违法违规行为，记入药品采购不良记录、企事业单位信用记录和个人信用记录并按规定公开，公立医院2年内不得购入相关企业药品；对累犯或情节较重的，依法进一步加大处罚力度，提高违法违规成本。市场监督管理部门（药品监督管理部门）加强对医药代表的管理，建立医药代表登记备案制度，备案信息及时公开。医药代表只能从事学术推广、技术咨询等活动，不得承担药品销售任务，其失信行为记入个人信用记录。

（四）加强使用领域的国家基本药物质量监管

医疗机构和零售药店按照规定加强对国家基本药物进货、验收、储存、调配等环节的管理，保证国家基本药物质量。零售药店充分发挥执业药师等药学技术人员的作用，指导患者合理用药。市场监督管理部门（药品监督管理部门）加强对医疗机构和零售药店国家基本药物质量的日常监督检查，对违法行为要依法予以查处，对医疗机构的查处结果应当及时通报同级卫生行政部门。

国家基本药物生产、配送企业及医疗机构和零售药店应当建立健全药品不良反应报告、调查、分析、评价和处理制度，主动监测、及时分析、处理和上报药品不良反应信息，对存在安全隐患的，应当按规定及时召回。各级市场监督管理部门（药品监督管理部门）应当进一步加强药品不良反应报告与监测工作，及时分析评价国家基本药物不良反应病例报告，完善药品安全预警和应急处置机制。

五、 完善我国国家基本药物质量监管政策建议

（一）开展药品上市后再评价

药品上市后再评价是药品上市前评价的延续，是全面评价药品不可缺少的一个环节。通过再评价可以发现新药上市前未发现的风险因素。通过对上市后药品不良反应的监测，对药品不良反应信号的分析、调研与评价，可以发现存在于药品生产环节、流通环节和使用环节的风险信号，从而为药品监管部门制定相关监管政策提供依据。

针对我国药品上市再评价法律法规不健全的现状，建议出台有关药品上市后再评价的指导原则或管理办法，以规范、加强和推进药品上市后再评价的实施，体现出国家药监管理部门对药品上市后再评价研究的关注和重视。随着药品上市后再评价内涵认识，探索药品上市后再评价技术方法，定能使药品上市后再评价成为保障人们健康的有力措施。

（二）完善统一高效的药品监管体系

建立统一高效的监管体系增强药品监管机构的独立性，加强药品监管各职能部门之间的权力制衡与相互配合，理清交叉职能，纠正错位职能，适时探索医药卫生主管部门职能在体制上的整合。建立全国药品监管信息交换平台，建立跨省协调管理的制度化体系，避免一事一议。增强我国药品价格监管的公众参与度，给予医保机构、药品生产经营企业、医疗机构、患者及其利益代言人充分发表意见的机会，纠正信息不对称，有效避免监管失灵尤其是“监管俘获”。改变 GMP 认证中“重认证、轻监管”的现象，加强 GMP 认证跟踪检查，建立市场准入后的长效监管机制。

因此，应当在全国药品监督管理系统已经初步具备建设网络平台的基础上，进一步对国家基本药物质量数据实现全面的信息化和电子化管理。因此，全国国家基本药物监管信息交换平台（质量信息平台）的主要构架就是建立一个覆盖全国药品监督管理系统的网络平台，并以此为核心，逐渐向研发机构、生产企业、经营企业、医疗机构和社会公众拓展。

平台的建设与实施应充分考虑由核心业务（国家基本药物质量信息）向相关业务（其他药品监管工作）拓展、由核心机构（药品监督管理相关机构）向周边机构（药品研发、生产、经营及使用机构）延伸，分功能、分阶段、分步骤的建设。

鉴于当前我国省级药品行政监督的网络已经建成，全国副省级以上的药品检验所也都已经有了各自的局域网，新平台的建设可以充分利用现有的广域网和局域网，并在其基础上进一步拓展。网络平台的建设可以分为 3 个阶段：① 中央级

和省级药品监督部门与地级市级以上药品检验机构的联网。充分利用当前已有的网络建设基础，实现核心业务数据—国家基本药物检验报告书及相关公文的电子化，实现核心机构之间国家基本药物监督管理业务的信息化。② 县级药品监督部门的全部网络接入，完全实现国家基本药物监督管理的信息化。③ 研发机构、生产企业、经营企业、医疗机构和社会公众的网络接入，完成社会化接入和服务平台的建设，面向社会各界提供服务。

（三）健全科学的药品产业政策评估体系

药品产业政策不是一般的公共政策或社会政策，而是具有经济学意义的产业政策。它既涉及医药产业发展的总体性政策，也包括医药产业结构中具体的行业政策；既包括医药生产政策，也包括药品的流通政策和消费政策；既涵盖医药产业核心层，又包罗医药产业的外围层和相关层。从某种意义上来讲，医药产业政策实为一复杂的“政策体系”。因此，健全科学的药品产业政策评估体系意义重大。

建议遵循药品产业政策评估指标体系设计原则，在对政策制定、执行和绩效全过程影响因素分析的基础上，综合考察药品产业政策的效果、效率和水平，结合药品产业发展与管理特点，建立由政策绩效指标层、政策执行效率指标层和政策制定水平指标层构成的医药产业政策效力评估指标体系。

此外，构建药品产业评估平台，该信息平台建成后，全国的药品监督管理部门和广大人民群众将能随时了解国家药品产业相关政策、辖区内生产企业和经营企业的国家基本药物质量、药品的流向、药品监督检验及专项检验的范围及质量情况；国家和省级药品监管部门可以根据这些信息，科学、及时地制订与调整相关的国家基本药物政策，有针对性地开展各项监管工作，最大限度地保证药品质量。

（四）加强药品质量全程监管

随着国家对药品生产企业 GMP 愈加重视，严格的飞行检查已经成为药监部门对药企的常态监管模式，药品生产企业势必要面临更多的飞行检查、跟踪检查、抽查检查等检查。药品生产、经营企业想要在进一步的飞检中生存下来，就必须进一步加强质量管理体系建设，就必须加大对原辅料采购、生产操作规程、产品留样检测等重要环节的检查考核，进而确保药品质量。

【参考文献】

丁锦希，陆慧，孟立立，2012. 欧盟药品电子监管制度及其启示[J]. 中国医药工业杂志，43(8)：718－721.

高云华,刁天喜,张俊,2009.FDA 药品安全监管体系的改革调整及启示[J].中国药事,23(6):609-611.

莫迎.黄艳群,2011.中成药国家基本药物质量标准与控制分析[J].中国当代医药,18(21):67-68.

第七章
国家基本药物价格形成

药品是人类健康的必需品，亦是一种特殊商品，其价格一直是社会关注的热点。国家基本药物是适应基本医疗卫生需求、剂型适宜、价格合理、能够保障供应、公众可公平获得的药品，为了保障群众基本用药，减轻医药费用负担，我国建立实施了国家基本药物制度，国家基本药物能否成为人人享有的公共产品，如何保证公平性和可及性，其价格是重要的影响因素。如何制定合理的药品价格，形成有效的、动态的、长效的价格机制，一直是我国及世界各国积极探讨的问题。

作为一种商品，药品生产需要资本、劳动力和技术等的投入，需要通过商业流通渠道，进入药品市场，最终到达消费者手中，这就构成了药品定价的基础。药品价格的形成与成本、流通渠道、市场结构以及药品的生产、经营、消费者行为、政府对药品进行管制的一系列制度密切相关，这些因素构成了药品的价格体系。

一、药品价格管理基本知识

（一）药品与价格

价格是商品价值的货币表现。《中华人民共和国价格法》（以下简称“《价格法》”）定义了价格的范围和构成。价格是商品的交换价值在流通过程中所取得的转化形式。药品作为特殊的商品，在生产、流通等不同的环节有着不一样的价格。药品最终在市场上所呈现出来的价格是通过层层加成来完成的，药品有其自身的成本价，药品生产企业对药品批发企业会给出一个在成本的基础上对期间费用、预期利润及税金进行加成的出厂价，它反映着一定的生产关系。

由于价格是一种从属于价值并由价值决定的货币表现形式，商品价值的大小除了受市场上商品供求关系的影响外，它也决定了商品价格的高低。所谓的药品价格是药品价值的货币表现，是药品在市场上的交易价格，受药品市场上供求关系的影响。价格问题与国民经济的发展息息相关，价格管理需要法制化作为支撑。

(二)药品价格管理

1. 价格管理概述

价格管理是政府依据法律规范对市场经济主体的行为进行管理的活动,包括价格管理的主体、依据、权限、形式、环节、制度和措施等。价格管理的体制是指政府管理价格的组织结构和各种制度的总称,或者说是政府管理价格形成、价格决策及价格运行的法律依据及政策、措施和实施机构的总和。价格管理的形式包括政府定价、政府指导价、市场调节价。

(1) 政府定价　指定价机关按照定价权限和范围制定价格,如水价、电价、食盐价格、公交票价等,政府定价具有强制性。

(2) 政府指导价　定价机关按照定价权限和范围规定基准价及其浮动幅度,指导经营者制定的价格。一般包括 5 种情况:一是规定基准价,允许上下浮动一定幅度;二是规定最高限价,只允许向下浮动,如药品最高零售价;三是规定最低保护价,只允许向上浮动,如农产品收购保护价(保护农业生产的重要手段);四是规定进销差率、批零差率等差价率,允许企业在进价的基础上按规定差率制定和调整具体价格;五是规定利润率,允许企业在事先确定的利润水平以内自主制定和调整具体价格。

(3) 市场调节价　是指由经营者自主制定,通过市场竞争形成的价格。

价格管理的环节是指生产流通各环节的价格,分为出厂(口岸)价格、批发价格或零售价格等。

2. 药品价格管理的理论依据

药品作为商品,在市场经济条件下其价格由市场来调节,但药品作为诊断、预防和治疗人体健康的一种特殊商品,关系到民生国计,必须根据国情、经济发展水平和宏观产业政策等选择合适的价格管理体制和措施。药品价格管理措施有药品定价、强制降价、药品利润率控制、药品流通差率控制,药品支付报销、药品价格监测和药品价格行为检查等。

(1) 市场失灵理论　在市场经济条件下,市场在资源配置中起主导作用。但在现实中,完全竞争的市场结构是不存在的,由于存在着公共产品、垄断(或不完全竞争的存在)、弹性、外部性、信息不对称等因素,市场机制并不能自发实现资源配置的最优化,从而出现市场失灵现象。

在垄断方面,我国公立医院占有 80%以上的药品销售份额,药店仅占不足 20%份额,公立医院可说是处于药品终端销售的垄断地位。在需求弹性方面,药品关系民族的身体健康和生命安全,需求的价格弹性较小,患病急需用药时不会因为药品价格提高而少买或不买;身体健康时也不会因为药品降价而囤货,药品使用量不会因为价格的上升或下降有大幅度的变化。在信息不对称方面,政府对医药企业有监督权利，但因受到医药企业提供信息的影响，对药品的质量、疗效和成本等方面不能完全了解；患者和医生之间存在严重的信息不对称，患者在就医过程中由于受到疾病和药物的专业知识限制始终处于被动的地位，基本上没有选择药物的能力和余地。

因此，需要政府在市场失灵领域发挥资源配置调控作用，政府干预的一个手段就是实行价格管理。

（2）药品供求理论　药品市场的交易主体远比其他市场复杂，从表面看，药品市场由买卖双方组成，药品的买方是药品的真实需求者，通过市场获得他们所需的药品；药品的卖方，包括药品生产经营企业、医疗机构和药品零售机构，是药品的供给者，通过市场向药品的需求者提供药品。但是，由于医患之间存在着严重的信息不对称，在就医过程中，医生实际充当着患者的代理人角色，患者的用药需求都由医生决定。此外，在药品交易过程中，医疗保险监管机构对药品供需双方的行为进行监管，对药品的需求和供给产生一定的制约作用。

当一种合格的药品生产出来并进入流通领域以后，它的价值是不会改变的，那么影响最终销售价格的因素就是供求关系。从微观上来看，影响药品需求的因素主要是家庭的收入水平及药品本身的价格。在目前医疗保障制度报销药品费用的情况下，患者支付的价格并不是药品本身的真实价格，而是药品的相对价格，即在扣除了医疗保险报销费用后由患者个人支付的那部分费用。因此，在实行医保支付报销制度的情况下，对药品需求量起主要作用的是药品的相对价格，而决定药品相对价格的主要因素就是医疗保险的报销范围及报销比例。从药品的供给来看，其主要影响因素包括供给者（主要是制药企业）的数量和规模、药品价格、生产成本以及国家的调控政策等。

（3）利益集团理论　利益集团可看作是为了向政策制定者争取相同利益而聚集在一起形成的组织，不同的利益追求催生各类不同的利益集团。利益集团为了获取更多利益会努力寻找潜在利益，一旦认定可以通过制度变化来实现，利益集团就有极强的动力去创造新的制度，并努力影响政府决策，促成新制度成立实施，然而新制度为一个集团带来利益增长的同时通常会消减另一个集团的获益，获益减少的集团为了避免利益流失必然会极力阻碍制度发生变动，甚至将其向反方向推进。

药品市场的特殊性使得药品在销售交易过程中存在无法避免的不完全竞争，药品交易过程中有不同的交易主体以各异的身份参与其中，形成药品市场多元化的利益主体（政府、制药企业和药品经销流通企业、医务人员、医疗机构、患者、药店、医保机构、学术协会、消费者协会）。这些主体在交易逐利过程中，拥有同样利益的主体会聚集一起，它们便形成了药品市场中特定的利益集团，这些利益集团相互之间不断博弈，影响我国药品价格的形成。

（三）药物经济学评价在药品价格形成中的应用

药物经济学属于一门综合性学科，其涉及的主要内容有药品的供应、需求，药品行业的动态特征，药品价格的变更等，药物经济学对其相应的研究人员综合素质提出了严格的要求，不仅要熟悉药学、临床医学、临床流行病学等直属学科知识，还要掌握经济学、社会学等边缘学科知识。药物经济学在全面评价、研究药品规划与药品服务方面有重要作用，同时应用于国家基本药物的遴选、药品价格制定等方面。

如何科学合理地制定药品价格，由过去单纯的成本加成的定价政策，转变为以价值为基础的定价，需要借助药物经济学的原理及研究方法。《中共中央国务院关于深化医药卫生体制改革的意见》中明确提到：对新药和专利药品逐步实行定价前药物经济性评价制度。药物经济学可以从全社会、医疗价格、患者等多个角度综合评价药品的价值，而不是单纯的考虑药品成本，从而指导药品合理定价。国外许多国家如澳大利亚、法国、意大利等也积极鼓励采用药物经济学指导药品定价。因此，药物经济学不仅是一个研究工具，更是决策者分析解决问题的决策工具。

二、我国药品价格管理发展沿革

药品与民众的生命健康息息相关，在一定程度上是消费者的必需品，并且具有公共性质。药品不同于普通商品，民众的身体健康和生命安全对药品的价格和质量有很大程度的依赖。因此，为了保障民众用药安全和维护消费者的基本权利，我国一直对药品价格的管理十分重视，出台了很多相关政策。自新中国成立开始至今，我国药品价格管理经历了 5 个时期。

（一）药品价格全面管制时期（1949~1980 年）

自新中国成立到改革开放以前，我国处于计划经济时代。这期间政府对各种资源的配置实行统一调配，不论是从原材料的采购还是产品的生产、流通与销售，都是由政府统一管理和分配。医药行业事关人们公众健康，政府更是对其实施严格的管制政策。不管是药品价格，还是药品的生产和流通，都在政府的严格管理之下进行生产和经营。

这个时期医药的生产企业和流通企业分开运行，它们分别负责药品的生产和流通，互不干涉。政府对企业实施严格的进入规制，非国有资本无法进入医药产业，所以医药生产企业和流通企业数量相对较少。药品的流通实行一级零售和三级批发模式。药品价格由政府统一制定，包括出厂价、批发价和零售价，最终药品的销售价是在批发价的基础上加 15%。虽然这一时期药品价格得到了有效的控制，但由于当时企业缺乏自主性，没有活力和创新动力，导致药品供应紧张且品种单调，不能满足人们对健康的需求。

（二）药品价格管制放松时期（1981～1995年）

改革开放以后，我国由计划经济向市场经济转变，此时政府开始逐步放松对医药行业的管制，特别是对药品价格，开始由“全面管制”向以“市场手段调节为主，政府调控为辅”的模式转变。

在20世纪80年代中期，虽然政府对药品的出厂价和批发价的加成比例仍严格控制，但医疗机构之间进行药品交易时，其药品价格的差额可以自主决定，政府不再强行规定；对药品价格的管理权逐步下放，并且药品定价权也开始下放给了地方政府和相关企业，允许他们进行自主定价。到20世纪90年代中期，政府加大了药价管制放松力度，逐步将竞争机制引入药品市场，增强医药企业间的竞争，由药品市场竞争决定药品价格。因当时我国市场不够成熟，市场经济框架还未成形，竞争机制也不健全，市场还没有能力独立调控，导致了药品流通不畅和生产呈现重复建设的局面，而且由于监管体制不健全，多地有不规范生产现象，药价出现短时飙升和混乱，也引发了高回扣高定价的社会现象。

（三）药品价格加强管制时期（1996～1999年）

由于放松药品价格管制，放任药品市场自由发展，导致药价高速上涨，医疗费用急剧加重，以及药品流通秩序的混乱。针对这些问题，1996～1999年，国家开始整顿和加强对药品价格管制（药价管制探索时期），国家计委在1996年和1997年先后出台了《药品价格管理暂行办法》《药品价格管理暂行办法补充规定》，规定了对药品实行分类管制，并规范了价格管制对象和范围及制定机构。此时受管制的药品品种较少，政府对药价的管理尚处于较宽松的状态。

（四）药品价格系统管制时期（2000～2015年初）

2000年至2015年初为药价的系统管制时期，国家对药品价格管制趋于严格和系统化。

2000年7月和12月，国家计委相继出台了《关于改革药品价格管理的意见》《关于印发政府定价药品目录的通知》《药品政府定价办法》，开始调整我国药品价格管理形式。根据国家宏观调控与市场调节相结合的原则，药品价格实行政府定价和市场调节价；规定实行政府定价的药品，由价格主管部门制定最高零售价格，药品零售单位（含医疗机构）在不突破政府制定的最高零售价格的前提下，制定实际销售价格；政府定价的药品仅限于列入国家基本医疗保险药品目录的药品及其他生产经营具有垄断性的少量特殊药品（包括国家计划生产供应的精神、麻醉、预防免疫、计划生育等药品),政府定价以外的其他药品,实行市场调节价,由生产企业根据生产经营成本和市场供求制定零售价;药品批发、零售单位(含医疗机构)要在不超过生产企业制定的零售价格的前提下,制定药品实际销售价格。

2001年,国家发布《中华人民共和国药品管理法》(主席令第45号)规定了我国药品价格实行政府定价、政府指导价和市场调节价。

2005年,国家发改委成立药品价格评审中心,专门负责药品成本和价格数据的收集和分析、测算以及药品价格制定或调整的组织评审等,且制定了《药品差比价规则(试行)》,规定成分相同的同种药品在改变剂型、规格、包装后都必须按照规定的比价差价执行;后于2011年12月,发改委修改完善后重新公布《药品差比价规则》,是为防止药品生产企业通过改换药品剂型、规格或包装等手段来申请新药,从而获得新药单独定价的制约办法。

此后至2015年初期间,国家多次出台价格改革管理文件,不断改革完善药品价格政策。

(五) 药品价格放开管制时期(2015年至今)

2015年4月,第十二届全国人民代表大会常务委员会第十四次会议对《中华人民共和国药品管理法》做出修改,删除政府价格部门依照价格法制定和调整药品价格(政府定价和政府指导价)的相关条款。

2015年5月,国家发改委、国家卫生计生委和财务部等7个部委联合发布了《关于印发推进药品价格改革意见的通知》,宣布自2015年6月1日起,除麻醉药品和第一类精神药品外,取消原政府制定的药品价格,完善药品采购机制,发挥医保控费作用,药品实际交易价格主要由市场形成。自此,药品重归市场定价。在药价放开的同时,国家发改委发布加强药品价格监管的配套文件。

知识拓展

规范药价再出“重拳”

【深圳商报北京讯】国家发改委正式制定并公布了《药品差比价规则》,明确规定了同种药品不同剂型、规格或包装之间最高零售价格的核定原则和方法。

国家发改委指出,近年来,药品剂型、规格、包装材料和形式不断翻新,一些企业通过改换剂型、规格或包装等逃避价格监管变相涨价,加重了社会医药费用负担。

针对这些问题,国家发改委研究提出,“按照药品通用名称,选择有代表性的剂型规格制定最高零售价格,其他剂型规格以代表品为基础,按照合理的差价比价关系核定价格”的管理方法,并经过几年试行,正式制定公布了该规则。

《药品差比价规则》明确规定了同种药品不同剂型、规格或包装之间最高零售价格的核定原则和方法。一是要求同种药品不同剂型和规格的价格应当以代表品为基础，按照规定的差比价关系核定。二是相同有效成分的药品，不得以名称不同、包装材料不同等为由，制定不同价格，防止企业通过变换名称变相涨价。三是规定了临床常用剂型之间的比价关系。四是规定了不同含量、装量、包装数量之间的比价关系，防止企业通过变换规格包装不合理涨价。

（六）医疗机构药品价格的形成

医疗卫生机构是我国主要的药品消费场所，公众主要从医疗机构获得药品。国家规定公立医疗机构的药品必须参加省市集中招标采购，因此，药品集中招标采购在控制药品价格方面起着重要作用。

2015 年 2 月和 6 月，国家先后发布了《关于完善公立医院药品集中采购工作的指导意见》和《关于落实完善公立医院药品集中采购工作指导意见的通知》，明确规定对医疗机构药品实行分类采购：① 对临床用量大、采购金额高、多家企业生产的国家基本药物和非专利药品，发挥省级集中批量采购优势，由省级药品采购机构采取双信封制公开招标采购，医院作为采购主体，按中标价格采购药品。② 对部分专利药品、独家生产药品，建立公开透明、多方参与的价格谈判机制。谈判结果在国家药品供应保障综合管理信息平台上公布，医院按谈判结果采购药品。③ 对妇儿专科非专利药品、急（抢）救药品、基础输液、临床用量小的药品和常用低价药品，实行集中挂网，由医院直接采购。④ 对临床必需、用量小、市场供应短缺的药品，由国家招标定点生产、议价采购。医疗机构按照全国统一采购价格直接网上采购，不再议价。⑤ 对麻醉药品、精神药品、防治传染病和寄生虫病的免费用药、国家免疫规划疫苗、计划生育药品及中药饮片，仍暂时实行最高出厂价格和最高零售价格管理。

结合国家发改委药品价格改革政策，医疗机构药品实行分类采购，形成 5 种形式采购价格。简单来说，分为竞价中标价、国家谈判药品价格、含低价药品在内的议价价格、定点生产药品挂网价和政府定价。

（七）国家规定国家基本药物零售指导价

2009 年 8 月，卫生部等 9 个部委印发了《关于建立国家基本药物制度的实施意见》（下称《实施意见》）。按照《实施意见》规定，由国家发改委制定国家基本药物全国零售指导价格，国家基本药物零售指导价格原则上按药品通用名称制定公布，不区分具体生产经营企业。省级人民政府在国家零售指导价格规定的幅度内，根据招标形成的统一采购价格、配送费用及药品加成政策确定本地区政府举办的医疗卫生机构国家基本药物具体零售价格。实行国家基本药物制度的县(市、区),政府举办的基层医疗卫生机构配备使用的国家基本药物实行零差率销售。医疗保险经办机构要在国家零售指导价格范围内按照国家基本药物具体价格的规定比例予以报销。

为配合国家基本药物制度的实施,2009 年 9 月,国家发改委发布《国家发展改革委关于公布国家基本药物零售指导价格的通知》,公布了国家基本药物的零售指导价格,共涉及药品 296 种,2 349 个具体的剂型规格,个别无公布价格的主要是国家基本药物目录中的公共卫生类用药及特殊管理的麻醉和一类精神用药,这些执行政府定价。

该通知主要内容有:国家基本药物零售指导价格是按照药品通用名称制定的,不区别具体生产经营企业,各级各类医疗卫生机构、社会零售药店及相关药品生产经营单位经营国家基本药物,可依据市场供求情况,在不超过零售指导价的前提下,自主确定价格。原来针对具体企业定价或特定包装规格定价的药品,作为国家基本药物销售也要执行此次公布的统一零售指导价格。各省(自治区、直辖市)价格主管部门要加强对国家基本药物市场购销价格的监测,发现问题,及时反映,国家发展改革委将适时调整价格;各地要加强对国家基本药物价格执行情况的监督检查,发现存在价格违法行为的,要依法严肃查处。

制定国家基本药物零售指导价格遵循的具体原则:确保企业能够正常生产和经营国家基本药物,保障市场供应;国家基本药物价格要充分反映成本变化情况,合理补偿企业成本,正常盈利,有利于调动企业生产积极性;充分考虑当前我国基本医疗保障水平和群众承受能力。当前,我国不同医疗保险制度的筹资和支付水平是有差异的。制定国家基本药物价格,要在企业获得正常利润的前提下,切实压缩不合理的营销费用,使国家基本药物价格总体水平有所降低,以适应现阶段医疗保障水平和群众承受能力。结合市场实际和供求状况,区别不同情况,采取"有降、有升、有维持"的方法调整价格。对于市场竞争不够充分、价格相对偏高的品种,加大降价力度;对于市场需求不确定性强、供应存在短缺现象的品种,适当提高价格;对于市场竞争较为充分且价格相对低廉的品种,中药传统制剂及部分国家规定需较大幅度提高质量标准的品种,少降或维持现行价格。

知识拓展

国家基本药物零售指导价格制定的程序

制定国家基本药物零售指导价格是严格按照我国《价格法》《药品管理法》及《政府制定价格行为规则》规定的有关程序进行的,并遵循了公开、公平、公正的原则。

在国家有关部门遴选国家基本药物的时候，国家发改委即在全国范围内对所有政府定价药品进行了成本和市场价格的调查，掌握了大量成本价格数据。这些数据涉及4 000余家药品生产经营企业和上百家医疗机构。同时，还就国家基本药物定价涉及的一些政策问题提前进行了研究，听取专家和相关部门意见，及早确定了工作方向和基本原则。

目录公布后即组织专家进行评审。国家基本药物目录公布后，国家发改委根据前期调查基础数据，对国家基本药物成本价格信息进行了整理分析，对价格的合理水平进行了测算，并组织召开了专家会议进行评审。参加评审的专家主要是质量标准、生产技术、医疗保险及医疗机构等方面的专家。其中来自基层医疗机构的专家占了40%。

广泛听取社会各方面意见。在成本价格调查和专家评审的基础上，国家发改委就价格制定的有关情况，通过不同形式征求了部分人大代表、政协委员、地方和相关部门的意见，听取行业组织及消费者代表的意见。

实施集体审议。根据专家评审和社会各方面意见，进一步完善国家基本药物价格制定的原则和方法，经过集体研究讨论后，最终确定国家基本药物零售指导价格方案。

三、 国外药品价格形成机制经验总结

国外主要发达国家的药品价格形成机制可分为官方定价和市场自由定价两大类。日本、法国等药品由国家官方定价，而美国、英国、德国等，实行允许厂家定价的自由定价制。此外，还存在利润控制定价、采购定价、参考价格定价等其他定价方法。

（一）国外国家基本药物定价方法

1. 官方定价

法国、西班牙、意大利等国采用严格的药品价格管制政策，对新药的定价及上市药品的价格上涨均有严格的管制。

法国在制定保险药费支出年度计划的前提下，政府与制药工业协会之间缔结了药品定价制度，即制药企业与药品价格委员会逐个核定药品价格。定价标准包括药品的治疗价值、替代疗法的费用以及药品销售对国民经济的贡献大小等。对门诊药品的保险偿还以保险偿还目录中的药品为限。此外，只有事先获得政府的批准，药品的销售价格才能上涨，并且禁止上市时间短于年半内的药品涨价。新药

定价方面，新药被批准可以进入市场前，需要向价格委员会递交技术及经济学两份报告供定价参考，考虑产品的特征、市场前景预测和药厂对新药研究发展已有的投入等，由政府和制药公司谈判决定新药的定价。

2. 市场自由定价

市场自由定价又叫企业自主（自行）定价，给予制药企业较大的定价权，强调由市场机制确定药品价格。该方式最大好处在于能有效促进药品研发。美国是实行药品市场自由定价的典型国家，美国政府不干预药品价格，药品价格依靠市场机制自由定价。

按照药品种类，自由定价对象主要是非报销药品或非处方药，其次是创新药，少数国家对可报销药品也实施自由定价，如丹麦。自由定价主要是针对药品出厂价，其次是批发价和零售价，并不是在各个流通环节全面实施。自由定价也并不是完全按照药企意愿定价，而是受到价格主管部门的限制或者其他环节法定定价的间接控制。例如，芬兰所有药品出厂价均为自由定价，但企业若想将其药品纳入报销范围，就需要将设定的价格提交至药品定价委员会获得审批；德国药品的出厂价都是自由定价，但仍然受到参考价格的间接管制。

3. 利润控制定价

利润控制是指通过法律法规对制药业行业规模或企业利润进行管制。实施利润控制体系的国家，企业可以按照自己的意愿自由制定药价，然后政府通过限定企业的利润水平控制药品价格或总费用。

常见的利润控制方式是形成政府与产业之间的协议，使产业对药品支出承担一定责任，促使企业降价或做出一定补偿。欧洲实施利润控制政策的国家并不少见，包括奥地利、丹麦、法国、爱尔兰、葡萄牙、西班牙及英国等，其中英国和法国最具代表性。如英国卫生部与专利药企业协会每5年举行一次谈判，确定企业利润，超出一定水平时企业需要返利或降价。法国则与医药行业协会和制药企业分别谈判，核定全国药品销售总额和单个企业药品销售增长率。

4. 采购定价

采购定价主要针对医院用药，由政府、保险基金或医院主动组团集中采购，运用招投标或价格谈判方式形成采购价格。在欧洲，公立医院药品的采购价会向社会公开，部分国家的集中采购价格即为公示价，另有部分国家公示价则由政府部门单独组织核定或通过招投标来确定，但医院会在采购过程中继续进行谈判，进一步降低药品价格，最终确定采购价格。

5. 参考价格定价

参考价格指支付体系对同一类药品设定的基准价格，药价高于参考价部分由患者或药店负担，低于参考价部分作为药房或药师收益。参考价格往往与法定定价并行存在，在欧洲各国广泛应用，在报销药品价格管理中发挥了重要作用。

参考价格可以增加市场透明度，促使患者和医师选择符合参考价格标准的药物，进而使该药物总体价格向参考价靠近。20 世纪 90 年代，德国是最先实施参考价格定价的国家，随后欧洲多数国家纷纷效仿，多年的实践大大丰富了参考定价的内涵和外延。因不同国家参考定价体系的特点不同，在药品范围、基准价格形成方法、差价支付、参考组的选择（根据通用名、药品疗效或治疗疾病分组）以及是否包含专利药等方面有所不同。

有学者认为，参考价格体系在制度设计上最为完整科学，但有相关研究发现，参考价格体系在较短时间内可以使所管理药品价格下降，但同时会促进参考价格体系之外药物用量和价格的上升，这一影响长期看会削弱甚至抵消参考定价体系的作用，因此政府一般会采取其他价格管理补充措施，如价格冻结、强制削价等。

（二）国外药品价格管理机构

世界各国设置药品价格管理的机构各有不同，大体分为 3 种模式。

1. 负责药品价格管理的机构为国家经济部门和卫生部门

前者负责制定价格，后者提供定价建议，两者协同工作，共同负责药品价格管理。例如，意大利负责药品事务的官方机构是国家药品委员会（AIFA），卫生部和经济部有权管理 AIFA 的行为，并在药品价格政策制定、监管药品费用等方面协同合作。意大利、比利时和西班牙等为该模式代表。

2. 负责药品价格管理的机构为卫生部或医保管理机构

如加拿大专利药品价格评审委员会负责管理药品出厂价格，但要通过联邦卫生部向议会报告；法国医药事务由国家健康制品卫生安全局全权监管，与定价委员会、透明委员会、药品厂商等共同决定药品价格；澳大利亚药品价格咨询委员会（PBPA）和药品保险定价机构（PBAC）在药品定价过程中根据讨论的结果并结合经济学分委员会（ESC）意见后上报联邦卫生部，最终由联邦卫生部决定药品价格。加拿大、澳大利亚、法国、瑞典、荷兰等国属于该种模式。

3. 负责药品价格管理的机构为非政府机构

如德国的医生和保险基金联邦委员会、医疗保险基金领导协会等部门；英国制药行业协会在药品价格管理中也起到重要作用；在美国无专门政府机构管理药品价格，主要由卫生保健管理组织、药品利润管理公司、民间管理式医疗组织等起到管理作用。德国、美国多采用此模式。

（三）发达国家药品价格形成机制的特点

药品的市场结构、参与药品流通的药品生产、经营企业的经营模式和水平、医疗机构和保险组织在药品消费中的行为，以及政府对药品及其价格的监管方式等，决定了药品定价机制的特点。发达国家药品价格形成机制具有以下特点。

1. 药品流通环节少

药品流通环节上，批发企业少，零售企业相对较多，批零差大，进销差小。以美国为例，四大批发企业占美国销售额的90%，差率仅百分之几，且利润丰厚。零售企业多采用连锁店的形式，社会集中化配送，实现了规模经济，效益较好。

2. 实行医药分业

大多数发达国家均实行医药分业，分开核算、分别管理。这样医疗机构不再直接参与药品流通环节，其运行费用不依赖药品销售利润来补偿，医院、医生与药品销售没有直接的利益关系。

3. 保险制度对药品消费有重要影响

发达国家均有较成熟的社会保障和保险体系，保险机构多通过制定药品报销范围、消费者自付比例等对消费者的需求产生直接抑制；通过预算控制、费用审核等办法，对医疗机构施加影响。以美国为例，保险机构根据用药规范指南审查用药、用药量及治疗时间的合理性，不合理的费用由医疗方负责，以避免盲目使用高价药品、增大用药量、延长治疗时间的现象发生。

4. 具有完备的药品定价组织体系

对药品价格进行直接干预的国家都存在相对完整独立的药品价格管理组织体系。一些国家在政府机构设有专门的价格管理部门，一些国家则通过设立专门委员会，在政府的指导下，独立地进行药品价格管理，制定药品价格。其中最有代表性的是法国“药品价格委员会”及澳大利亚“药品补贴计划定价委员会”。价格委员会依据国家赋予的权力，组织药理药效、临床等各方面专家，以及消费者利益代表，按照一定的工作程序，定期审核并提出制定调整药品价格的建议，政府依此制定药品价格。

5. 对专利药和仿制药实行差别政策

发达国家在新药审批上，鼓励和保护新药的研发，鼓励非专利药的竞争，放松对部分非专利药品生产的限制，鼓励用非专利药代替部分专利药，从而降低消费者负担。在制定具体药品价格时，多数国家都对创新药品和仿制药品、专利拥有企业和仿制企业，甚至独家仿制和多家仿制药品实行了区别价格政策。

知识拓展

WHO在控制基本药物价格方面的具体建议

WHO在控制基本药物价格方面的具体建议主要集中在价格信息收集、价格管制和议价策略3方面。

1. 价格信息收集

掌握充分的价格信息是制定价格政策和价格谈判的基础,WHO提倡建立国家范围的、区域范围的、全球范围的价格信息系统,以便政府、非政府组织、捐助机构以及涉及国家基本药物采购的其他各方方便的获取价格信息。WHO目前拥有三个全球价格信息系统和两个区域价格信息系统,分别是《国际药物价格指标指南》《HIV/AIDS诊断方法及使用药品的来源和价格》《药物初始原料/国家基本药物报告》《非洲区域办事处国家基本药物价格指南》和《每周区域办事处:艾滋病和性传播感染药品价格指南》。此外,WHO与健康行动国际组织合作于2002年出版了一个用于中低收入国家药品价格构成的数据收集手册,以提供全面、准确的国际药品价格变动信息。

2. 价格管制

(1) 对普通药品　对于国内可以保质保量生产的普通药品,最好实施本地化生产,也可实施税收优惠策略。如果国内没有生产某药品的能力或者生产成本较高,可以采取平行进口的方法,也即取消关税。对普通药品的价格管制主要着眼于控制流通环节的利润,主要方式有最高限价、参考定价、偿付限制等。

最高限价是规定药品最高零售价或最高批零差价率,对于超过最高加价率的药品,超出部分返还给国家基本药物购买方。由于各种药品的市场需求量不同会对生产企业利润产生很大影响,所以WHO提议采用分级定价策略。对于用量大的药品采用较低的差价率,对于用量少但又不可或缺的药品采取较高的加价率。

参考定价的方式一般有两种:一是从药理学或治疗学上具有相等作用的一类药品中,选择其中最便宜的一种药品作为参考药品,将其价格作为该类药品的零售价格。二是比较同一药品在各国市场上的价格,再结合本国实际上浮或下调一个百分比作为该药品的零售价。

偿付限制是把国家基本药物列入医疗保险报销目录的国家采用的价格限制方法。比如法国,一个公司的药品原则上可以以任意价格在法国销售,但如想得到法国的医药保障体系的偿付报销,则必须申请列入国家医保报销目录,与政府部门谈判来决定其用于医疗保险偿付的价格。

(2) 对专利药品　据调查,中低收入国家若完全实行世界贸易组织与贸易有关的知识产权协定的要求之后,药物价格将显著上升。2001年世界贸易组织(World Trade Organization, WTO)多哈部长会议通过了《TRIPS协议与公共健康多哈宣言》,明确了WTO成员政府采取措施保护公共健康的主权权利,就TRIPS

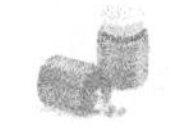

协议和公共健康领域的相关问题进行了澄清。承认了国家采取措施以维护公共健康是不可减损的权利。明确了TRIPS协议中可以用于保护公共健康、对抗知识产权专有权利的弹性条款,包括:每个成员有权颁布强制许可,也有权自由决定颁布强制许可的理由。明确了成员平行进口的权利。将最不发达国家在医药产品方面履行TRIPS协议有关义务的过渡期延长至2016年等。

3. 议价策略

合理的价格可以通过批量购买、招标采购、双边协商和价格谈判等促进供应商竞争的途径获得。只要药品的质量有保证,就应当尽可能地提高竞争程度以便获得更低的采购价格。药品价格的决定有一个"5数原则",当市场上存在至少5个可相互替代的竞争药品时,药品的价格会降到最低。批量采购可以获得更高的折扣率。如果条件允许国家可以成立或制定一个机构统一负责基本药品的采购,人口较多和国土面积较大的国家可以州或省为单位进行采购。对于用量较少的药品,可以与其他机构或国家合作进行联合采购。对于生产商或经销商较多的药品采用招标采购可以促进竞争,获得最低价格。根据"5数原则",当每一个采购品种至少有5个投标者时,采购价格会达到最低。这时再增加投标者的数量也不会进一步降低药品价格。对生产厂商或经销商很少的产品,在掌握价格信息的基础上进行价格协商是获得合理价格的有效方法。

四、 我国国家基本药物价格形成机制政策

(一) 影响因素

药品价格形成机制中的参与者包括政府相关部门、药品生产流通企业、医疗机构及医生、药品消费者,见图7-1。

首先,政府相关部门可对政府定价目录内的药品进行定价,对于该目录内的药品,政府相关部门可设定价格上限,以保证药品销售价格控制在合理范围之内。同时,政府部门通过招标或谈判等多种形式形成药品价格。

其次,药品生产流通企业可在价格上限之内制定药品零售价格。对于政府定价目录范围之外的药品,药品生产企业可依据企业药品生产成本、企业经营状况及市场供求关系等来制定药品价格。

再者,医疗机构和医生可以依据消费者的实际支付能力使用不同价格的药品,尤其是医疗保险的普及,给医疗机构和医生提供了更多、更大的选择不同价格药品的空间。

最后,药品消费者在与医院的博弈中总是处于信息不对称劣势地位,其对药品价格形成的影响力较小。在当前的药品价格形成机制下,消费者很难主动参与到药品价格形成过程中去。

药品价格形成机制的参与者的地位及作用(图7-1):

1）政府部门是药品价格机制形成的制定者和引导者。

2）药品生产企业是影响药品价格的主要市场主体。

3）药品流通企业是影响药品价格的关键主体。

4）医院是影响药品价格的特殊主体。

5）药品消费者(患者)是影响药品价格的潜在主体。

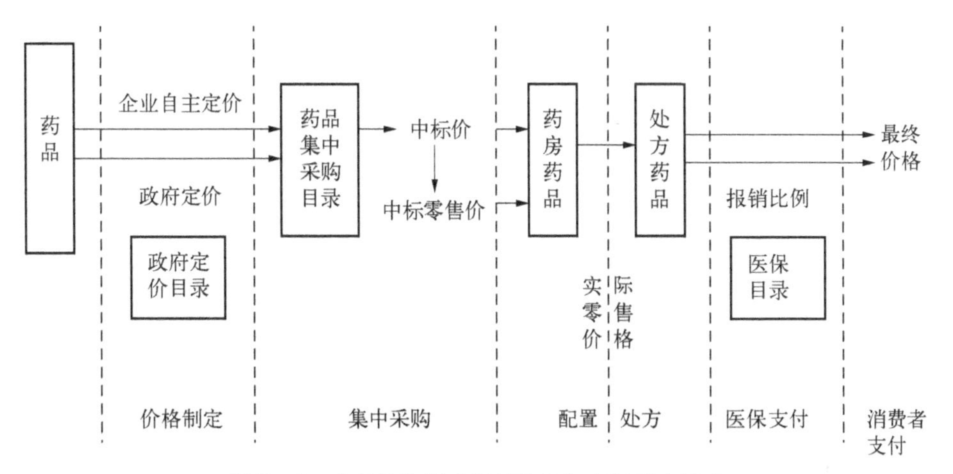

图7-1 药品价格形成机制的参与者及影响因素

(二)价格形成机制

2015年,国家发改委、国家卫生计生委、人力资源社会保障部等部门联合印发《关于印发推进药品价格改革意见的通知》,决定从2015年6月1日起取消绝大部分药品政府定价,完善药品采购机制,发挥医保控费作用,药品实际交易价格主要由市场竞争形成。

其中,在药品价格形成机制方面,发挥市场和政府“两只手”作用,建立科学合理的价格形成机制。要充分发挥市场配置资源的决定性作用,重点从完善药品采购机制、强化医保控费作用、强化医疗行为和价格行为监管等方面,强化医药费用和价格行为综合监管,以促进建立正常的市场竞争机制,引导市场价格合理形成。

《关于印发推进药品价格改革意见的通知》中明确指出,除麻醉药品和第一类精神药品外,取消药品政府定价,完善药品采购机制,发挥医保控费作用,药品实际交易价格主要由市场竞争形成。其中:① 医保基金支付的药品,由医保部门会同有关部门拟定医保药品支付标准制定的程序、依据、方法等规则，探索建立引导药品价格合理形成的机制。② 专利药品、独家生产药品，建立公开透明、多方参与的谈判机制形成价格。③ 医保目录外的血液制品、国家统一采购的预防免疫药品、国家免费艾滋病抗病毒治疗药品和避孕药具，通过招标采购或谈判形成价格。④ 麻醉药品和第一类精神药品，仍暂时实行最高出厂价格和最高零售价格管理。⑤ 其他药品，由生产经营者依据生产经营成本和市场供求情况，自主制定价格。因此，根据药品性质的不同，药品价格产生方式也有差别。

1. 药品竞价中标价

对于临床用量大、采购金额高、多家企业生产的国家基本药物和非专利药品，以省为单位，运用双信封招标法，通过经济技术标书评审的企业，在商务标书评审中，同一个竞价分组按报价由低到高选择中标企业和候选中标企业。药品中标价格即为竞价中标价。医院作为采购主体，按中标价格采购药品。

为保证药品价格竞价合理，国家规定国家基本药物采购落实带量采购。医院按照不低于上年度药品实际使用量的80%制定采购计划和预算，并具体到品种、剂型和规格，每种药品采购的剂型原则上不超过3种，每种剂型对应的规格原则上不超过2种，兼顾成人和儿童用药需要。省级药品采购机构应根据医院用药需求汇总情况，编制公开招标采购的药品清单，合理确定每个竞价分组的药品采购数量，并向社会公布。

此外，进一步完善双信封评价办法。投标的药品生产企业须同时编制经济技术标书和商务标书。经济技术标书主要对企业的GMP资质认证、药品质量抽验抽查情况、生产规模、配送能力、销售额、市场信誉、电子监管能力等指标进行评审，并将通过GMP（2010年修订）认证情况，在欧盟、美国、日本等发达国家（地区）上市销售情况，标准化的剂型、规格、包装等作为重要指标。通过经济技术标书评审的企业方可进入商务标书评审。在商务标书评审中，同一个竞价分组按报价由低到高选择中标企业和候选中标企业。对竞标价格明显偏低、可能存在质量和供应风险的药品，必须进行综合评估，避免恶性竞争。优先采购达到国际水平的仿制药。

2. 国家谈判药品价

对于专利产品和独家品种，国家卫生计生委经组织与各相关企业谈判，于2016年5月，国家卫生计生委发文《关于做好国家谈判药品集中采购的通知》和国家卫生计生委办公厅《关于公布国家药品价格谈判结果的通知》，公布谈判结果，通知首批谈判成功药品（替诺福韦酯、埃克替尼和吉非替尼），价格降幅均在50%以上，与周边国家（地区）趋同，要求各地抓紧落实将谈判药品集中挂网，根据各地情况完善医保支付范围管理办法，做好国家药品谈判试点与医保支付政策衔接，并加强综合监管与宣传引导。

药品谈判结果公布后，各省根据国家文件要求，陆续发文通知做好国家谈判药品集中采购工作。广东省于当年7月4日发文《广东省卫生健康委等七部门转发关于做好国家谈判药品集中采购的通知》，文件规定国家谈判药品直接挂网采购，各医疗机构要优先采购和使用国家谈判药品，将国家谈判药品纳入本机构基本用药供应目录，并结合实际需要通过省第三方平台按照国家谈判的价格直接采购相关品种；生产经营企业要确保药品质量安全，做好供应保障和按期配送到位，医疗机构及时与生产经营企业进行结算；各市做好医保政策衔接工作，完善定点医药机构服务协议管理，对医疗机构诊疗、用药行为加强监管，控制医疗费用不合理增长，确保基金平稳运行。截止至2016年12月23日，已有23个省份将谈判药品纳入各类医保合规费用范围。

随着我国医疗保险制度的进一步改革推进，2017年2月，《人力资源社会保障部关于印发国家基本医疗保险、工伤保险和生育保险药品目录(2017年版)的通知》要求，对专家评审提出的拟谈判药品，人社部与其生产企业沟通谈判意向后，于2017年4月14日发布通告，确定44个品种纳入2017年国家基本医疗保险、工伤保险和生育保险药品目录谈判范围。44个拟谈判药品经由人社部组织专家与相关企业进行谈判，并于2017年7月19日印发了《关于将36种药品纳入国家基本医疗保险、工伤保险和生育保险药品目录乙类范围的通知》，通知其中36个药品谈判成功，将纳入《国家基本医疗保险、工伤保险和生育保险药品目录(2017年版)》乙类范围，并同步确定了这些药品的医保支付标准，具体报销比例由各统筹区自行确定；规定各省(区、市)社会保险主管部门不得将有关药品调出目录，且不得调整限定支付范围。

此次谈判成功率达到81.8%，与2016年平均零售价相比，谈判药品的平均降幅达到44%，最高的达到70%，大部分进口药品谈判后的支付标准低于周边国际市场价格，大大减轻了我国患者的医疗费用负担。本次纳入药品目录的36个药品中包括31个西药和5个中成药。

西药中有15个是肿瘤治疗药，覆盖了肺癌、胃癌、乳腺癌、结直肠癌、淋巴瘤、骨髓瘤等癌种，曲妥珠单抗、利妥昔单抗、硼替佐米、来那度胺等多个社会比较关注、参保人员需求迫切的肿瘤靶向药位列其中，其他分别为治疗心血管病、肾病、眼病、精神病、抗感染、糖尿病等重大疾病或慢性病的药物，以及治疗血友病的重组人凝血因子Ⅶa和治疗多发性硬化症的重组人干扰素β-1b两种罕见病药。中成药中有3个是肿瘤药，另外2个是心脑血管用药。此外，医保药品目录准入谈判充分体现了对医药创新的重视和支持，列入谈判范围的西达本胺、康柏西普、阿帕替尼等国家重大新药创制专项药品全部谈判成功。

2018年国务院决定对进口抗癌药实行零关税，同年6月，国家医保局等部门启动了医保目录外抗癌药医保准入专项谈判工作。经过与企业的谈判，有17种抗癌

药谈判成功，随后10月份，国家医疗保障局印发了《关于将17种药品纳入国家基本医疗保险、工伤保险和生育保险药品目录乙类范围的通知》。全国各地先后将17种抗癌药纳入医保报销目录，纳入目录的17个药品中包括12个实体肿瘤药和5个血液肿瘤药，均为临床必需、疗效确切、参保人员需求迫切的肿瘤治疗药品，涉及非小细胞肺癌、肾癌、结直肠癌、黑色素瘤、淋巴瘤等多个癌种。17个谈判药品与平均零售价相比，平均降幅达56.7%，大部分进口药品谈判后的支付标准低于周边国家或地区市场价格，平均低36%，大大降低了患者负担。

3. 公立医院GPO谈判议价

除了国家进行药品谈判，多地探索GPO模式进行药品谈判。在我国试行GPO模式的地区，GPO受医疗机构委托，集成订单合并目录，形成批量购买力，引导生产和供应企业参与竞争，形成竞价机制，最终形成低于招标中标价的结算价格。同时规范采购行为，优化医院和药品供应企业物流。对药品供销流程进行全程动态监管。降低供应链的总成本，从而降低患者药品费用。

4. 国家组织药品集中采购试点中标价

2019年1月1日，《国务院办公厅关于印发国家组织药品集中采购和使用试点方案的通知》发布，根据党中央、国务院部署，为深化医药卫生体制改革，选择北京、天津、上海、重庆和沈阳、大连、厦门、广州、深圳、成都、西安11个城市，从通过质量和疗效一致性评价的仿制药对应的通用名药品中遴选试点品种，开展国家组织药品集中采购和使用试点，探索完善药品集中采购机制和以市场为主导的药品价格形成机制。

第一批国家集采药品有25个(如硫酸氢氯吡格雷片、阿托伐他汀钙片、苯磺酸氨氯地平片等)，从通知发布至4月份，据了解，11个城市已全部启动了试点工作。总体来看，试点工作稳步实施，预期的改革效果初步显现，药品价格有效降低。发挥以量换价的优势，试点地区中标药品价格平均降幅达52%，非试点地区价格联动，部分未中选品种企业主动降价争取试点以外的市场，药价整体呈明显降低趋势。

5. 定点生产药品挂网价

在2015年2月，工信部、原国家卫生计生委、国家发改委、国家食品药品监管总局联合印发《关于国家基本药物定点生产试点有关事项的通知》，通知国家开展完成了国家基本药物定点生产试点的第一批4个品种(去乙酰毛花苷注射液、盐酸洛贝林注射液、盐酸多巴酚丁胺注射液和甲巯咪唑片)及中标企业的情况(表7-1，表7-2)。文件要求定点生产企业按照所划分的区域，直接在省级集中采购平台上挂网销售相应品种；政府办基层医疗卫生机构应全部配备使用定点生产品种，各级公立医院及其他医疗卫生机构也应优先配备使用定点生产品种，同时要求政府办基层医疗卫生机构使用的定点生产品种，应委托省级药品采购机构按照统一价格，从定点生产企业集中采购、集中支付货款，公立医院也应优先按照统一价格从定点生产企业采购相应品种。

表 7-1 定点生产企业供货区域

序号	品　种	生产企业	供货区域
1	去乙酰毛花苷注射液（2 mL：0.4 mg）	上海旭东海普药业有限公司	北京市 河北省 山西省 黑龙江省 上海市 安徽省 福建省 江西省 山东省 河南省 湖北省 云南省 西藏自治区 陕西省 甘肃省 宁夏回族自治区
		成都倍特药业有限公司	天津市 内蒙古自治区 辽宁省 吉林省 江苏省 浙江省 湖南省 广东省 广西壮族自治区 海南省 重庆市 四川省 贵州省 青海省 新疆维吾尔自治区
2	盐酸洛贝林注射液（1 mL：3 mg）	上海禾丰制药有限公司	吉林省 上海市 浙江省 安徽省 福建省 江西省 山东省 河南省 湖南省 广东省 广西壮族自治区 云南省 西藏自治区 陕西省 青海省 新疆维吾尔自治区
		华润双鹤药业股份有限公司	北京市 天津市 河北省 山西省 内蒙古自治区 辽宁省 黑龙江省 江苏省 湖北省 海南省 重庆市 四川省 贵州省 甘肃省 宁夏回族自治区
3	盐酸多巴酚丁胺注射液（2 mL：20 mg）	上海第一生化药业有限公司	北京市 内蒙古自治区 辽宁省 吉林省 黑龙江省 上海市 浙江省 河南省 广东省 广西壮族自治区 重庆市 贵州省 云南省 西藏自治区 甘肃省 新疆维吾尔自治区
		浙江瑞新药业股份有限公司	天津市 河北省 山西省 江苏省 安徽省 福建省 江西省 山东省 湖北省 湖南省 海南省 四川省 陕西省 青海省 宁夏回族自治区
4	甲巯咪唑片（5 mg）	北京市燕京药业有限公司	全国

表 7-2 定点生产品种医疗机构统一采购价格

序号	品　种	规　格	价　格	备　注
1	去乙酰毛花苷注射液	2 mL：0.4 mg	11 元/支	
2	盐酸洛贝林注射液	1 mL：3 mg	2.73 元/支	
3	盐酸多巴酚丁胺注射液	2 mL：20 mg	7.2 元/支	
4	甲巯咪唑片	5 mg	5.87 元/瓶	100 片/瓶

6. 药品支付指导价

医保基金支付的药品，通过制定医保支付标准探索引导药品价格合理形成的机制。目前我国研究的药品支付指导价有可能以德国模式作为原型，政府对所有药品按照成分、疗效等指标进行分类，把所有产品分类分组，每组依据产品的平均生产成本、疗效等指标，制定统一的支付指导价格，医生或患者可使用所有不同价格的药物，但每个产品对应唯一的支付指导价，产品价格低于支付指导价则以实际价格报销,超出支付指导价的部分由患者承担。

(1) 药品支付指导价的定义　药品支付指导价的关键是药品的价格要由市场形成。由市场通过正当的竞争形成,政府通过事先制定好与支付水平密切相关的价格,这个价格低于市场竞争平衡价格而制定,与医保支付水平密切挂钩。这套机制的核心作用与按病种付费的理念相同,通过预先合理地确定一个价格给生产者、经营者、医院,围绕这个价格,发挥购销双方的积极性,节约采购成本。对医院而言节省的医保基金归本单位,超支自付。对消费者而言,价格一旦确定,消费者支付比例已经确定,因为报销比例或报销制度、报销标准是确定的。对药品生产企业、经营企业而言,总的价格框架是确定的,实际供给医疗机构的价格主要通过市场竞争来形成。通过药品支付指导价的研究,我国的药品价格趋于合理,药品回归治病救人的本质属性。

对于药品支付指导价,有4点不可忽视:① 药品支付指导价支付标准应该以新医改5年来全国31省市的药品中标的中位价作为制定依据;② 同一通用名药品的价格采取相同的支付价,超出部分患者自付;③ 凡是采购或医保目录内的独家均可谈判议定;④ 创新药、急缺药及时动态纳入,以鼓励药企的创新。

(2) 药品支付指导价的表现形式及其特点　① 鼓励药品供应商充分竞争,可自行定价,但医保机构只按基准价支付。② 对于独家品种及区别定价品种,不得高于基准价销售。对此类具有议价谈判能力的品种专项压制,基准价相当于最高零售价。③ 在招标采购中以独家或单独定价分组,获得价格竞争优势的品种,在基准价上要被限制。④ 基准价可根据各省的经济发展水平、医疗服务保障能力、采购数量等等因素,由医保参与三方谈判做出调整,替代以往国家发改委通过调整最高零售价方式调价。⑤ 一抑一扬:抑制医生通过处方牟利,鼓励通过低于基准价销售获利,以降低医保付费。⑥ 独家及单独定价品种受到影响,“伪独家”及原研药品或将失去价格保护。

(3) 药品支付指导价对药品集中采购的影响　自取消药品最高限价后,药品招标采购制度与医保制度将在药品价格管理中产生重要影响,即药品医保支付标准将对药品实际价格形成核心导向作用。也就是说,医保支付标价的实施将会对药品价格市场产生政策杠杆调作用,即对零售价与医疗机构采购价的“双向调节作用”(图7-2)。我国医疗机构和药店的药品采购价低于药品医保支付标准时,药品差价收益直接或间接全部归医疗机构和药店所有,医疗机构和药店为获取更多利润将会主动压低采购价格(图7-3)。

国外实施药品医保支付标准管理制度的国家与地区,普遍实施“仿制药一致性评价制度”,在仿制药注册审评中确保原研药与仿制药质量一致、生物等效。但是国外国家与地区仍然在药品支付模式与医保目录上体现出同通用名不同品牌的差异性,这是激励企业创新、保障企业创新的必要手段。我国药品一致性评价制度尚

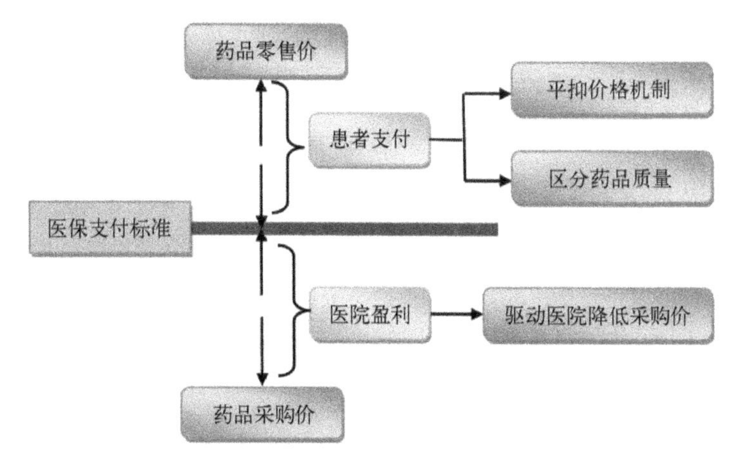

图7-2 医保支付双向调节示意图

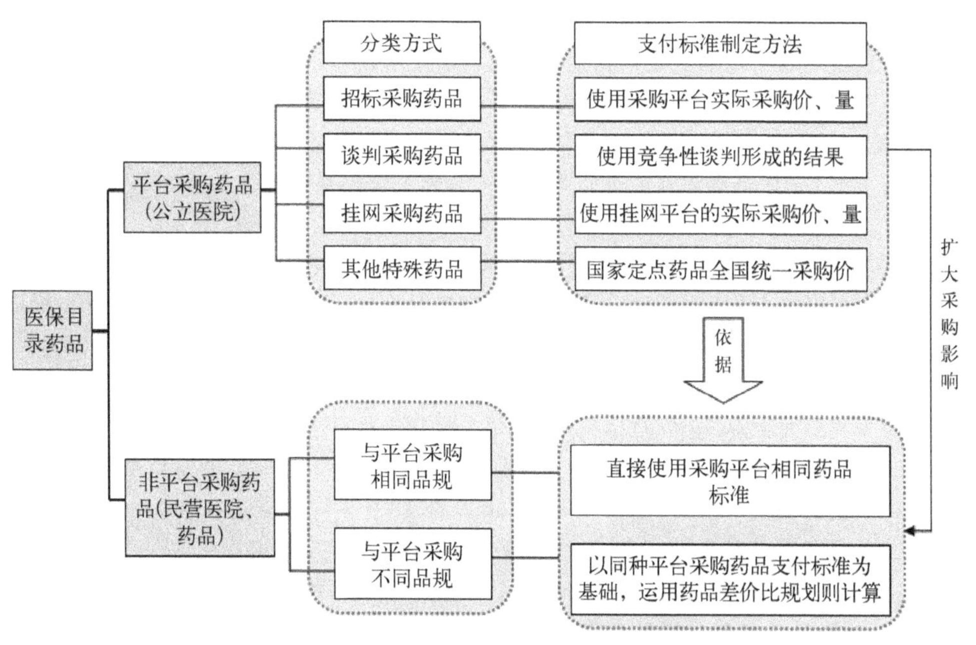

图7-3 药品医保支付标准分类实施方案

在研讨完善过程中，药品质量参差不齐系我国医药产业的基本现状，故在药品医保支付标准制定中体现对不同质量药品的价格控制十分必要。

（三）加强国家基本药物价格综合管理

充分借鉴国际经验，做好与药品采购、医保支付等改革政策的衔接，强化医药费用和价格行为综合监管。我国正在逐步建立以市场为主导的药品价格形成机制,招标采购制度对我国药品价格的影响得以加强。采购价格会对药品的最终零售价和卫生费用支出产生巨大影响。因此,增加对药品采购价格的风险预警功能,排查不规范的价格行为,提高监管效能。

知识拓展

国家发改委重拳整治医药市场
三药企协议价格垄断被罚260万元

据南方日报报道,2016年7月27日,国家发改委在官网发布消息称,近日对华中药业、山东信谊、常州四药3家公司达成并实施艾司唑仑原料药、片剂垄断协议案依法做出处罚,合计罚款260余万元。3家公司也被依法责令立即停止实施垄断协议。

据了解,艾司唑仑具有镇静、催眠和抗焦虑疗效,是国家严格管控的二类精神药品。艾司唑仑片属于国家基本药物目录中的神经系统用药,同时列入国家低价药目录。

根据相关法规,我国对二类精神药品原料药的准入和生产实行严格管制,全国获得艾司唑仑原料药生产批文的企业只有4家,实际在产的只有华中药业、山东信谊和常州四药。而这3家企业同时也是艾司唑仑片的生产厂家。国家发改委调查发现,2014年低价药政策出台后,3家企业通过会议、会面、电话、短信、邮件等方式,在艾司唑仑原料药市场达成并实施了联合抵制交易的垄断协议,在艾司唑仑片剂市场达成并实施了固定或变更商品价格的垄断协议。

2014年9~10月,当事人在河南郑州举行会议,协商艾司唑仑原料药和片剂的有关安排。当事人最后达成以下共识:一是每家企业生产的艾司唑仑原料药仅供本公司生产片剂使用,不再外销;二是对艾司唑仑片剂集体涨价形成默契。2014年12月以来,3家企业通过下发调价函的形式逐步调高艾司唑仑片剂价格,华中药业和山东信谊多次通过会面、电话、短信等形式就调价信息进行沟通联络。

国家发改委调取的原料药销售数据显示,2013~2014年,当事人共向下游16家片剂生产企业供应原料药。2014年10月以后,当事人陆续停止对外正常供货,生产的原料药仅供自用,大部分片剂生产企业由于缺少原料药而被迫停产。调取的片剂销售数据显示,2014年12月至今,3家企业销售的艾司唑仑片价格均出现大幅上涨,且涨价时机高度一致,证明联合涨价的价格垄断协议得到了实质性实施。以3家企业都生产的1 mg×20片规格的艾司唑仑片为例,2015年至今,华中药业出厂价上涨超过3倍,山东信谊上涨近2倍,常州四药上涨1.6倍,3家企业的艾司唑仑片出厂价格涨至约1毛/片。

国家发改委认为,华中药业、山东信谊、常州四药作为生产销售艾司唑仑原料药和片剂的独立市场主体,属于在艾司唑仑原料药市场、艾司唑仑片剂市场具有竞争关系的经营者。3家公司达成并实施的艾司唑仑原料药联合抵制交易的垄断协议,使其他片剂生产企业由于缺少关键投入品而被迫退出市场,严重排除、限制了片剂市场的竞争，也扫清了在片剂市场实施联合涨价的障碍。与此同时，3家公司达成并实施的提高艾司唑仑片剂价格的垄断协议，直接导致2015年以来艾司唑仑片剂价格的大幅上涨，增加了广大患者的药费负担，损害了消费者利益。在两种垄断协议的共同作用下，艾司唑仑片剂市场供应总量减少，患者用药可及性受到影响。

国家发改委称，根据垄断行为的性质、程度、持续时间，以及当事人在垄断协议中的不同作用、对调查的配合程度等因素，依法责令当事人立即停止实施垄断协议，并处罚款共计2 603 823元。

五、完善我国国家基本药物价格形成机制政策建议

（一）引导市场主体有序充分竞争

取消药品政府定价后，要进一步完善药品采购机制，按照规范公立医院和基层医疗卫生机构药品采购的相关要求和措施，坚持药品集中采购方向，根据药品特性和市场竞争情况，实行分类采购，促进市场竞争，合理确定药品采购价格。调动医疗机构、药品生产经营企业、医保经办机构等多方参与积极性，引导各类市场主体有序竞争。

（二）构建药品采购价格信息动态监管体系

通过对各地区、各类型的药品采购价格指数的全面探讨，解决不同专业类别、政策管理类别、区域类别的采购药品代表品的选择、权重的确定及如何进行质量调整等关键性问题，构建国家层面的药品集中采购价格指数体系。

通过研究集中采购价格指数，以价格杠杆反映市场行情，将为药品监管部门和行业部门提供及时的医药市场运行状况，同时为药品价格监测提供了依据。此外，价格指数为采购投标方提供价格变化信息，研判市场需求变化趋势，引导市场合理运力投入；为需求方提供中标价格的基本情况，保障患者医疗福利；为药品采购平台的运行提供及时的信息支持，有利于药品采购制度更加规范化、标准化和信息化，充分发挥药品采购制度对药品价格的控制作用，降低虚高药价，恢复药品真正价值。

（三）强化医保控费作用

医保部门在调查药品实际市场交易价格基础上，综合考虑医保基金和患者承

受能力等因素制定医保药品支付标准。做好医保、招标采购政策的衔接配合,促进医疗机构和零售药店主动降低采购价格。同步推进医保支付方式改革,建立医疗机构合理用药、合理诊疗的内在激励机制,减轻患者费用负担。

(四)严格对药品价格的精细化监管

药品价格的改革方向不是直接压低价格,而是将目前药品价格的隐形加价逐步透明化、规范化。充分调研与借鉴国际经验,对进口药和国产品形成完善的定价机制,进行药品出厂价申报制度,对药品价格进行精细化监管,明确药品出厂价、流通环节加价和医院内药品销售价格。

加强对新药注册审批的管理。看病贵问题一方面有以药补医造成的原因,另一方面是因为新药注册审批制度,使得很多老药变新药重新上市,导致药品价格的虚高。为了增强医药改革解决看病贵问题的效果,还应加强对新药注册审批的管理。修订《药品管理法》中有关新药的定义,严格限定新药的注册审批范围,提高新药的注册审批门槛,在新药的审批中可以采取决策和执行分离的原则,也可以成立专门的技术专家指导小组,在相关问题的决策上,听取其重要的参考意见。通过控制最高零售价、实际供货价和流通差价率的方式,加大对药品流通环节的监管力度,控制流通环节的利润空间。

【参考文献】

曹阳,高恩芳,2014.国际药品价格规制政策比较与借鉴[J].现代商贸工业,8:30-31.

陈太平,吴冬妮,陈曙东,等,2015.药物经济学的评价方法及应用情况[J].东南国防医药,6:626-628.

古新功,2014.中国药品价格管制现状及对策思考[J].湖北社会科学,8:11-18.

何常楠,傅鸿鹏,2016.欧洲国家药品价格管理及对我国的启示[J].中国卫生经济,35(11):56-59.

胡善联,2017.医院药品集团采购还是新生事物[J].中国卫生,1:86-87.

黄洁,2014.新医改以来我国药品价格管理问题及对策研究[D].上海:复旦大学.

李向平,2014.药物经济学评价在药品定价中的应用[J].中国卫生产业,30:53-53.

钱沛,2016.我国药品价格监管的法律制度研究[D].甘肃:兰州财经大学.

任婷,2016.我国药品价格形成的制度变迁及其利益集团影响研究[D].陕西:西北大学.

沙盼雨,2014.中国药品价格规制及其效果研究[D].广东:广东财经大学.

唐圣春,2009.市场经济条件下我国药品价格规制研究[D].湖北:华中科技大学.

叶露,2009.国家基本药物政策研究[D].上海:复旦大学.

赵娴珺,2015.新医改形势下药品价格管制的法律问题研究[D].云南:云南大学.

第八章

国家基本药物支付报销

国家制定实施基本药物制度，目的是减轻群众看病负担，保证人人享有基本药物，保障群众安全用药。然而，国家基本药物制度的实施是否能真正有效减轻群众看病负担、保证人人享有基本药物，除了制度本身的相关政策，如零差率销售、流通供应、规定各级医疗机构配备使用等措施外，医保支付报销亦起到关键的作用，其与医保政策密切相关。医保支付报销政策是基本药物能否成为公共产品的标志之一，是群众能否公平获得基本药物的重要保障。

一、医疗保险支付报销基本知识

（一）医疗保险及其分类

医疗保险制度是指一个国家或地区按照保险原则为解决居民防病治病问题而筹集、分配和使用医疗保险基金的制度。医疗保险是人类对付疾病风险的一种手段，是保险的一种，是为补偿因疾病带来的损失的保险。

从实施的形式来说，医疗保险分为两类，社会医疗保险和商业医疗保险。社会医疗保险由政府主办的、按有关法律规定的，由劳动者本人、所在单位和国家按工资的一定比例共同筹集资金，对参保人员患病引起的诊疗费、检查费、药费、住院费、手术费、护理费等直接费用进行经济补偿的制度，是社会保险的重要组成部分。商业医疗保险则是保险公司开办，为补偿被保险人因伤病发生的医疗费用和收入损失的一类保险业务，由投保人自愿缴纳保险费，缴费越多，保障越充分，这种方式能够满足人们多层次的医疗保障需求。

我国的医疗保险体系主是以社会保险为主，商业医疗保险起补充作用。目前我国的基本医疗保险制度由三部分组成，分别是城镇职工基本医疗保险、城镇居民基本医疗保险和新型农村合作医疗保险。

（二）医疗保险运行机制

社会医疗保险系统是围绕着医疗服务的需求与供给及医疗费用的筹集、管理和支付的过程而产生的各个方面、各种因素相互依存和互相作用的有机整体。它包括4个方面的要素，即社会人群（被保险人）、医疗保险的提供方（保险人）、医疗服务的提供方（医疗服务供给人）和有关政府部门（管理人）。因此，所谓医疗保险系统，也可概括为由医疗保险人、被保险人、医疗保险供给人和管理人所组成的医疗保险基本运行体系。

从医疗保险系统来看，其最基本的关系是供需关系，但医疗保险的特殊之处却是它涉及两重供求关系，一重是与其他保险相类似的医疗保险提供者和医疗保险需求者之间的关系，即医疗保险机构与其被保险对象的关系；另一重则因为医疗保险提供者未必能够直接提供医疗服务，因此医疗保险还涉及医疗服务提供者与医疗服务需求者之间的关系，即医院等医疗服务机构与被保险对象的关系。因而，在医疗保险系统中，形成了一种由医疗保险机构、医疗保险被保险对象、医疗服务提供者和政府组成的三边四方关系（图8－1）。

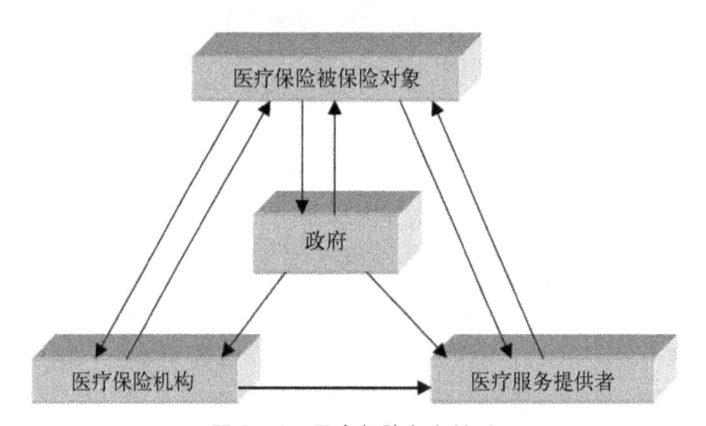

图8－1　医疗保险各方关系

（三）医保支付

1. 医保支付的概念

医保支付是医疗保险体系的一个重要环节，也是医疗保险最基本、最重要的职能之一，对政府、医疗机构以及参保人员均有较大影响。

医保支付也称为医疗保险费用偿付或结算，是医疗保险的保障功能得以最终实现的有效途径。具体讲，就参保单位和参保人向医保机构缴付一定数额的医疗保险费，建立医保基金，当医疗服务机构向参保人提供医疗服务后，保险机构作为付款人，按规定代替参保人向医疗服务机构补偿所花费的费用。这是一种经济补偿行为。

2. 医保支付的方式及其分类

医保支付系统包括支付方式、支付水平、支付范围、支付标准等，其中最核心的是支付方式。医保支付方式是指医疗保险费用偿付的方式和流向,指医保机构(保险方)对定点医疗机构(医疗服务机供应方)支付参保患者医疗费用的途径和方法,是医保经办机构对为参保患者提供了医疗服务行为的医疗机构进行经济补偿的有关准则。不同的支付方式与标准会产生不同的激励机制。

按不同的分类标准,医疗保险支付方式可分为:

(1) 按支付的不同主体分为一体式和分离式　一体式指医保直接承办医疗机构,如美国的健康维护组织;分离式即医保方与医疗服务供方各自独立,我国所采用的就是这种方式。

(2) 按支付对象分为直接付费、第三方付费和共同支付3种　直接付费指参保患者缴纳医保费用后,先自行支付医疗费用,然后由医保进行费用补偿;第三方付费指由医保机构直接支付医疗费用;共同支付指由参保患者和医保机构共同分担医疗费用,具体又表现为起付线、封顶线或按比例分担。由于共同支付方式能够同时约束医疗服务供需双向,从而成为很多国家的共同选择,我国也采用这种方式。

(3) 按支付内容分为对医疗服务的支付、对药品的支付　对医疗服务的支付主要是支付医疗机构提供的门诊服务、住院服务和其他一些服务;对药品的支付主要是对一些常规的、基本的药品进行费用支付。

(4) 按支付时间分为预付制和后付制　预付制指在医疗服务提供之前,就由医保机构和医疗机构协商确定出相对固定的费用支付标准,具体支付方式包括按人头付费、按病种付费、按床日付费、按服务单元付费和总额预付等;后付制指在医疗机构提供医疗服务后,以实际发生的医疗费用为基础进行支付,后付制代表的支付方式是按服务项目付费。

3. 医保支付方式的特点

在实际医保支付中,让需方即参保者与医保基金共同承担医疗费用,可在一定程度上规避参保方的道德风险,避免医疗资源过度使用。

对医疗机构的支付方式中预付制包括按人头付费、按病种付费、总额预付、按服务单元付费和按床日付费等,后付制主要指按服务项目付费。我国医保支付中,普遍采用后付制按服务项目付费,随着近年来的医疗卫生体制改革,渐渐向预付制和混合式转变过渡,不同的支付方式各有优缺点(表8-1)。

表8-1　几种支付方式的优缺点

支付方式	概　念	主要优点	主要缺点
按人头支付	支付方按照服务人口数量支付服务提供方,后者完成规定的服务内容	对服务和费用都有高度的控制;有利于开展预防工作;行政管理成本低	医生对患者选择避重就轻,推诿较重患者

续表

支付方式	概　念	主要优点	主要缺点
按病种支付	按患者的主要诊断、次要诊断、年龄、疾病的情况分组，每组支付相同的费用	激励医院降低成本，减少诱导需求，一定程度上有效控制医疗	医疗质量无法保证，可能出现医疗欺诈即诊断升级
总额预付	支付方按照一定依据确定一个总额，支付给医疗机构，医疗机构提供规定的医疗服务	费用结算简单，管理成本低；服务提供者有控制费用的动力，费用控制可靠	可能阻碍医疗服务技术的更新和发展；医疗服务提供数量减少，质量降低
按服务单元支付	按预定的住院日费用标准支付住院患者每天的费用，或按诊次费用标准支付门诊服务	激励医院降低每住院日或每门诊人次成本	延长住院日，分解处方，增加复诊，推诿重症患者
按服务项目支付	典型的后付制，支付方根据医疗服务方提供的医疗服务项目和服务量，按规定的付费标准向医疗机构进行支付	操作简便易行，适用范围广泛；医生具有行医自主权，能够促进医生医疗技术的进步，特别是高费用技术	易产生诱导需求，可能导致医疗向高、精、尖发展，忽视常见病和多发病的防治；管理成本高，难以有效控制医疗费用

4. 医保支付的作用

医保支付是医疗保险体系的一个重要环节，也是医疗保险最基本、最重要的职能之一，对政府、医疗机构及参保人员均有较大影响。政府可以通过医保支付这个控制阀，调控医疗服务供方与需方之间的医疗行为，控制医疗费用的上涨。医疗机构可通过医保的支付获得医疗资源消耗的补偿，维持其正常的发展运行。参保人员通过医保支付分担了其个人疾病风险负担，实现社会互助。

总之，医保支付不仅直接影响各方经济利益，还涉及对疾病风险的承担能力、对医疗机构的经济补偿能力、对医疗费用的控制力度及对医疗资源配置的引导能力。

（四）国家基本药物医保筹资能力

筹资能力是指卫生筹资系统能否筹措足够的资金来满足卫生部门需要的费用水平。根据这个定义，国家基本药物医保筹资能力就是指基本医疗保险系统能否筹措足够的资金来满足国家基本药物需要的费用水平，而在其中政府则承担着最主要的筹资责任。

国家基本药物制度属于药物政策范畴，以国家卫生健康委为主管部门，覆盖所有人群，以国家专项补助和基本医疗保险基金为资金来源。我国国家基本药物制度并没有筹资机制，而是以基本医疗保险制度为重要支撑，因此基本医疗保险是国家基本药物制度的主要付费方之一。目前，基本医疗保险制度不断完善，国家基本药物制度实施取得了一定成效。国家基本药物已全部纳入医保甲类药品目录，使得国家基本药物费用借助基本医疗保险制度现有的支付体系进行报销，大大降低了国家基本药物费用的患者自付部分,增强了国家基本药物的可负担性,更好地满足了群众的基本用药需求。

(五)药品医保支付标准

药品医保支付标准是为医保药品消费所设定的支付标准,也称“医保药品支付价”“基准价”。药品医保支付标准是根据药物在治疗效果上的等效性和临床上的替代性,将具有可替代的药品进行分组,按照某个基准价确定各组药品的医保补偿水平。支付标准管理的对象是医保定点机构、定点零售药店,其药费超过支付标准价格的部分需要个人负担。严格来讲,药品医保支付标准(价格)不是一个定价系统,而是一种补偿机制,它是一种通过限制医保补偿水平实现对药品费用进行控制的政策,通过减少对高价药品的需求(从需方)和刺激药品生产者主动降价(从供方)两方面来降低参考定价制度所涉及的药品价格。

在我国,药品医保支付标准是医保基金和参保患者共同就某一药品向药品提供方(定点医疗机构、定点药店)结算费用的基准。因此,我国药品医保支付标准是按基准价格支付模式和按比例支付模式的结合。

该定义的内涵:一是无论医院和药店挂出的零售价格是多少,医保部门要与医疗机构或药店协商,确定一个结算药品费用的基准,即医保药品支付标准;二是参保患者依据医保支付标准,按比例承担纳入医保支付范围的部分医药费用,其余费用由医保基金承担,我国药品医保支付标准内涵示意图见图 8-2。

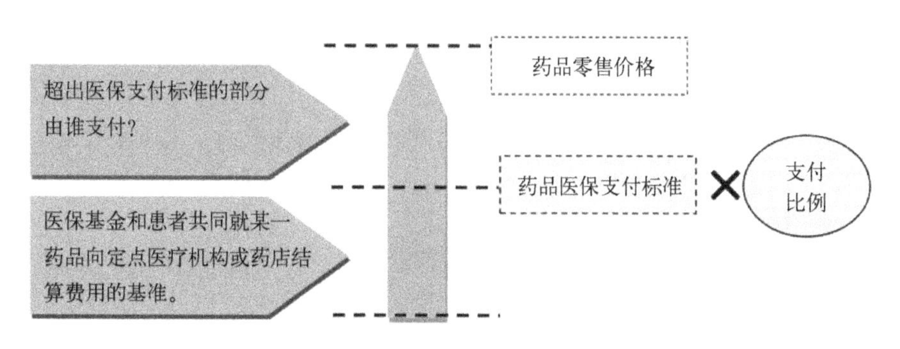

图 8-2 我国药品医保支付标准内涵示意图

二、我国药品医保支付报销制度发展沿革

药品作为医疗服务行业的重要组成部分,特别是保障群众用药的基本药物,其支付报销与国家医疗保险政策息息相关,是通过医疗保险相关制度规定的范围和比例进行支付报销,药品的支付报销亦随着医疗保险制度的改革发展而发生变化。

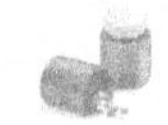

（一）我国医保制度发展沿革

我国医保制度起源于20世纪50年代初建立的机关事业单位的公费医疗制度和国有企业单位的劳保医疗制度。这是新中国成立以后对城镇职工医疗保障方面采取的两个制度。

公费医疗制度是对国家机关、事业单位工作人员实行的免费治疗和疾病预防的一种保险制度。公费医疗制度是根据1952年6月中央人民政府政务院颁布的《关于全国各级人民政府、党派、团体及所属事业单位的国家工作人员实行公费医疗预防的指示》(政文字第47号)建立起来的。随后，财政部和卫生部分别制定了《关于公费医疗预防卫生支出预算包括内容及计算标准》(财卫联字第2号)和《国家工作人员公费医疗预防实施办法》(政文申字第49号)，对享受公费医疗的对象、医疗服务范围、就医办法和经费来源等都做了明确规定。

当时的公费医疗制度主要保障的对象是各级国家机关、党派、人民团体及教育、科研、文化、卫生、体育等事业单位的工作人员和离、退休人员，在乡二等乙级以上伤残军人，后来又扩大到高等学校的在校学生，公费医疗费用由各级政府财政预算拨款。劳保医疗制度(企业职工医疗保险制度)是我国对实行劳动保险企业职工及其家属规定的伤病免费医疗与预防疾病医疗的保险制度。1951年，我国通过了《中华人民共和国劳动保险条例》，标志着我国正式建立了劳保医疗制度。《劳动保险条例》是中国第一部社会保险的基本法规，不仅对企业职工的养老、工伤、生育等项保险做了详尽规定。而且，对职工因疾病和负伤之后的医疗待遇和生活保障问题都有明确的规定。公费医疗制度和劳保医疗制度在一定时期内对保障城镇职工的身体健康，维护社会稳定，促进经济建设和对社会安定起到了积极作用。

随着时间推移，旧的医疗制度出现越来越多的弊端和缺陷。由于医疗费用全部由国家负担，提供医疗服务和享受医疗服务双方都不用承担经济责任，缺乏费用约束机制，造成费用过快增长和浪费严重，同时没有建立合理的资金筹集机制，导致了医疗费用的供需矛盾。从那时起，国家对医疗保险制度进行多次且多形式的改革探索。

1998年12月，国务院颁发了《关于建立城镇职工基本医疗保险制度的决定》，标志着我国职工医疗保险制度改革进入一个新阶段。

2002年10月，国务院出台了《关于加强农村卫生工作的决定》，明确提出要逐步在全国建立新型农村合作医疗制度。

2003年1月，国务院办公厅转发卫生部、财政部和农业部《建立新型农村合作医疗制度的意见》，提出建立新型农村合作医疗制度。新型农村合作医疗制度是由政府组织、引导、支持，农民自愿参加，个人、集体和政府多方筹资，以大病统筹为主的农民医疗互助共济制度；新型农村合作医疗制度一般以县市为单位进行统筹，实行个人缴费、集体扶持和政府资助相结合的筹资机制。

2006年10月，中国共产党第十六届中央委员会第六次全体会议通过《中共中央关于构建社会主义和谐社会若干重大问题的决定》，确定了我国城镇职工和城镇居民医疗保险制度的改革政策。

2007年7月，国家发布《关于开展城镇居民基本医疗保险试点的指导意见》，试点推行覆盖全部城镇居民的医保制度。

2016年1月，国务院印发《关于整合城乡居民基本医疗保险制度的意见》，规定各省市对城镇居民基本医疗保险和新型农村合作医疗两项制度进行整合，逐步建立统一的城乡居民医保制度。

发展至今，中国特色的多层次医疗保障体系框架已基本形成，分为3个层次：① 基本医疗保险体系，是主体层次，包括城镇职工基本医疗保险、城镇居民基本医疗保险和新型农村合作医疗。② 城乡医疗救助体系，是最低层次，由政府财政提供资金，主要是为无力承担进入基本医疗保障体系的个人或家庭缴费责任及进入后无力承担共付费用的城乡贫困人口提供帮助。③ 补充医疗保障体系，包括补充医疗保险、商业健康保险等，主要解决参保人员基本医疗保障之外多层次的医疗需求。

我国主要推行基本医疗保险制度，基本医疗保险以低水平、广覆盖、保基本、多层次、可持续、社会化服务为基本原则，主要通过建立国家、雇主、家庭和个人责任明确、合理分担的多渠道筹资机制，实行基本医疗保障基金和个人共同分担的医疗费用共付机制，实现社会互助共济，满足城乡居民的基本医疗保障需求。

随着新医改的持续推进，我国医疗保障制度不断发展和完善。截至2018年末，基本医保参保人数超过13.5亿人，覆盖率达到95%以上，基本医保基金收入2.1万亿元，支出近1.8万亿元，累计结存2.3万亿元。

（二）药品医保支付报销发展沿革

2000年，劳动和社会保障部正式颁布了《国家基本医疗保险药品目录》。2004年，劳动和社会保障部修订了《国家基本医疗保险和工伤保险药品目录》。2009年，人社部又制定了《国家基本医疗保险、工伤保险和生育保险药品目录》（以下简称《医保药品目录》）。

《医保药品目录》把药品按照西药和中成药分甲、乙两类，甲类药品是指由国家统一制定的、临床治疗必需，使用广泛，疗效好，同类药物中价格低的药物，使用这类药物所发生的费用纳入基本医疗保险基金给付范围，按基本医疗保险办法的规定支付费用。乙类药品是指基本医疗保险基金有能力部分支付费用的药物，使用这类药品产生的费用先由职工自付一定比例的费用后，再纳入基本医疗保险基金给付范围，并按基本医疗保险的规定支付费用。甲类药品可100%报销；乙类药品种国家允许各省区市有15%的调整权。对于乙类药的价格规定，具体的支付标准由各统筹地区制定。

2009 年,卫生部等 9 个部委印发的《关于建立国家基本药物制度的实施意见》中规定:国家基本药物全部纳入基本医疗保障药品报销目录,报销比例明显高于非国家基本药物。

2018 年 9 月,国务院办公厅印发《关于完善国家基本药物制度的意见》中指出:完善医保支付政策,对于基本药物目录内的治疗性药品,医保部门在调整医保目录时,按程序将符合条件的优先纳入目录范围或调整甲乙分类。对于国家免疫规划疫苗和抗艾滋病、结核病、寄生虫病等重大公共卫生防治的基本药物,加大政府投入,降低群众用药负担。

(三)我国国家基本药物报销支付存在的不足

建立以国家基本药物制度为核心的药品供应保障体系和以基本医疗保险为主体的基本医疗保障制度是新医改中的重点项目。两者均是基本医疗制度的支撑元素。在卫生系统中,医疗保险作为药品费用的支付方,是药物政策的执行的基础之一。但是,在实施国家基本药物制度各项政策时,社会医疗保险管理机构和卫生行政机构衔接出现脱节,导致社会医疗保险在国家基本药物制度推行中没有发挥其应有的作用。

1)由于医疗保险在许多地区仍然没有实现门诊统筹,患者使用国家基本药物费用无法报销,这导致慢性病患者面临较大药品费用支出负担。

2)医疗保险没有完全执行对于国家基本药物“优先报销、报销比例明显高于非国家基本药物”的政策要求。国家基本药物和医疗保险甲类药品报销比例和优先性没有本质区别。

3)医疗保险没有完全参与国家基本药物遴选、定价、招标、配备等流程的管理,其功能仅限于被动支付国家基本药物费用。

4)医疗保险未能通过药品费用支付方式改革,促进国家基本药物合理使用的作用没有得到发挥。国家基本药物的使用和报销仍然维持按项目付费的模式。这种模式既容易导致医疗服务“供方诱导需求”,也不利于控制不合理用药。

总之,虽然国家基本药物制度的推行取消了公立基层医疗机构国家基本药物使用的药品加成,初步扭转了公立机构“以药养医”模式,但在取消旧补偿模式的前提下没有建立有效的新的激励模式。几乎完全由卫生行政体系主导的变革可能将面临政策可持续性和政策投入产出上的挑战;医疗保险在国家基本药物制度推广中的应有作用没有得到发挥。

三、国外国家基本药物支付报销政策经验总结

《2000 年世界卫生报告》中规定,卫生服务追求的目标有 3 项:① 改善人类的

卫生健康水平,降低和减少在卫生保健方面的不公平性;② 提高人群对卫生服务合理需求的满意度;③ 保证在资金、资源分配上的公平性。

国家医保制度有利于消除经济性障碍,使所有病患者都能得到及时、公正、平等的医疗,因此医保制度是世界上各国医疗保障政策的首要之选。

从国际经验来看,发展中国家和发达国家均通过各种形式的医疗保险对药品生产、定价、使用、报销进行干预。有关研究表明,通过国家医疗保险干预药品的遴选、招标、采购、定价、补偿可以显著降低这些国家的药品价格水平,并且适当的干预可以调和社会目标和医药行业目标。

(一) 国外医保支付报销政策

最早的医疗保险起源于德国,至今全球已有大部分国家和地区建立了社会医疗保障制度,多数国家颁布了相关法律。根据医保筹资模式和政府干预模式的不同,世界上主要形成四种医疗保险模式,即社会医疗保险模式、公费医疗保险模式、市场医疗保险模式和强制储蓄医疗保险模式,代表国家分别是德国、英国、美国和新加坡。

1. 社会医疗保险模式

社会医疗保险制度是国家立法强制实施的、通过大数法则分摊风险的机制,将少数社会成员随机产生的疾病风险分摊到全部社会参保人员的一种医疗保险制度。社会医疗保险在缴费上充分体现了雇员、雇主和政府3方分担责任的原则。

在德国,社会医疗保险通过由负责运营健康保险的机构按照地区或行业设立的"疾病基金"实施,这些基金法律上属于民办非营利组织,但都离不开政府干预,体现在强制目标覆盖人群中所有人员至少向一家疾病基金投保,且就保费和服务内容设立统一的最低标准。德国有90%以上人口参加法定医保,其余参加私人医保,根据投保人的经济收入制定所需参保费,有雇员和雇主对半承担缴费,国家补贴一部分,不同人群享受同等的医疗服务,体现人人平等。但由于医保基金现收现支,积累不充分,易造成医疗费用快速增长,面临着庞大医疗支出使得政府不堪重负的难题。

2. 公费医疗保险模式

公费医疗保险是指医疗保险所需资金主要来自政府税收或通过工资税筹资,服务提供者是国有医院和领取薪金的医生。国家直接建立医疗保险,由国家财政支出,并将税收的一部分调给公立医院,纳入国家预算,有计划地拨给有关部门或直接拨给医疗服务提供方,消费者自付价格基本没有,实行单一的支付方式。

这种模式可以最大程度保证医疗资源的公平性分配,从而使公众享受到具有普遍性的、免费的医疗服务。

公费医疗保险模式最典型的是英国的“国民健康服务体系”(National Health Service, NHS),实行全民免费医疗,所有非营利性医院都归国有,政府负责规划医院和分配预算经费。卫生服务包括两个层级的医疗体系,以社区为主的第一线医疗网和由各科的专科医师负责的第二线医疗网,患者看病不是去医院,而是去看家庭医生,除急诊外,任何患者住院,都必须有家庭医生的转诊证明。

全民健康服务体系充分体现了英国“福利国家”的理念,但实践中有超越现实能力的一面,过多的干预加重了财政负担,导致医疗保障资金不足,无法满足迅速增长的医疗费用需求;效率低下,医护人员积极性不高,候诊时间长,还面临着技术短缺、医疗设备陈旧等问题。

3. 商业医疗保险模式

商业医疗保险模式采用市场机制运转,参保人缴纳一定数额的保险金,患病时按照保险条款由保险公司支付相应的医疗费用。它把医疗保险当作一种特殊商品,通过市场机制来筹集资金和提供服务。

美国是实施商业医疗保险模式的国家,亦是西方发达国家中唯一不提供全民医疗福利的国家。在美国大部分人口参加由商业保险公司提供的私人健康保险,可以通过从各种营利性或非营利性商业保险公司购买;小部分参加由政府提供的社会公共医疗保险,分为医疗照顾(medicare)和医疗救助(medicaid)两种,医疗照顾是为年满65周岁的老人(美国公民和永久居民)和丧失劳动能力的人提供的一种公共保险;医疗救助则是专为低收入人士而设立的,没有医疗照顾的穷苦老人也可以申请。

商业医疗保险自愿性强,投保人自行决定购买保险种类,满足消费者不同层次的需求;医院医生之间、保险机构之间的自由竞争提高了医疗服务质量和水平。存在的问题主要是盈利性医院为增加收入扩大医疗需求,造成国家医疗卫生费用增长过快过高,政府和社会负担沉重;因要承担起缴费才能享受待遇,故低收入或无业人员参保困难,又因个人支付能力不同,享受医疗服务不平等现象,故社会公平性较差,医疗保险效率不高。

4. 强制储蓄医疗保险模式

强制储蓄医疗保险制度是国家通过立法,要求雇主、雇员缴费建立以个人或家庭为单位的医疗储蓄账户,用以支付家庭成员患病所需医疗费用的医疗保障制度。

新加坡是强制储蓄医疗保险模式的典型代表,该储蓄保险制度包含有3部分:保健储蓄、健保双全和保健基金,健保双全和保健基金作为保健储蓄的补充,分别为低收入人群和老年弱势人群提供医疗保障。保健储蓄作为一项强制性的全国储蓄计划,是新加坡医保体系的基础和主体,它要求所有雇员(35岁以下为本人工资的6%,35~44岁为7%,45岁以上为8%)必须将每月收入的一部分存入个人保健储蓄账户，直至退休。当雇员本人及其家属需要支付门诊检查费、治疗费和住院费时，除去个人自付15%～20%的比例外，其余部分由储蓄账户直接支付。健保双全面向大病重病，主要负责为患重病或是长期慢性病患者提供医疗费用。保健基金面向穷人，由患者治疗所在的公立医院医务人员提出申请，医院保健基金委员依照规定决定是否予以援助。

强制储蓄医疗保险制度能从整体上控制和监督医保基金，提高个人健康责任感，激励人们审慎利用医疗服务，也能有效控制医疗费用的过度增长，但纵向的筹资方式无法体现社会共济，雇员工资有高低，缴纳费用有高低，享受服务程度存在差别，一定程度上难以实现公平，也难确保低收入者能够正常的得到医疗服务。

（二）国外医保支付报销政策对我国的启示

目前我国的医保报销制度尚存在不足，需要借鉴学习国外成熟的医保支付模式和措施经验，结合自身实际国情进行改革完善，在政策上进一步与国家基本药物制度的衔接，让我国国家基本药物制度能真正让群众受惠，使人人能享有和优先使用国家基本药物。

1. 建立“控费为主、控价为辅”的医保支付价格标准制度

取消药品政府定价后，药品价格由市场主导形成，我国可借鉴德国药品医保支付方式，加强医保控费作用，建立药品基准价格支付模式，实现医保控费和间接调节药品价格的作用，利用有限的卫生资源，建立起以“控费为主、控价为辅”的支付价格制度。

2. 建立灵活的国家基本药物报销政策，探索多种医保支付方式的结合

对于经济水平较好地区，可将国家基本药物纳入基本卫生服务包并且免费提供，有政府财政予以补贴。门诊患者支付少量处方费用即可获得国家基本药物，对医保弱势群体则减免处方费。或者采取患方共付措施，设立门诊单次就诊国家基本药物最高共付额，患者通过处方获得国家基本药物需支付一定数目的共付额，共付额可根据医保人群、非医保人群、贫困或特殊人群等分类设立不同数额；同时为患者一定时期内支付的国家基本药物费用设立封顶线，超过该部分后共付额减少或不再支付，免费获得国家基本药物，具体按人群定并有专门机构监督。

提高住院患者国家基本药物报销比例，应与非国家基本药物的报销比例明显区分开来，各地根据实际状况进行适当调整。跟随医疗体制改革，系统组织推进医保支付方式向以按病种付费为主，按人头付费、按总额预付和按床日等多种付费方式相结合的多元复合支付方式改革，建立健全医保经办机构与医疗机构和药品供应商的谈判协商机制和风险分担机制，推动形成合理的医保支付标准。

3. 加快推进仿制药一致性评价，逐步按通用名制定药品支付标准

放开药品价格政府定价后，国家要求制定药品医保支付标准，强化医保控费作用。制定药品医保支付标准，仿制药质量因素是考量的重要因素。我国医药工业多以仿制药为主，药品生产企业研发能力相对薄弱，宽松的仿制药市场准入条件造成了我国同通用名药品多家企业生产的普遍现状。由于药品生产在研发能力、生产工艺、质量控制等方面存在差异，导致我国同通用名药品质量和疗效存在不同程度差异。若要对同通用名或同治疗效果药品设定统一的医保支付标准，则须通过仿制药质量一致性评价，对药品进行科学分组。因此，制定医保支付标准才具有现实意义，才有利于群众选择优质药品的公平性。

在2016年2月，国务院办公厅印发《关于开展仿制药质量和疗效一致性评价的意见》中提到：化学药品新注册分类实施前批准上市的仿制药，凡未按照与原研药品质量和疗效一致原则审批的，均须开展一致性评价；《国家基本药物目录(2012年版)》中2007年10月1日前批准上市的化学药品仿制药口服固体制剂，应在2018年底前完成一致性评价，其中需开展临床有效性试验和存在特殊情形的品种，应在2021年底前完成一致性评价；逾期未完成的，不予再注册。鼓励企业开展仿制药一致性评价，对通过一致性评价的药品由药品食品监督管理总局向社会公布，在医保支付方面予以适当支持，医疗机构优先采购并在临床中优先选用。对于同品种药品通过一致性评价的生产企业达到3家以上的，在药品集中采购等方面不再选用未通过一致性的品种。

2019年初，国家优先在北京市、上海市、广州市、深圳市等11个城市开展国家组织药品集中采购和使用试点(简称“4+7”带量采购)，方案的实施加快推进仿制药一致性评价，为做好医疗保障部门落实“4+7”带量采购工作，随后在2月份国家医疗保障局印发《关于国家组织药品集中采购和使用试点医保配套措施的意见》，规范相关配套措施并提出指导意见：各试点地区要妥善做好集中采购药品医保支付标准与采购价的协同，并统一试点地区内统筹基金支付的各级各类定点医疗机构同一药品的支付标准。对同一通用名下的原研药、参比制剂、通过一致性评价的仿制药，原则上以集中采购中选价作为该通用名药品的支付标准，医保基金按相同的支付标准进行结算。患者使用价格高于支付标准的药品，超出支付标准的部分由患者自付，支付标准以内部分由患者和医保按比例分担。对部分价格与中选药品价格差异较大的药品，试点地区可按照“循序渐进、分类指导”的原则，渐进调整支付标准，在2~3年内调整到位。

4. 引入药物经济学评价，为制定药品医保支付价格提供参考

药物经济学的作用就是优化药物资源的配置，同时提出科学的定价和补偿方法。在医保基金投入的优化、药品价格谈判方法的规范到药品支付价格的确定等方面，都需要应用药物经济学评价方法提供药品价值的评估，形成医保支付方和药品提供方谈判的基础，减少药品价格的行政管制。

（三）不同国家基本药物免费供应策略比较

公平可及是国家基本药物最基本的特征，也是体现和落实政府公共服务职责的重要指标。为了确保国家基本药物公平可及、人人能用上，广东省、广西壮族自治区、安徽省、福建省等多个地区探索国家基本药物全额保障，辖区内慢性患者群卸下了用药的负担。

目录内的国家基本药物，患者除了支付必要的药事服务费外，不应再承担药品费用。药品费用由医保或者政府承担。这样，才有可能实现国家基本药物的全系统配备，并且不再限制医疗机构的用药种类。有专家建议国家基本药物目录与预算结合、采购与资金相结合、用药与付费分离。

资料表明，在中等收入国家中，免费用药政策最为普遍。WHO 收集了2009~2011 年 105 个国家的医药文件，发现覆盖人群主要是无支付能力的患者、5 岁以下儿童、孕妇、老年人四类人群。其中，针对无支付能力患者，提供免费药物的国家最多(74 个，占 70.5%)；覆盖药品，分为国家基本药物，慢性病用药，疟疾、肺结核、艾滋病等传染病用药，以及儿童计划免疫疫苗；筹资方式，主要包括政府财政直接支付、医疗保险、国际援助，其中，有 22 个国家通过政府财政直接支付方式提供免费药品，有 60 个国家通过医疗保险的方式进行免费用药筹资。

国外很多发达国家经过长期的实践发展，已形成一套渠道明确、层次清晰的补偿机制，但不同国家的卫生服务体系在卫生经费来源、政府角色、公立医院价格体系、医保支付方式、药品监管等方面的均有差异。不同国家卫生服务体系中药品监管的比较见表 8 - 2。

表 8 - 2　不同国家卫生服务体系中药品监管的比较

国家	药品监管
美国	政府不直接参与药品价格制定，通过医疗保险机构之间的市场竞争形成
英国	药品价格控制计划
澳大利亚	通过“药品补贴计划”对药品价格进行管理
德国	制定医师药品费用上限、药品逆向加价和药品参考价格政策
法国	门诊不设药房，凭处方单到外面药店购买

不同国家基本药物免费供应的策略的比较则如下。

1. 澳大利亚

澳大利亚通过药品福利计划免费实施药品供应。20 世纪 80 年代前，实施贫困人群及老年人免费获得国家基本药物，1986 年引入药品最高自付限额的政

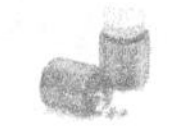

策。1996年制定了国家药物政策,以保证其居民获得所需的可承受的药物。药品福利计划(pharmaceutical benefits scheme, PBS)中对于负担不起药费的贫困人群、5岁以下儿童、怀孕妇女、老年人等弱势人群,药品是免费供应的。澳大利亚国家免费药物目录主要是药品福利计划内的药品,免费药品的种类覆盖所有疾病,筹资则主要税收为主。

2. 美国

经过40多年的发展,美国主要针对65岁以上老年人的医疗照顾计划已逐渐成熟完善。在这项制度中,参保者可通过参加医疗照顾处方药计划(Part D)来获得广泛的药品保险。医疗照顾处方药保险开始于2006年1月1日,目的是帮助人们支付处方药费用。大多数药品计划要求参保者按月缴纳保费,但对那些低收入者,按照新计划,药费支付很少甚至无须支付。处方药计划(Part D)的实施显著降低了参加处方药计划之前药品费用较高的老年患者的药品自付费用。

3. 加拿大

加拿大的医疗保健和药品保健是两个独立的系统,各省区基本上都包括对低收入家庭和老年人群的援助。加拿大65岁及以上的老年人口占总人口的比重约14%,但消耗的费用占地方政府医疗总支出的44%,所以针对65岁以上的老年人,加拿大政府建立了医疗救助性质的免费药品,国家医疗保险也有特殊的减免政策,并且建立了医疗救助性质的免费药品制度。

4. 印度

印度实施向国民尤其是农村人群提供免费医疗的制度。当前,接受公立医疗机构提供的免费药物的人数约占全国的22%,免费药品覆盖的人群主要为农村贫困人群,该国政府计划在“十二五”期间(2012~2017)将比例提升至52%。印度的免费药主要是普通药,当前印度的国家免费药物目录包括348种,28个州基于该目录,结合当地疾病谱等情况自行制定免费药物目录。

印度2011年基本药物制度实施的约75%的资金由中央政府支付,其余由各邦负担。2005年开展实施了“国家农村健康计划”,规定基层公立医院中所有患者免费接受国家基本药物。2012年又开展实施了所有患者在公立医院免费接受药物治疗计划。免费药物项目实施后,医疗投入占GDP比重将从原来的1.4%上升至2.5%,增长近一倍。

由于印度80%的人口无医保,故医保的筹资作用较小。印度国家基本药物目录也是公立医院免费药品的依据,遴选程序与基本药物相同。在促进免费药物的合理使用方面,印度制定了药物处方集并在全国推广,每年进行修改完善。对医生、药剂师等定期开展合理用药培训,并且向大众传播合理用药信息。在药品采购方面,大多数地区实行“双信封”机制,实行集中招标采购,药品的购买、存放等也统一实施。并对违反制度的行为设置确定的惩罚条款。但是印度免费药品供应确实存在不容忽视的问题，表现在药品的遴选缺乏合理性，价格缺乏管控以及免费药品发放的记录性差等，这些都为我国制度设计层面提供警示。

四、我国国家基本药物支付报销政策

（一）国家基本药物目录与医保目录

1. 国家基本药物目录

国家基本药物目录是按照防治必需、安全有效、价格合理、使用方便、中西药并重、基本保障、临床首选的原则，结合我国用药特点和基层医疗卫生机构配备的要求，参照国际经验，合理确定我国国家基本药物品种（剂型）和数量。我国目前使用的是《国家基本药物目录（2018年版）》，2018年版目录药品覆盖临床主要疾病病种，更好适应基本医疗卫生需求，为进一步完善基本药物制度提供基础支撑，高质量满足人民群众疾病防治基本用药需求。根据国务院办公厅印发的《关于完善2018年国家基本药物制度的意见》，专门强调要完善目录调整管理机制，对目录定期开展评估，实行动态调整，调整周期原则上不超过3年；对新审批上市、疗效较已上市药品有显著改善且价格合理的药品，可适时启动调入程序。

2. 医保目录

医保药品目录是基本医疗保险、工伤保险和生育保险基金支付药品费用的标准。1999年5月劳动和社会保障部、卫生部等部委联合下发了通知《城镇职工基本医疗保险用药范围管理暂行办法》，并于2000年6月制定了第一版《国家基本医疗保险药品目录》；2004年9月颁布新修订的《国家基本医疗保险和工伤保险药品目录（2004版）》，随着2009年版国家基本药物目录的发布实施，同年11月份，人力资源社会保障部颁布实施《国家基本医疗保险、工伤保险和生育保险药品目录（2009年版）》。

《国家基本医疗保险、工伤保险和生育保险药品目录》（以下简称《医保目录》）制定的目的在于保障参保人员医疗用药，合理控制药品费用，减轻医疗保险基金的支出负担。《医保目录》是指基本医疗保险基金准予支付的药品目录，分为甲、乙两类药物目录。除国家基本医疗保险、工伤保险和生育保险（城镇职工医疗保险）外，我国还有城镇居民医疗保险和新型农村合作医疗保险（新农合）两种医疗保险。

新农合指由政府组织、引导、支持，农民自愿参加，个人、集体和政府多方筹资，以大病统筹为主的农民医疗互助共济制度；城镇居民医疗保险是以没有参加城镇职工医疗保险的城镇未成年人和没有工作的居民为主要参保对象的医疗保险制度。它是继城镇职工基本医疗保险制度和新型农村合作医疗制度推行后，于2007年国家为进一步解决广大人民群众医疗保障问题而建立的医疗保险制度。

随着医改体制的推进，为建立更加公平可持续的社会保障制度，稳步提高基本医疗保障水平，2017年2月，人社部制定发布了《国家基本医疗保险、工伤保险和生育保险药品目录（2017年版）》，2017年版的《医保目录》明显扩大了基本医疗保险用药保障范围、提高了用药保障水平，有利于减轻广大参保人员目录外药品费用负担，利于支持临床用药技术进步，也有利于促进我国医药产业创新发展。

3.《国家基本药物目录》与《医保目录》的关系

《国家基本药物目录》和《医保目录》建立的最终目的都是为了保障我国人民的基本用药需求，提高我国卫生资源的利用度和人民健康水平。按照相关规定，城镇居民医保和新农合《医保目录》均涵盖了《国家基本药物目录》。现行的《医保目录》亦按照相关规定将《国家基本药物目录》所有治疗性药品全部纳入，并列为甲类药品（表8－3）。

表8－3 《国家基本药物目录（2018年版）》与《医保目录》对比

项　目	《国家基本药物目录（2018年版）》	《医保目录》
覆盖对象	所有公众	参保人员
主管部门	国家卫生健康委为主要部门共同管理	人社部
收录药品数量	共685种，其中西药417种，中成药268种	《国家基本医保目录（2017年版）》西药和中成药部分共2 535个，其中西药1 297个，中成药1 238个（含民族药88个），谈判药45个。《广东省新农合药物目录（2010年版）》1083种；《广东省基本医疗保险、工伤保险和生育保险药品目录（2010年版）》包括西药品种1 274个，中成药1 128个，民族药48个，中药饮片127种及1个类别
调整时间	动态调整，原则不超过3年，对新审批上市、疗效较已上市药品有显著改善且价格合理的药品，可适时启动调入程序。	尚无规定具体调整年限（对于重特大疾病用药，采取逐一谈判、逐一进入目录的方式，保证药品目录合理、有序地滚动调整，形成动态管理）
作用目的	保证药品质量，提高药品可及性，促进合理用药，控制药品费用	控制医保费用
遴选原则	防治必需、安全有效、价格合理、使用方便、中西药并重、基本保障、临床首选和基层能够配备的原则	临床必需、安全有效、价格合理、使用方便、中西药并重
执行效力	对临床医师起指导作用，通过社会宣传和培训，引导公众使用国家基本药物	医疗保障部门支付费用时执行
公众认知度	低	高

考虑国家基本药物可支付性,《国家基本药物目录》有借助《医保目录》实现其扩大的动力。由于国家基本药物具有福利刚性,公众对国家基本药物的需求将逐渐扩大,而为了确保患者对国家基本药物的可支付性,《国家基本药物目录》有借助《医保目录》来逐步实现其扩大的动力。随着经济的发展,将《医保目录》保障的疾病逐步纳入基本药物目录中来是大势所趋。

就我国而言,随着国家基本药物制度和基本医疗保险的建立和完善,今后如果能够实现全民医保,《医保目录》便可保障公平性与可及性。届时,将无基本医疗卫生服务需求与非基本医疗卫生服务需求之分,基本药物目录也将完成其历史使命。

《国家基本药物目录(2018 年版)》和过去的基本药物制度相比有明显的调整和完善。其中在降低负担方面,更加注重与医保支付报销政策做好衔接,兼顾公共卫生疾病防治等方面的需要,明确基本药物目录内的治疗性药品,医保部门在调整《医保目录》时,按程序将符合条件的优先纳入目录范围或者调整甲、乙分类,逐步提高实际保障水平,最大程度减少患者药费支出,增加群众的获得感。

(二)国家基本药物支付报销规定

城镇职工医疗保险、城镇居民医疗保险及新型农村合作医疗保险药品报销目录都囊括了国家基本药物目录中的全部品种。国家基本药物报销主要通过各类型国家基本医疗保险进行。

《医保目录》(城镇职工医疗保险)包含国家基本药物和非国家基本药物,国家基本药物与非国家基本药物在医保报销方面的规定不同:一是国家基本药物全部纳入基本医疗保障药品报销目录的范围,而非国家基本药物仅有部分纳入;二是国家鼓励使用国家基本药物,国家基本药物的报销比例明显高于非国家基本药物。

按照 2009 年人社部发布的《关于印发国家基本医疗保险、工伤保险和生育保险药品目录的通知》规定,《国家基本药物目录(2009 年版)》的治疗性药品全部列入《医保目录》甲类药品,统筹地区对于甲类药品,要按照基本医疗保险的规定全额给付,不得再另行设定个人自付比例;对于乙类药品可根据基金承受能力,先设定一定的个人自付比例,再按基本医疗保险的规定给付。2009 年城镇居民医疗保险和新农合医保虽然也将国家基本药物全部纳入了目录,但由于筹资水平有限,多数地区在门诊统筹时还要设立一定的起付线,报销比例与城镇职工医疗保险存在较大差距,没有体现出国家基本药物的特殊性,与非国家基本药物报销比例也没有拉开差距。造成这种状况的原因主要是政府财政补偿政策不确定,国家基本药物报销赖于医保资金的配合,但财政补偿到位的难度很大;还有因各地区经济水平不同、医保筹资水平不同造成医保报销水平不一样。

2016 年 1 月,国务院印发《关于整合城乡居民基本医疗保险制度的意见》,规定各省市对城镇居民基本医疗保险（以下简称城镇居民医保）和新型农村合作医疗（以下简称新农合）两项制度进行整合，按照全覆盖、保基本、多层次、可持续的方针，加强统筹协调与顶层设计，遵循先易后难、循序渐进的原则，从完善政策入手，推进城镇居民医保和新农合制度整合，逐步在全国范围内建立起统一的城乡居民医保制度。

经过整合制度政策，实行统一覆盖医保范围、统一筹资政策、统一医保目录、统一保障待遇、统一定点管理和统一基金管理。在整合过程要求稳定住院保障水平，在政策范围内住院费用支付比例保持在75%左右，进一步完善门诊统筹，逐步提高门诊保障水平，逐步缩小政策范围内支付比例与实际支付比例间的差距；同时提升服务效能，完善医保支付方式，系统推进按人头付费、按病种付费、按床日付费、总额预付等多种付费方式相结合的复合支付方式改革，建立健全医保经办机构与医疗机构及药品供应商的谈判协商机制和风险分担机制，推动形成合理的医保支付标准，引导定点医疗机构规范服务行为，控制医疗费用不合理增长。

2015 年 5 月，国家发改委、卫生计生委等 7 个部委联合印发《关于印发推进药品价格改革意见的通知》，通知决定取消绝大部分药品政府定价，逐步建立以市场为主导的药品价格形成机制，最大限度减少政府对药品价格的直接干预，要求做好与药品采购、医保支付等改革政策的衔接，制定医保支付标准，强化医保控费作用，减轻患者费用负担。在国家推进药品价格改革的背景下，医保支付标准和方式的制度改革不单引导药品价格的合理形成，逐步缓解医保基金支付压力，而且在药品支付报销方面也起着重要作用，关系着药品支付报销发展的新趋势。

知识拓展

广州市大病医保报销新政

在广东省广州市，为了进一步减轻广州市城乡居民医保参保人员高额医疗费用负担，于 2017 年 5 月，广州市人力资源和社会保障局联合广州市财政局印发了《关于进一步提高广州市城乡居民大病医疗保险待遇的通知》（穗人社规字[2017]2 号，以下简称《通知》），通知自 2017 年 6 月 1 日起，广州市进一步提高城乡居民大病医疗保险支付比例和年度最高支付限额（提高至 45 万），城乡居民大病医疗保险待遇提高后无须额外缴费。《通知》明确，在城乡居民医保年度内，参保人员住院或进行门诊特定项目治疗发生的基本医疗费用中，属于城乡居民医保统筹基金最高支付限额以下所对应的个人自付医疗费用，全年累计超过 1.8 万元以上部分的支付比例限额以上部分比例提高至 90%（调整前为 70%）。

2017年广州市城乡居民大病医保政策调整前后待遇标准对比

待遇标准	原政策	新政策
起付线(万元)	1.8	1.8
支付比例(达到居民医保年度封顶线前)(%)	50	60
支付比例(达到居民医保年度封顶线后)(%)	70	90
年度最高支付限额	参保1年12万元,连续2年以上参保15万元,连续5年以上参保18万元	参保1年40万元,连续2年及以上参保45万元,享受民政医疗救助人员不设封顶线

(三)"三医联动"中药品采购与医保支付联动机制

作为三医联动模式中最为核心的联动机制,药品采购与医保的联动机制主要体现在两个方面:一方面,药品采购对医保的联动,即医保制度改革中药品医保支付标准制定过程中如何根据分类采购分类制定医保支付标准、如何通过采购平台采集医保支付标准制定参考的"价、量"数据、如何根据药品采购周期调整支付标准;另一方面,医保支付标准对药品采购制度的联动,即采购价低于医保支付标准部分会驱动医疗机构在药品采购中发挥主导作用,医保支付标准对下一年度药品采购具有参考意义。

1. 药品采购、医保与医疗联动机制分析

医疗机构是我国药品销售的主要渠道,80%的药品通过医疗机构最终到达患者。因此,在推进公立医院改革和医药分开的大背景下,以医疗机构改革为切入点建立采购、医保与医疗的联动机制,是推进"三医联动"改革的重要内容(图8-3)。药品采购、医保与医疗机构的联动机制主要体现在两个方面:一方面,药品采购与医保制度对医生个体用药行为的影响;另一方面,药品采购与医保制度对医疗机构行为的影响。在"零差率销售、药占比控制"等公立医院改革措施的作用下,运用药品采购与医保制度,逐步实现医疗机构的"医药分业"。

2. 药品采购、医保与流通联动机制分析

药品流通环节是药品生产企业中标后进入医疗机构的重要中间环节,药品采购、医保与流通联动的机制直接影响药品中标后的使用(图8-4)。药品采购、医保与医疗的联动机制主要体现在两个方面:一是与流通制度的配送环节联动,即药品采购制度如何合理的减少流通环节,从而降低药品流通成本,如浙江省采取"一票制"模式、广东省采取"单一企业中标"模式;二是与流通制度的

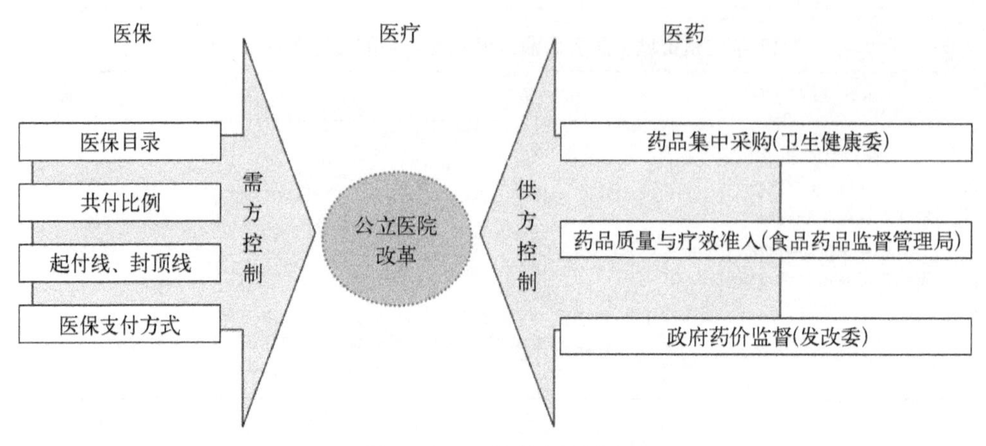

图 8-3 三医联动分析图

结算环节联动，即药品采购与医保如何缩短企业的回款时间，降低企业资金成本，从而保证配送、降低价格，如广东省银行融资模式、重庆市医保资金垫付模式、浙江省综合模式。

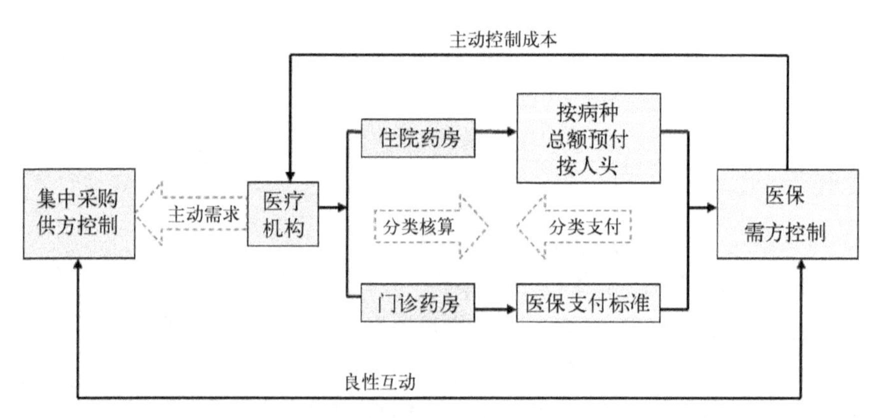

图 8-4 药品招标与医保联动示意图

（四）医保药品支付标准的改革实践

在我国放开药品价格管理的前后，国内个别地区已经开展了医保药品支付标准的改革实践(表 8-4)。医保药品支付标准是能够合理体现药品市场价格、发挥医保控费作用及破除“以药养医”机制的重要路径和措施。药品支付标准并不单纯是设定某一药品的结算费用水平，还涉及支付药品范围、患者共付水平和共付方式、费用结算、调整时间和差价分配等一系列的制度设计。

2014 年 9 月，福建省三明市医保基金管理中心发布《关于公布第一批住院进口药品限价结算的通知》，遵循同药同价的原则，不分进口和国产，对于同通用名、同剂型规格药品，选取国产仿制药的招标最低价作为支付标准，其限价结算仅局限在国产与进口质量差别小、价格却差异显著的药品先行试点[主要是阿卡波糖(拜糖平)、阿托伐他汀钙(立普妥)和苯磺酸氨氯地平(络活喜)等14种进口药品]。

表8-4 试点地区医保支付标准管理体系比较

地区	实施时间	管理范围	体现形式	支付标准制定	调整期限	差额归属
三明市	2014年9月1日	14种住院使用的医保进口药品	限价	国产仿制药的招标最低价	未有规定	超出部分患者自付
重庆市	2015年6月1日	选取上一年度在重庆药交所交易额前300位的医保目录内药品及与其同通用名、同剂型的药品(低价药除外)纳入试点	医保支付标准	对于试点药品，以普通质量层次(国产GMP)的药品(不含区别定价药品)在各省(自治区、直辖市)的购销均价计算普通质量层次平均值，低于平均值的，以平均值作为医疗保险支付标准；高于平均值的，分厂牌确定医疗保险支付标准	两年一调	医疗机构采购价低于支付标准的，全部奖励给医院；高于支付标准的，超出部分扣除患者自付比例后由医疗机构承担
福建省	2016年6月1日	入围2015年省级药品集中采购目录的医保药品都执行医保药品支付标准，未入围药品则执行医保支付限额	医保支付标准和医保支付限额	以省集中采购确定的入围的医保药品销售价格作为医保药品支付标准；未入围药品以最低中标价或评价销售价做医保支付限额	一年一调	医疗机构销售药品价格高于带量采购价格的差价收入，上缴同级财政作为奖励基金

2015年3月，重庆市人民政府办公厅印发《关于实施医疗保险药品支付标准(试行)的通知》，从6月1日起，选取上一年度在重庆药交所交易额前300位的医保目录内药品及与其同通用名、同剂型的药品(低价药除外)纳入试点，并逐渐扩大到所有医保药品。对于试点药品，以普通质量层次(国产GMP)的药品(不含区别定价药品)在各省(自治区、直辖市)的购销均价计算普通质量层次平均值(以下简称平均值)，低于平均值的，以平均值作为医疗保险支付标准；高于平均值的，分厂牌确定医疗保险支付标准。

(1) 有3个及以上购销价的，以该药品购销价低的后3位的均值作为医疗保险支付标准。

(2) 有2个购销价的，以低的购销价为医疗保险支付标准。

(3) 只有一个购销价的，在购销价的基础上，下降一定比例确定医疗保险支付标准(具体下降比例为：上一年度在重庆药品交易所交易金额排前100位(含100位)的下降5%，101~200位的下降4%，201~300位的下降3%)。由上述办法计算医疗保险药品支付标准，低于平均值的，以平均值作为支付标准；高于平均值的，其支付标准不得超过该药品上一年度在重庆药品交易所实际成交均价。

2015年12月福建省医改办等六部门制定《2016年福建省医保药品支付标准实施办法》，并于2016年1月发布《关于公布2016年福建省医保药品支付标准(第一批)的通知》，规定入围2015年省级药品集中采购目录的医保药品都执行医保药品支付标准，未入围药品则执行医保支付限额；各医保统筹地区原则上统一执行2016年省医保药品支付标准，个别地方确因医保基金平衡困难等因素，也可适当调低医保药品支付标准。

(五) 医保支付方式改革

2017年4月，国务院办公厅《关于印发深化医药卫生体制改革2017年重点工作任务的通知》(以下简称国办发[2017]37号文)，通知要求完成城乡居民基本医保制度整合，实行覆盖范围、筹资政策、保障待遇、医保目录、定点管理、基金管理"六统一"政策；理顺管理体制，可开展设立医保基金管理中心试点，承担基金支付和管理，药品采购和费用结算，医保支付标准谈判，定点机构的协议管理和结算等职能；完善大病保险制度，采取降低起付线、提高报销比例、合理确定合规医疗费用范围等措施，提高大病保险对困难群众支付的精准性。还有，城乡居民医保财政补助由每人每年420元提高到450元，同步提高个人缴费标准，扩大用药保障范围。

医保支付是基本医保管理和深化医改的重要环节，是调节医疗服务行为、引导医疗资源配置的重要杠杆。

在国办发[2017]37号文中提到全国各省："全面推进建立以按病种付费为主的多元复合型医保支付方式。国家选择部分地区开展按疾病诊断相关分组(diagnosis related groups, DRGs)付费试点，鼓励其他地方积极探索。指导各地完善按病种、按人头、按床日等多种付费方式。综合医改试点省份要选择1~2个地级市全面实施医保支付方式改革，覆盖区域内所有医疗机构和所有医疗服务，大幅减少按项目付费的比例。推进按病种收费工作，2017年年底前所有城市实行按病种收费的病种不少于100个"。

在2017年6月2日，国家卫生计生委在深圳市召开DRGs收付费改革试点启动会，广东省的深圳市和新疆维吾尔自治区的克拉玛依、福建省的三明市被列为三个试点城市。深圳市已将8家公立医院确定为DRGs收付费改革的试点医疗机构。深圳市民未来住院就医，按项目付费将逐渐减少，取而代之的是打包付费。本次改革试点的重点在于"收付费改革"，将尝试把C-DRG做成一个由"医院端"到"患者端"的整体收付费方案，形成收付费闭环，让药品和耗材转变为医院的运营成本，发挥DRGs对医疗体制的整体改革调控作用。DRGs是医保、医院、医生和患者多方共赢之举，由于实行了"打包收费"，医院就会少开药、少使用耗材，患者享受规范诊疗。

新一轮医改以来，各地积极探索医保支付方式改革，在保障参保人员权益、控制医保基金不合理支出等方面取得积极成效，但医保对医疗服务供需双方特别是对供方的引导制约作用尚未得到有效发挥。为此，在2017年6月20日，国务院办公厅发文《关于进一步深化基本医疗保险支付方式改革的指导意见》(国办发[2017]55号)(以下简称《指导意见》)，进一步深化基本医疗保险支付方式改革。文中明确指出改革的目标和主要内容，同时强调配备相关的配套改革措施。改革目标是进一步加强医保基金预算管理，全面推行以按病种付费为主的多元复合式医保支付方式。到2020年，医保支付方式改革覆盖所有医疗机构及医疗服务，全国范围内普遍实施适应不同疾病、不同服务特点的多元复合式医保支付方式，按项目付费占比明显下降。改革的主要内容有：

1）实行多元复合式医保支付方式：对住院医疗服务，主要按病种、按疾病诊断相关分组付费，长期、慢性病住院医疗服务可按床日付费；对基层医疗服务，可按人头付费，积极探索将按人头付费与慢性病管理相结合；对不宜打包付费的复杂病例和门诊费用，可按项目付费。探索符合中医药服务特点的支付方式，鼓励提供和使用适宜的中医药服务。

2）重点推行按病种付费：原则上对诊疗方案和出入院标准比较明确、诊疗技术比较成熟的疾病实行按病种付费。逐步将日间手术及符合条件的中西医病种门诊治疗纳入医保基金病种付费范围；逐步统一疾病分类编码(ICD－10)、手术与操作编码系统，明确病历及病案首页书写规范，制定完善符合基本医疗需求的临床路径等行业技术标准，为推行按病种付费打下良好基础。

3）开展按疾病诊断相关分组付费试点，探索建立按疾病诊断相关分组付费体系。

4）完善按人头付费、按床日付费等支付方式，支持分级诊疗模式和家庭医生签约服务制度建设。

5）强化医保对医疗行为的监管，将监管重点从医疗费用控制转向医疗费用和医疗质量双控制。

支付方式改革将成为深化医改的引擎。在建设全民医保时代，医保的支付将会是医疗机构收入的主要来源，医保的资金分配极大地影响对医疗卫生资源配置。医保支付对家庭医生签约、慢性病管理、健康管理的支持，表明医保已经突破了以往狭义医保覆盖范围，逐步向“健康保障”过渡。

不久的将来，当大部分住院病例以病种为主(包括DRGs)的方式支付，将实现不同参保人群之间的“同病同价”，也就是城镇职工医保、城乡居民医保(城镇居民和新农合)的支付标准相同，尽管参保人筹资和付费水平可能会有差异，但必然会导致城镇职工医保资金“相对过剩”，从而倒逼“三保合一”的进程加速。另外，分级诊疗制度的建设要求对现有医疗卫生服务体系进行重构，不同级别医疗机构之间的关系从竞争转变为分工合作，实施方式主要有家庭医生签约服务和建立医疗联合体。

综上所述，支付方式改革是系统工程，是医保管理理念和医保经办机构角色发生重大转变的体现，对管理能力和信息化的要求较高，需要协同开展医院内部绩效考核和薪酬制度等相关改革。全面的、系统的医保支付方式改革，将成为新阶段深化医改的引擎，将成为“三医”联动的催化剂。

（六）国家医保局设立

我国医改医保进入深水区。十八届五中全会公报提出的“基本公共服务均等”和“共享发展”，在医疗医保领域先行试水，并卓有成效。根据2018年新一轮国务院机构改革方案，新组建国家医疗保障局，将分散在多个部委的医疗保障职责，即人社部的城镇职工、城镇居民基本医疗保险和生育保险，国家卫生计生委的新农合，民政部的医疗救助，发改委的药品和医疗服务价格管理职责集中整合到国家医保局。因此，国家医保局与现有的部委不同，它既不是行政机构，也不是经办机构，而是体现服务型政府执行力的权威机构。医疗保障局的建立，大大拓展了现有医疗保障的管理和服务范围，提升了医疗保障在医疗体系中的作用，更有利于“健康中国”和“三医联动”的实现。

1. 职能整合，形成三医联动合力

总体上来看，国家医保局的组建，确实能够解决目前医保制度运行中存在的一些问题。如：

1）理顺管理体制：在城乡居民医保制度整合过程中，由于纠结于管理归属问题，极大影响了城乡居民医保的发展进程。今后3项医保制度纳入1个管理机构，能避免过去多头管理导致的医保运行各自为政和衔接不畅的问题，进一步优化医保资源配置。

2）整合“三医”管理职能：在“三医联动”的医改大背景下，国家医保局将医保、医疗服务和药品价格集于一身，旨在从体制机制上强力推动三医联动改革，提高医保管理效率。

3）医疗救助与医疗保险合并管理，改变过去定位不清、两项基金不能得到有效使用问题，实现医疗保险和医疗救助工作的相互衔接，形成合力，提高健康公平性。

今后的医疗保障不仅承担筹资和支付功能，更重要的是要通过医保政策、谈判机制、价格机制、支付机制、信息化手段来引导、规范和监督医院及医务人员的诊疗行为，提高医疗服务质量和减少医保基金的浪费。

2. 医保局与药品招标采购

随着国家医保局的成立，此国家卫生计生委、发改委和人社部在药品价格上三

足鼎立的状态已改变，前者将正式接管药品市场流通以及销售最终价格的决定权。更为重要的是，作为同时拥有定价权、招标采购权及支付权的“史上最强医保部门”，控费力度无疑会加大。

根据机构改革内容，医保局将承担“制定和调整药品、医疗服务价格和收费标准，制定药品和医用耗材的招标采购政策并监督实施”的工作，也就意味着该部门成为医药市场的最大购买方，省集中招标—医院使用药品—医保报销药品的体系很可能会产生重大变化，同时这对企业药品、医疗耗材的销售和使用也将产生巨大影响。

另外，拥有价格管理权也可以有效地从源头进行控费，而受影响最大的无疑将会是一批“神药”“辅助用药”及“高值耗材”。不少省市的医院已经将辅助用药和部分中药注射液暂停使用，而医保控费的压力也是与日俱增。国家医保局上线后，将会进一步实施医保基金预算管理、控制医疗费用不合理增长。

（七）国家基本药物免费供应

1. 国内国家基本药物免费供应的探索与实践

目前，部分省（自治区、直辖市）及地区为减轻弱势群体的用药负担，出台了部分国家基本药物免费使用的优惠政策，如浙江省台州市免费发放慢性病国家基本药物、福建省福州市农村重性精神疾病参合患者享受国家基本药物门诊免费治疗、厦门市居民购买 500 元内的国家基本药物免费，山东省胶州市铺集镇试点免费口服国家基本药物治疗服务，北京市户籍重性精神患者实行国家基本药物免费供应，上海市嘉定区试点高血压治疗药物免费供应等（表 8－5）。目前国内尚无省（自治区、直辖市）及地区，对国家基本药物实施全面大范围的免费供应，而主要是针对特定人群（新农合参保对象、长期服药患者）或特定疾病（慢性疾病、精神疾病等）提供国家基本药物免费供应，免费药品范围基本上限定在国家基本药物目录和省增补国家基本药物目录内，筹资方式上主要有财政专项拨款、医保全额报销或两种方式结合 3 种。

表 8－5　我国部分省市国家基本药物免费供应的探索与实践情况

地区	受益人群	配备机构	药品范围和目录	筹资与支付
浙江省台州市	高血压、糖尿病、重型精神病三类慢性病患者群	基层医疗单位	在国家基本药物目录和浙江省增补国家基本药物目录里的中标品种中间挑选免费使用的药品	财政予以专项拨款。支付方式包括两种：一是通过医保全额报销，患者在购药时享受“零支付”；二是由乡镇社区医疗卫生单位根据患者的实际需要发放药物

续表

地区	受益人群	配备机构	药品范围和目录	筹资与支付
福建省福州市	农村重性精神疾病参合患者、适合门诊维持治疗的对象	全市精神病专科医院	将《国家基本药物目录(2012年版)》收录的21种精神科药物、3种辅助治疗药物纳入免费提供服务包内,并根据福建省国家基本药物增补品种和省药品集中招标采购中标目录进行适当调整	新农合基金全额支付,救治对象每人每年限额补助标准为1 800元;超过限额补助标准部分由救治医院承担。
福建省厦门市	城镇职工和城乡居民保险的参保人员	全市38家公立基层医疗卫生机构	国家基本药物目录下的所有药品	由基本医疗保险社会统筹基金支付,每人每年不超过500元药品费用
山东省胶州市铺集镇	当地参合且在镇卫生院就诊、核实患有免费服药的疾病患者	镇中心卫生院	从国家基本药物目录中遴选出了一批最基本的一线抗高血压和降糖药物	药品费用经过新农合报销后,剩余部分全部由铺集镇政府埋单
北京市	北京户籍且经具有精神障碍诊疗资质的医疗机构确诊为严重精神障碍的患者	定点医疗机构	在国家基本药物目录基础上,按照安全有效、价格合理、使用简易方便、市场保障供应等原则遴选免费基本药品	由各区县政府负责保障,并纳入北京市重大公共卫生服务项目
上海市嘉定区	嘉定区内参加合作医疗保险的高血压患者	部分社区卫生服务中心	6种高血压药品	政府财政投入

2. 国内已经免费供应的医药产品政策

在《国家基本药物目(2012年版)》中,目前已有52种药品已经纳入国家基本公共卫生服务项目、重大妇幼卫生服务项目及国家艾滋病“四免一关怀”项目,涉及国家免疫规划疫苗、避孕药、抗艾滋病药、耐多药肺结核治疗药品和青蒿素类药物共五类药物共52种(表8-6)。通过对计划免疫疫苗、计划生育药具、艾滋病抗病毒治疗及预防母婴传播药品、抗结核药品四类已经免费供应的药品政策进行梳理,从筹资、组织、实施、管理4个层面得到启发。

表8-6 我国现已免费供应的国家基本药物情况

类别	药品通用名	免费供应的相关文件
耐多药肺结核治疗药品	吡嗪酰胺、乙胺丁醇、卡那霉素、丁胺卡那霉素(阿米卡星)、卷曲霉素、氧氟沙星、左氧氟沙星、莫西沙星、丙硫异烟胺、对氨基水杨酸、阿莫西林/克拉维酸、克拉霉素、利奈唑胺	《耐多药肺结核防治管理工作方案》(中疾控结发〔2011〕452号)
抗艾滋病药	齐多夫定、拉米夫定、司坦夫定、替诺福韦、依非韦伦、奈韦拉平、洛匹那韦/利托那韦	《国家免费艾滋病抗病毒药物治疗手册》(卫办医政发〔2012〕69号)
青蒿素类药物	磷酸氯喹片、磷酸伯氨喹片、青蒿琥酯片加阿莫地喹片、双氢青蒿素哌喹片、复方磷酸萘酚喹片、复方青蒿素片、蒿甲醚、青蒿琥酯、磷酸咯萘啶注射液	《抗疟药使用原则和用药方案(修订稿)》(卫办疾控发〔2009〕106号)

续表

类别	药品通用名	免费供应的相关文件
国家免疫规划用疫苗	乙肝疫苗、卡介苗、脊灰疫苗、无细胞百白破疫苗、麻疹疫苗、白破疫苗、甲肝疫苗、流脑疫苗、乙脑疫苗、麻腮风疫苗	《扩大国家免疫规划实施方案》(卫疾控发〔2007〕305号)
避孕药	复方左炔诺孕酮片、复方炔诺酮片、左炔诺孕酮炔雌醇(三相)片、复方醋酸甲地孕酮片、醋酸甲地孕酮片、炔雌醇片、复方甲地孕酮注射液、复方庚酸炔诺酮注射液、壬苯醇醚栓、壬苯醇醚凝胶、壬苯醇醚膜、左炔诺孕酮硅胶棒(Ⅰ)、左炔诺孕酮硅胶棒(Ⅱ)	《计划生育避孕药具政府采购目录(2014版)》

3. 国家基本药物将免费供应最新进展

为了确保国家基本药物公平可及、人人能用上,广东省、广西壮族自治区、安徽省、福建省等多个地区探索国家基本药物全额保障,辖区内慢性患者群卸下了用药的负担。

(1) 部分慢性病患者可免费用药　从2013年起,广西壮族自治区容县在全县218个村卫生室实施"一元看病,免费供药"服务模式,患者次均费用低至7~8元,降了30%~40%。截至2015年底,共有357.6万人次享受到了该服务,共减少群众药费负担3 486.87万元。

广州市花都区比容县更早推行"一元看病,免费供药",2010年9月1日起,在全区188个行政村卫生站推开。用药目录从一开始的300种廉价有效药品,扩展到目前的421种国家基本药物和医保药物,每次开3天的药量。从2008年至2015年底,村民享受该服务累计711.01万人次,为患者直接减负10 094.42万元,同时减轻了外出就诊的交通成本和时间成本。

广州市花都区和玉林市容县没有限定免费药品的范围,而安徽省合肥市庐阳区、上海市嘉定区、浙江省台州市及福建省(厦门市、三明市、长汀县)等地专门给一些疾患者群提供免费药品,主要是高血压、糖尿病、重性精神病等,免费的药品主要是治疗该类疾病的国家基本药物,保障这些患者人人有药可用。

合肥市庐阳区从2012年4月起,由财政每年安排专项经费80万元,对糖尿病、高血压患者实行国家基本药物免费治疗。至2015年底,共有8.3万人高血压患者和3.9万人糖尿病患者享受了该项服务,其中包括了大量低收入患者。目前,辖区2型糖尿病、高血压规范管理率分别从15%、25%提高到75.7%、56.5%。

无论哪个地方实行的免费用药服务,受益最多的基本上是低收入人群、流动人口等缺乏保障的弱势人群。最关键的是,他们会主动接受服务,大大减轻了经济负担,改善了健康状况,提高了生活质量。

(2) 各省国家基本药物免费新政　国家基本药物免费供应以前是在一些市县地区实行,一直都未大范围推开。现在,国家基本药物免费政策终于迎来了省级文件。

2017 年 8 月 4 日，济南人社局发布了《关于职工基本医疗保险普通门诊统筹部分国家基本药物免费使用的通知》，自 2017 年 9 月 1 日起，治疗高血压的国家基本药物（卡托普利片、硝苯地平片、阿司匹林肠溶片）、治疗糖尿病的国家基本药物（二甲双胍片）、治疗冠心病的国家基本药物（硝酸异山梨酯片）中各确定一品规，由职工医保基金全额支付。一个医疗年度内，免费药物金额累计不超过 120 元。

2018 年 3 月 7 日，宁夏回族自治区卫生计生委办公室发布《关于印发 2018 年全区药品供应保障工作要点的通知》，释放了一个重磅消息：宁夏回族自治区将通过财政补助或医保报销等方式实现国家基本药物免费使用，推动国家基本药物公平可及。该通知规定自治区制定促进医疗机构优先使用国家基本药物配备使用政策，调整确定各级医疗机构国家基本药物占比。鼓励有条件的市、县（区）根据实际选择基层重点慢性病防治所需国家基本药物作为公共产品，通过财政补助或医保报销等方式实现国家基本药物免费使用，推动国家基本药物公平可及。

观察这些政策，可以发现这次实行基本药物免费供应的病种并不是上级指定，而是地区根据实际选择基层重点慢性病防治所需国家基本药物，更贴近基层实际，符合患者需求。

五、 完善我国国家基本药物支付报销政策建议

从卫生系统的角度来说，国家基本药物制度的巩固和完善需要作为医疗服务付费方的医疗保险系统的积极参与。作为医疗费用的支付方，医疗保险体系有能力在医疗和药品费用的同时发挥控制药品费用增长的作用。另外，医疗机构大量使用效费比高的国家基本药物能够使有限的医疗保险基金发挥最大的作用。从各国经验和实际情况上来看，医疗保险对于药品费用控制和提高居民药品可负担性发挥了较大作用。因此，通过加强医保制度干预，保证国家基本药物支付报销，保障国家基本药物制度顺利实施。

（一）继续扩大医保报销覆盖面

政府应增加医疗卫生的投入，缩小不同经济水平地区和不同医保类型的医疗保障差距，以及缓解群众高额医疗费用的支出。此外，政府应积极开展医保制度整合，鼓励条件成熟地区根据自身经济发展状况对现有的各种医疗保障制度进行整合统一，最终扩展到全国；坚持强制性原则和政府补贴相结合，规定所有群众都纳入一个统一的医疗保险制度中，同时为医疗弱势群体提供基本的医疗保障和社会医疗救助，扩大医保的覆盖面，实现全民医保。

（二）提高国家基本药物的医保报销比例，逐步提高实际保障水平

完善医保支付政策，对于国家基本药物目录内的治疗性药品，医保部门在调整医保目录时，按程序将符合条件的优先纳入《医保目录》范围或调整甲、乙分类。对于国家免疫规划疫苗和抗艾滋病、结核病、寄生虫病等重大公共卫生防治的国家基本药物，加大政府投入，降低群众用药负担。

鼓励地方将国家基本药物制度与分级诊疗、家庭医生签约服务、慢性病健康管理等有机结合，在高血压、糖尿病、严重精神障碍等慢性病管理中，在保证药效前提下优先使用国家基本药物，最大程度减少患者药费支出，增强群众获得感。

（三）探索建立以市场价格为基础的医保支付标准调整机制

在我国取消药品最高零售价，提出建立医保支付标准的背景下，建议逐步建立以市场价格为基础的医保支付标准调整机制，发挥市场在资源配置中的决定性作用，从价格调整原则、调整周期、调整依据、调整方法和价格公示方面进行政策制定，借鉴日本价格调整经验，在实施医保支付标准同时，定期对医保目录药品的支付标准进行调整；并结合不定期价格调整机制，应对由于人为或自然因素引起的药品价格突发变化，完善医保支付标准调整体系。完善市场价格监测预警体系，掌握价格放开后药品市场价格的波动情况，分析价格异常波动的原因，加强价格监管，保障药品市场健康稳定运行。

（四）药品采购平台为医保支付标准制定提供数据

数据采集是医保支付标准的制定的基础，也是制定支付标准的难点，数据质量关乎支付标准的科学性，数据采集的难易则影响着支付标准实施的难易。目前医保数据采集方法有采购平台采集、医疗机构上报、发改委价格监测、医保信息系统采集四种。

医保支付标准最关键数据即为药品价格，而药品价格最直接真实的信息药品采购平台能够提供。药品采购平台内不仅统计药品中标价格，还能统计药品的实际采购价和入库量，可真实反映市场情况。因此，若医保支付标准的参考数据以采购平台为依托，则有了方便可靠的数据来源，同时医保制度与药品采购制度也能更进一步衔接联动。

药品中标价作为医保支付标准制定的参考。目前医保支付标准的具体制度方法尚不明确，目前国内地方推行的中标价确定模式、分段均价核定模式、加权平均法确定模式中均使用了药品中标价，将药品中标价纳入医保支付标准制度考虑，使用中标价的最大优势即操作简单、数据来源可靠，与此同时，中标价能够将采购制度与医保制度联系上，使得医保部门在制定医保支付标准的同时能够将药品采购

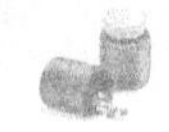

制度实施结果运用起来，从而让医保制度与采购制度联动。

医保支付标准根据药品采购周期进行调整。药品医保支付标准的定期调整是确保支付标准“科学合理”的重要前提，而医保支付标准的调整则应主要参考采购平台的药品市场实际交易价格情况和谈判结果。这样不仅实现了医保制度与采购制度的联动，同时能保障医保支付标准始终与市场情况相吻合，保障了支付标准制度的可持续性，且减轻医保支付标准调整的工作量。

（五）多渠道规范国家基本药物支付报销

应建立激励机制、改革支付方式、控制管理患者就医为主的策略干预国家基本药物制度实施。作为国家基本药物费用的支付方，医疗保险应直接参与到国家基本药物目录和处方集的遴选中，如有必要可以考虑管理药品招标、采购。医疗保险干预政策的制定应以促进基层医疗机构适当竞争，管理患者卫生服务利用行为，量化政策投入产出，提高国家基本药物生产流通使用整体效率为主要策略。

建议通过医疗保险参保者信息和医保基金承受能力，确定国家基本药物覆盖的疾病和种类，在此基础上，确定国家基本药物目录和处方集；在给予患者一定选择权的情况下，管理患者就医行为，规定仅有在规定的医疗机构使用国家基本药物才能获得医保的报销；在国家基本药物需求大致可估算的条件下，实现按量采购国家基本药物，国家基本药物价格与采购量挂钩；医保按医疗机构服务质量、卫生产出等标准给予补偿。

（六）国家基本药物免费供应

首先，医保基金结余较多、地方财政收入较少的地区建议由医保全额报销；医保基金结余较少、地方财政收入较多的地区建议由地方财政对 30% 的费用进行保障；医保基金结余和地方财政收入都较高的地区可选择全额报销或全额保障的方式；两者都较低的地区则建议通过中央财政转移支付进行保障。

其次，由于国家基本药物免费供应是一项带有福利性质的政策，建议重点针对特定人群（65 岁以上老人、贫困人群）或特定疾病（如慢性病、重性精神疾病等）提供免费供应，按照防治必需、安全有效、价格合理、使用方便、中西药并重、基本保障、临床首选的原则，结合我国用药特点和基层医疗卫生机构配备的要求，从国家基本药物目录范围内进行遴选，确定免费供应药物目录。

最后，注重与基层卫生改革政策的联动。建议免费国家基本药物的获取渠道限定于基层医疗卫生机构，通过经济杠杆促进社区首诊、分级诊疗机制推进，有效分流患者，避免常见病多发病患者过度向大医院集中，提高医疗资源的配置效率；同时与家庭医生制度衔接，增加家庭医生的资源，从而提高家庭医生的签约率。

【参考文献】

毕萌蓓,2016.医疗保险支付方式研究[D].河南：郑州大学.

常峰,崔鹏磊,夏强,等,2015.德国药品参考价格体系对构建我国医保支付标准的启示[J].中国卫生政策研究,8(7)：55－60.

常峰,崔鹏磊,夏强,等,2015.日本医保药品支付价格调整机制对我国的启示[J].中国医药工业杂志,46(8)：915－920.

陈自满,2013.我国医疗保险支付方式改革研究述评[J].南京医科大学学报(社会科学版),13(1)：27－30.

顾雪非,2016.医保药品支付标准该如何定[J].中国卫生,6：54－56.

李伟,周琳,丁锦希,等,2016.药品质量“一致性评价”对我国医保支付标准影响研究[J].价格理论与实践,8：70－73.

刘琨,2007.医疗保险制度分析[D].四川：西南财经大学.

王芳,孙利华,2011.澳大利亚医保报销药品的管理及其对我国的启示[J].中国药业,20(16)：1－2.

王珩,徐舒曼,陆华,等,2013.国外医保支付报销政策对我国国家基本药物合理使用的启示[J].中国执业药师,10：5－6.

王青宇,高岩,刘伟,等,2015.我国医保药品支付价格政策改革探讨[J].中国药房,21：2881－2884.

王荣荣,2015.我国基本医疗保障制度的发展研究[D].唐山：河北联合大学.

王新虹,孙鸣翼,江茹,等,2016.国外药品医保支付模式及对我国的启示[J].现代经济信息,33：68－69.

魏晓静,2014.新医改背景下上海市医疗保险支付模式研究[D].上海：上海工程技术大学.

夏俊,田昕,张新平,2010.国家基本药物医保报销政策研究[J].医学与社会,23(6)：64－66.

杨诚晨,杨洋,尹爱田,2010.我国现行的医疗保险制度分析[J].青岛医药卫生,42(1)：52－55.

俞双燕,尚菲菲,2016.国家基本药物目录与基本医疗保险药品目录的比较[J].卫生经济研究,1：54－56.

张祥,2017.基本医疗保险药品支付标准体系构建探讨[J].中国卫生经济,36(4)：47－49.

第九章

国家基本药物优先配备及合理使用

国家基本药物制度作为一项全新的政策制度，承担着提高居民获得国家基本药物的可及性、改变医疗机构以药养医的运行机制、规范药品的生产流通、促进合理用药等一系列重任。通过前期的努力，政策的实施效果已在全国各地彰显，政府举办的基层医疗卫生机构全部配备和使用国家基本药物，二级以上医疗机构推广优先使用国家基本药物取得一定成果。国家基本药物政策的实施并不是孤立的，必须同时兼顾政策自身的完善、利益相关者的协调以及各项配套政策的辅助等，因此，本章根据国家各项政策、部分省份的先进经验，结合国内外的实施现况，阐述我国目前国家基本药物优先配备及合理使用情况。

一、国家基本药物优先配备及合理使用基本知识

（一）临床合理用药理念

20 世纪 70 年代，已有以医师为主体使用的合理治疗或合理疗法的概念。1976 年版的 *Stedman's Medical Dictionary* 对此的解释是："医师基于对病症的正确解释与掌握所用药物的知识，对疾病是否用药治疗做出计划安排；如果有必要用药，就正确地选用药物，以正确途径、正确时间间隔与疗程给药；此外，还必须注意环境、遗传、疾病的影响因素"。

1985 年 WHO 在内罗毕召开的合理用药专家会议上，把合理用药定义为："合理用药要求患者接受的药物适合他们的临床需要、药物的剂量符合他们个体需要、疗程足够、药价对患者及其社区最为低廉。合理用药的要求是：对症开药，供药适时，价格低廉，配药准确，剂量用药间隔和时间均正确无误，药品必须有效、质量合格、安全无害。"

合理用药是药物治疗学、临床药学与临床药理学追求的目标，研究医学界与社会人群用药行为的最佳化，要求医患双方参与，而处方行为与用药行为既是技术也是文化（文明）的体现。医药市场不规范、药价虚高及非法回扣、广大民众不遵医嘱用药或无知误用药物等，都涉及大量技术、行为与道德、文化方面的问题，合理用

药制度推行难度超过国家基本药物制度。

当今比较公认的合理用药是应包含安全性、有效性、经济性与适当性4个基本要素。

1. 安全性

作为诊断、预防、治疗疾病的药物,由于其特殊的药理、生理作用而具有两重性,即有效性和不安全性。安全性是合理用药的首要条件,强调让用药者承受最小的治疗风险获得最大的治疗效果。根据患者的病情及年龄、性别、病情缓急、生理状态和用药目的以及药物性质,合理选用适宜的给药方案。

2. 有效性

"药到病除"是药物的治疗目的,通过药物的作用达到预期的治疗目的。不同的药物其有效性的表现明显不同,分别为:① 根治疾病;② 延缓疾病进程;③ 缓解临床症状;④ 预防疾病发生;⑤ 避免某种不良反应的发生;调节人的生理功能。

判断有效性的指标有多种,临床常用治愈率、显效率、好转率、无效率等。儿童、老年人和个体差异等都影响药物在人体内的代谢能力和耐受能力,以及不良反应等,根据病情,确定给药方案,充分发挥药品最大的效能,防止或减轻不良反应的发生。

3. 经济性

经济性的正确含义是获得单位用药效果所投入的成本(性能-价格)尽可能地低,所获得的治疗效果应尽可能地满意。药品有价值的区别,但对医生最重要的是对症选择,合理用药,尽可能少的药费支出换取尽可能大的治疗收益,合理使用有限医疗卫生资源,减轻患者及社会的经济负担。

4. 适当性

适当性是指适当的药物、适当的剂量、适当的时间、适当的途径、适当的患者、适当的疗程、适当的治疗目标。

(1) 适当的药物、适当的患者　　选择最有针对性的药物治疗疾病,并且这个药物应适合患者。例如,肾功能不好,应尽量避免使用对肾脏有损害的药物。

(2) 适当的剂量　　即使患者自我感觉症状很严重,也不要随意加大剂量,因为这样可能会发生不良反应,反过来,如果觉得症状好转,也不能随意减少剂量,应及时征求医生的意见。

(3) 适当的时间　　用药间隔应尽量在每天的24小时内均分,并且要和作息时间协调。如果作息时间与此矛盾,可适当地调整,但间隔时间不要过短,特别是使用抗感染药时更应注意用药间隔。

(4) 适当的疗程　　应遵医嘱按疗程吃药。单纯为增加治疗保险系数而延长给药时间不仅浪费，而且容易产生蓄积中毒、细菌耐药等不良反应。反之，为了节省，症状一得到控制就停药，往往不能彻底治愈疾病反而为疾病复发和耗费更多的医药资源留下隐患。

（5）适当的治疗目标　受现阶段医疗水平和药物研发水平的限制，有些药物治疗只能起到减轻症状或延缓病情发展的作用，药到病除不是所有情况下都可做得到的。作为患者应采取积极、客观和科学的态度正视这个现状，达到现实条件下可以达到的用药目标。

（二）药物治疗临床路径

临床路径是指医疗健康机构的一组多学科专业人员（包括医师、临床医学专家、临床药学专家、护士及医院管理者等）共同制定的、针对某一特定的疾病或手术的、标准化的照顾计划。简单地说，对患有特定疾病的患者，临床路径就是一套以时间为顺序的、具体的、详细的医疗服务计划单或表格式程序或路径图。

临床路径服务模式具有如下特点。① 综合性：多个部门共同面向患者的整体医疗服务模式。② 时效性：预先设定疾病的标准住院天数；诊疗、护理目标早有规划；限定、控制服务成本、医疗经费等。③ 多专业合作性：需要团队精神，临床专家、护理专家、药学专家、心理学专家、营养师、检验人员及行政管理人员被紧密联系在一起。④ 结果可测量性：能够很好地监测药物的治疗效果和药品不良反应等异常结果。

合理用药是指根据疾病种类、患者状况和药学理论选择最佳的药物及其机制，制定或调整给药方案，以期有效、安全、经济地防治和治愈疾病的措施。临床路径服务模式能够使医师、药师、护师、患者更紧密地协作，共同为改善患者的健康状况服务，这种现代的管理方法恰恰为推动临床合理用药提供了一个很好的切入途径。

在推动临床合理用药方面，广东省走在全国的前列。2018 年 8 月 8 日，广东省卫生计生委发布《关于加强医疗机构药事管理和药品控费推动药学服务高质量发展的通知（征求意见稿）》（以下称意见稿）。意见稿指出，要进一步加强医疗机构药事管理，强化合理用药和药品控费，促进药学服务转型发展，推进落实健康广东战略。意见稿指出，要实行药物治疗临床路径，规范药物治疗临床路径管理，以患者安全为中心，以循证药学和临床应用指南为依据，以合理用药为核心，形成信息收集、治疗评估、计划方案、组织实施和监测反馈的工作闭环。原则上各医疗机构各临床科室均要将药物治疗纳入临床路径管理，临床药师参与药物治疗临床路径的制定、执行、监测、评估等工作。加强对参与药物治疗临床路径的全体人员相关知识培训，有效执行药物治疗临床路径，并把临床路径的执行情况与医疗质量考核、临床科室绩效考核挂钩。

（三）药物治疗管理(收集信息、综合评估、计划方案、组织实施、跟踪反馈)

药物治疗管理(medication therapy management，MTM)是指具有药学专业技术优势的药师对患者提供用药教育、咨询指导等一系列专业化服务，从而提高用药依从性、预防患者用药错误，最终培训患者进行自我的用药管理，以提高疗效。

MTM的核心要素包括以下5个方面：药物治疗回顾(medication therapy review，MTR)，个人药物记录(personal medication record，PMR)，药物相关活动计划(medication-related action plan，MAP)，干预和/或提出参考意见以及文档记录和随访。

1. MTR

是系统收集患者信息的过程，包括评价药物治疗、确定药品相关问题(drug related problem，DRP)、列出之前所用药品目录、建立解决问题计划等。MTR是提供服务的药师与接受服务的患者之间的互动，药师提供的MTR可给各种医疗机构提供咨询，可减少医师和急诊的问诊时间、住院天数和患者需支付的总医疗费用等。药师可以从患者那儿得到正确的和有效的药物相关信息。同时患者也可以在MTR设计中提高对药物的认识，有利于患者自我管理药物和自身健康状况。

2. PMR

是患者药物治疗的综合记录，包括：药物名称、适应证、用法用量、开始服用日期、停止服用日期、处方信息、特殊说明等。理想的情况是将PMR做成电子记录，记录可以通过患者在药师助理或药师的协助下完成，也可以在患者已存记录基础上更新。药师应鼓励和教育患者永久保存记录，每次看病携带好记录，以便医师能了解目前患者的用药情况。每次更改药物或用药方案后，应及时更新记录。

3. MAP

是以患者为中心的列表文件，便于追踪患者情况和进行患者自我管理。MAP包括：患者姓名、医师和药师信息、建立的日期、患者需要实施计划的步骤、患者记录、预约药师随访信息等。MAP已成为医疗计划文件中重要的组成部分，是患者与药师合作共同完成的成果。MAP包含的项目只是患者可以执行、药师实践范围内或经过医疗人员同意的内容。

4. MTM

核心要素中所指的医疗服务人员是提供咨询服务和干预药物治疗以解决药物治疗相关问题的专业药师；必要时，药师也可向患者推荐医师和其他医疗人员。药师与专业医疗服务人员的交流内容包括：药物选择的咨询、给出解决药物治疗问题的建议和要求随访等，这些都是完整MTM模式的干预组成部分。一些患者的疾病具有极高的特殊性和复杂性,患者需要增加 MTM 的范围,药师需要提供额外的服务包括接受专家、患者指定医师、其他药师或其他医疗人员的意见。

5. 文档记录和随访

是基于患者药物治疗的相关需求或患者转诊的要求形成统一方式的记录以便患者 MTM 随访。MTM 服务中患者文档设置的记录是为了促进药师与其他医疗人员的交流,提高患者的疗效,促进患者治疗的连续性,承诺保存患者记录的法律化和制度化,维护医疗人员权益,也作为药师干预药物治疗进程付费的凭据。

当前,我国已经提前进入老龄化社会。由于老年人口和慢性疾病患者逐年迅速增长,同时患有多种慢性疾病、同时服用多种药品的患者越来越多,以致重复用药、超剂量用药、违反配伍禁忌用药现象大量存在,既严重危害患者健康安全,又造成用药费用严重浪费。与此同时,我国医疗机构和社会药房提供的药学服务还远远不够规范,更没有专门面向上述特殊患者的药学服务,因此,我国迫切需要推广药物治疗管理。

二、 我国国家基本药物优先配备及合理使用发展沿革

作为发展中国家,我国不合理用药情况较为严重。过去由于我国不合理的补偿机制及医疗资源相对紧张、卫生人员知识不足、监管机制不健全等因素导致各地,尤其是西部农村地区多重用药、滥用抗菌药物和注射剂、习惯性用药等情况较为普遍。城市社区卫生服务中心使用抗生素的处方比例达到 45%,乡镇卫生院使用比例为 61%,农村地区高于低收入国家 51.7%水平,城市、农村都高于中等收入国家 43.3%水平;城市使用输液的处方占总数的 33%,农村 30%,高于 WHO 建议的发展中国家平均注射使用率 20.0%~26.8%的水平。

2002 年,卫生部和国家中医药管理局颁布的《医疗机构药事管理暂行规定》,将合理用药的定义概括为“安全、有效、经济”。安全性是合理用药的基本前提,有效性是合理用药的首要目标,经济性是合理用药的基本要素。

我国于 2009 年启动国家基本药物制度,旨在解决一系列药品相关问题,其目标在于既满足公众防病治病的需要,又使国家有限的卫生资源得到有效的利用,实现人人享有基本医疗卫生服务,达到最佳的社会效益和经济效益。这一目标概括起来有 3 方面内容:提高药品的可获得性、保证药品的可支付性、促进药品的合理使用。因此,合理用药是我国基本药物制度的目标之一。

我国也注重从国际组织与合理用药水平先进的国家借鉴合理用药相关的方法、标准、政策与法规,如《处方管理办法》《医院处方点评管理规范(试行)》等,就是从合理用药国际网络与 WHO 国家基本药物行动委员会联合颁布的“医疗单位

合理用药调研方法与指标”中获取处方点评的相关指标与调研方式,并在取得实践经验后加以制定的。处方管理办法可用于开展药物治疗学、临床药理学、药物经济学和群体药动学、药物基因组学等方面研究,以提高合理用药水平。

2013 年 12 月 10 日,国家卫生计生委召开例行新闻发布会,发布了合理用药核心信息:合理用药是指安全、有效、经济地使用药物。优先使用基本药物是合理用药的重要措施。用药要遵循能不用就不用,能少用就不多用;能口服不肌注,能肌注不输液的原则。购买药品注意区分处方药和非处方药,处方药必须凭执业医师处方购买。阅读药品说明书是正确用药的前提,特别要注意药物的禁忌、慎用、注意事项、不良反应和药物间的相互作用等事项。处方药要严格遵医嘱,切勿擅自使用。特别是抗菌药物和激素类药物,不能自行调整用量或停用。任何药物都有不良反应,非处方药长期、大量使用也会导致不良后果。孕期及哺乳期妇女用药要注意禁忌;儿童、老人和有肝脏、肾脏等方面疾病的患者,用药应当谨慎,用药后要注意观察;从事驾驶、高空作业等特殊职业者要注意药物对工作的影响。药品存放要科学、妥善,防止因存放不当导致药物变质或失效。接种疫苗是预防一些传染病最有效、最经济的措施,国家免费提供一类疫苗。保健食品不能替代药品。

(一)国家基本药物制度重要的基础性技术文件

1)国家基本药物是适应基本医疗卫生需求,剂型适宜,价格合理,能够保障供应,公众可公平获得的药品。建立国家基本药物制度的目标之一即是促进合理用药,而国家基本药物的使用是否合理是评价医疗卫生机构用药水平的重要指标之一。为积极稳妥地推进国家基本药物制度,指导基层医务人员合理使用国家基本药物,2009 年 12 月 30 日,卫生部、国家中医药管理局组织编写的《国家基本药物临床应用指南(基层部分)》(以下简称《应用指南》)和《国家基本药物处方集(基层部分)》(以下简称《处方集》)正式发布,同时,主管部门要求各地做好培训和推广使用工作。《应用指南》和《处方集》是根据《国家基本药物目录(2009 年版)》基层部分编写的,主要用于指导和规范基层医务人员优先、合理使用国家基本药物治疗基层常见病、多发病,也可供其他医疗机构医务人员使用国家基本药物时参考。

2)2013 年 3 月 15 日,《国家基本药物目录(2012 年版)》正式发布,目录包括化学药品和生物制品 317 种,中成药 203 种,共计 520 种,能够更好地适应群众基本用药需求,推动各级各类医疗机构全面配备、优先使用基本药物。为做好目录的实施,国家卫生计生委适时启动了临床应用指南和处方集的修制订工作。

2013 年 8 月 29 日,2012 版《应用指南》和《处方集》正式出版发行。2012 版《应用指南》和《处方集》按照国家基本药物目录分为化学药品和生物制品、中成药两个部分。其中,化学药品和生物制品部分覆盖了 19 大类疾病 254 个病种,并有针对性地增加了适用于老年人、妇女、儿童临床诊疗、合理用药的专项内容;中成药部分覆盖了173个中医病（证），对应西医疾病177个，特别细化了儿童药品适宜剂型、规格的使用，中药注射剂以及联合用药等注意事项，指导中医和西医专业的医务人员合理使用中医药。

国家相关部门要求充分发挥2012年版《应用指南》和《处方集》对指导药品采购、规范诊疗行为、提高合理用药水平的积极作用。

3）2018年10月25日，《国家基本药物目录（2018年版）》印发，自2018年11月1日起施行，2018年版目录主要是在2012年版目录基础上进行调整完善。2018年版目录具有以下特点：一是增加了品种数量，由原来的520种增加到685种，其中西药417种、中成药268种（含民族药），能够更好地服务各级各类医疗卫生机构，推动全面配备、优先使用基本药物。二是优化了结构，突出常见病、慢性病及负担重、危害大疾病和公共卫生等方面的基本用药需求，注重儿童等特殊人群用药，新增品种包括了肿瘤用药12种、临床急需儿童用药22种等。三是进一步规范剂型、规格，685种药品涉及剂型1 110余个、规格1 810余个，这对于指导基本药物生产流通、招标采购、合理用药、支付报销、全程监管等将具有重要意义。四是继续坚持中西药并重，增加了功能主治范围，覆盖更多中医临床症候。五是强化了临床必需，这次目录调整新增的药品品种中，有11个药品为非医保药品，主要是临床必需、疗效确切的药品，比如直接抗病毒药物索磷布韦、维帕他韦，专家一致认为可以治愈丙肝，疗效确切。

新版目录发布实施后，将能够覆盖临床主要疾病病种，更好适应基本医疗卫生需求，为进一步完善基本药物制度提供基础支撑，高质量满足人民群众疾病防治基本用药需求。

（二）国家基本药物优先配备使用宣传培训

国家及各省均有多种培训模式，促进国家基本药物在各级医疗机构的优先配备和合理使用，典型的培训项目如下：

1. 国家药政司举办国家基本药物制度培训交流系列活动

2011年12月，由全国部分省份药政管理部门有关负责同志组成的学习班赴澳大利亚悉尼大学参加了为期两周的澳大利亚药物政策和国家基本药物制度培训，重点了解澳大利亚药品福利计划等药品管理政策，并对澳大利亚卫生部、州卫生署、社区药房、公立医院、私立医院、行业协会等医疗卫生机构和药事服务机构进行了实地考察。

2012年5月，药政司在广东省深圳市举办了“国家基本药物制度培训交流会”。原卫生部药政司郑宏司长针对药物政策和基本药物制度的有关问题提出了几点意见建议：① 切实抓好“十二五”医改三项重点改革任务的落实，着力推动

“医保、医药、医疗”互联互动，推动建立各部门联动机制，完善采购机制、补偿机制、用人机制、分配机制等。② 在巩固完善国家基本药物制度方面，进一步完善国家基本药物目录遴选调整机制，完善国家基本药物保障供应体系，建立健全国家基本药物优先选择和合理使用制度。③ 进一步加强药师队伍建设，研究测算药师合理配备比例，探索执业药师合理配备使用机制，发挥药师队伍对促进医改的作用。

2. 广东省卫生计生委举办国家基本药物合理使用省级师资培训班

2013 年 11 月，广东省卫生计生委药政处在广州举办国家基本药物合理使用省级师资培训班。举办培训班的目的是为了巩固完善国家基本药物制度，做好《国家基本药物临床应用指南》《国家基本药物处方集》和省增补国家基本药物的培训推广工作，促进国家基本药物在各级医疗机构的优先配备和合理使用，提高社会各界对国家基本药物的认知度和信任度。

3. 广东省创新举办基本药物制度与药物采购使用管理培训班

2016 年 6 月，广东省第一期基本药物制度与药物采购使用管理培训班在广州市举办。培训班采取省地联办、统一部署、分片实施、集中授课、学用结合的方式，将全省分成九个片区分期培训，直接延伸至各医疗机构，是一种全新的培训模式，有效避免以往因多层级举办培训导致培训质量参差不齐的现象。

4. 药政司举办国家药物政策（基本药物目录相关政策）培训班

2016 年 9 月下旬和 10 月中旬，国家卫生计生委药政司分别在浙江省杭州市、广东省深圳市举办两期国家药物政策（基本药物目录相关政策）培训班。各省（自治区、直辖市）、新疆生产建设兵团、计划单列市卫生计生委药政（械）处和省级药采部门负责人，集中连片特困地区市（地）卫生计生委主管药政（械）工作的负责人共 200 余人参加了培训。

培训班传达了全国卫生与健康大会精神，并结合我国医药领域面临的新形势，重点就深化药品供应保障体系改革、推进药品供应保障制度建设等中央重大决策部署，以及推进药品生产、流通和使用环节全流程接力改革，切实加强药品供应保障基础性工程建设，切实加强短缺药品供应保障和定点生产，切实加强儿童用药保障，切实加强药品使用管理，持续做好国家药品价格谈判，全力推进高值医用耗材“阳光采购”，注重加强药事管理和药学人员队伍建设，提高药学服务能力和水平进行了学习研讨。

（三）各省基本药物优先配备情况

各省根据卫生部等 9 个部委印发的《关于建立国家基本药物制度的实施意见》和本省政府有关文件精神，出台了公立医疗卫生机构优先配备使用国家基本药物工作的通知。

以广东省为例，广东省自2009年底开始部署实施国家基本药物制度，到2011年实现全省所有政府办基层医疗卫生机构实施国家基本药物制度，有效降低门诊药费和住院药费，群众医药费用负担明显减轻，同时还出台相关文件对村卫生站、二级以上公立医院配备使用国家基本药物做出明确规定。

2012年，广东省下发了《关于做好全省政府办二级以上综合医院优先配备使用国家基本药物工作的通知》，在全省政府办二级以上综合医院优先配备使用国家基本药物作以下的要求，推进国家基本药物制度的实施：

（1）在国家基本药物使用率方面的要求　要求全省各级人民政府、国有企业（含国有控股企业）等举办的二级以上综合医院要将国家基本药物目录和省增补目录品种作为首选药物优先配备使用，对广东省政府办二级以上综合医院国家基本药物使用率有明确的规定：基层医疗机构可采购不超过40%的非基本药物（含低价药），到2014年底前，二级公立医院国家基本药物销售额达到40%~50%；三级公立医院国家基本药物销售额达到25%~30%，其中县级公立医院改革试点医院国家基本药物销售额达到50%。政府办二级以上综合医院设立的分院无单独采购权的，执行所属医院的国家基本药物使用率。鼓励其他医疗机构参照同级政府办综合医院执行国家基本药物使用率有关要求。

国家基本药物使用率即医疗机构国家基本药物销售收入占全部药品销售总收入的比例。国家基本药物销售收入计入范围包括国家基本药物目录及省增补目录中的化学药品、生物制品和中成药销售产生的收入，不包括中药饮片。政府办二级以上综合医院国家基本药物使用率根据国家和我省国家基本药物有关政策规定，以及国家基本药物使用效果适时进行调整。

各级人民政府、国有企业（含国有控股企业）等举办的二级以上综合医院配备使用国家基本药物，必须通过省医药集中采购平台采购，并优先采购我省政府办基层医疗卫生机构国家基本药物集中招标采购中标品种，促进医疗机构分级诊疗、双向转诊的有效衔接。

（2）保障措施　加强组织领导，提高思想认识。应扎实抓好国家基本药物优先配备使用工作，确保达到使用比例要求。政府办二级以上综合医院要积极调整用药结构，建立国家基本药物集中采购、优先配备和合理使用制度，加强用药监督，完善与基层医疗卫生机构的分工协作机制，切实减轻群众药品费用负担。同时大力宣传培训，促进合理用药。

各级卫生行政部门和医疗机构认真组织开展国家基本药物制度相关政策和业务知识培训，大力推广国家基本药物及省增补品种临床应用指南和处方集，提高管理人员政策水平，提高医务人员合理用药水平。要重视临床药师的培养和使用，充分发挥其在促进国家基本药物合理使用中的作用。要加强国家基本药物制度舆论宣传与教育引导工作，普及公众合理用药常识，提高患者对国家基本药物的认知度和信赖度。最后要强化监督管理,确保落实到位。

各级卫生行政部门要强化监督考核,建立国家基本药物制度监督考核和评估机制,确保国家基本药物配备使用政策贯彻落实。医疗机构要健全内部激励和约束机制,加强处方点评和阳光采购、阳光用药制度建设,对科室和医务人员用药行为进行监督管理。要将国家基本药物合理使用情况与医务人员绩效工资、考核奖惩、职称晋升等工作挂钩,与医疗机构绩效考核、评级奖惩等工作挂钩,与卫生行政部门绩效评估、责任审计等工作挂钩,促进优先配备使用国家基本药物。

2014 年,广东省下发了《转发国家卫生健康委关于进一步加强基层医疗卫生机构药品配备使用管理工作意见的通知》,要求落实和扩大基层医疗卫生机构国家基本药物制度实施成果、优化基层医疗卫生机构药品配备、加强基层药品配送监管、推进国家基本药物和常用药品合理使用宣传培训、加强基层医疗卫生机构阳光用药制度建设和药品使用监管。

2017 年 7 月 1 日,广东省卫生计生委印发了《关于进一步明确全省国家基本药物制度有关要求的通知》,该通知明确,7 月 1 日起,广东不再对各级医疗机构配备使用国家基本药物的品规数量和金额比例不作具体要求;新版医保药品目录适用于基层医疗卫生机构。

通知明确,自 2017 年 7 月 1 日起,广东省各级医疗机构可综合临床需求、药物疗效和价格,从新版的广东省基本医疗保险、工伤保险和生育保险药品目录中自行配备使用,并实行零差率销售。国家基本药物的集中采购方式和报销政策不变。自 2017 年度起,在全省医改等各类考核评审和资金分配中,将涉及国家基本药物配备使用比例的强制性考核指标调整为鼓励性考核指标。

此外,各地要结合当地实际情况,积极协调医保部门,将国家基本药物优先纳入基层医疗卫生机构医保门诊统筹范围。有条件的地区可结合当地实际,探索从国家基本药物目录中遴选治疗重性精神病等重大慢性非传染性疾病的首选药物和适宜剂型,供患者自愿选择,免费使用,提高群众的获得感。各地要加快建立健全医联体内处方流动、药品共享、配送、结算和使用的新机制;鼓励各地实行区域一体化药品配送和不同层级医疗机构高血压、糖尿病、肿瘤、重性精神病等慢性非传染性疾病药品衔接工作,保障偏远、交通不便地区药品供应,促进双向转诊、分级诊疗。

2018 年 9 月 19 日,国务院办公厅印发《关于完善国家基本药物制度的意见》(以下简称《意见》)。《意见》提出要加强配备使用管理。坚持国家基本药物主导地位,强化医疗机构国家基本药物使用管理,以省为单位明确公立医疗机构国家基本药物使用比例,不断提高医疗机构国家基本药物使用量。公立医疗机构根据功能定位和诊疗范围,合理配备国家基本药物,保障临床基本用药需求。药品集中采购平台和医疗机构信息系统应对国家基本药物进行标注,提示医疗机构优先采购、医生优先使用。将国家基本药物使用情况作为处方点评的重点内容,对无正当理由不首选国家基本药物的予以通报。对医师、药师和管理人员加大国家基本药物制度和国家基本药物临床应用指南、处方集培训力度，提高国家基本药物合理使用和管理水平。鼓励其他医疗机构配备使用国家基本药物。《意见》也提出要建立优先使用激励机制。医疗机构科学设置临床科室国家基本药物使用指标，并纳入考核。将国家基本药物使用情况与基层实施国家基本药物制度补助资金的拨付挂钩。深化医保支付方式改革，建立健全医保经办机构与医疗机构间“结余留用、合理超支分担”的激励和风险分担机制。通过制定药品医保支付标准等方式，引导医疗机构和医务人员合理诊疗、合理用药。另外，应实施临床使用监测。依托现有资源建立健全国家、省两级药品使用监测平台及国家、省、地级市、县四级监测网络体系，重点监测医疗机构基本药物的配备品种、使用数量、采购价格、供应配送等信息，以及处方用药是否符合诊疗规范。开展以国家基本药物为重点的药品临床综合评价，指导临床安全合理用药。加强部门间信息互联互通，对国家基本药物从原料供应到生产、流通、使用、价格、报销等实行全过程动态监测。为全面落实2018年《关于完善国家基本药物制度的意见》，各省（自治区、直辖市）及新疆生产建设兵团卫生健康委、中医药管理局为贯彻落实国家基本药物制度的实施意见精神，制定了各自推进国家基本药物制度的实施方案。

2019年1月17日，《关于进一步加强公立医疗机构基本药物配备使用管理的通知》（国卫药政发〔2019〕1号，以下简称《通知》）在国家卫生健康委官网发布，基本药物主导地位进一步明确，所有公立医疗机构制定药品处方集和用药目录首选国家基本药物。这是继2014年9月，国家卫生计生委发布《关于进一步加强基层医疗卫生机构药品配备使用管理工作的意见》，提出继续巩固和扩大国家基本药物制度实施成果，坚持政府办基层医疗卫生机构全部配备使用国家基本药物后的一次历史性改革，意义重大。国家基本药物主导地位从基层扩大到全国所有公立医疗机构，国家基本药物大时代真正来临。与此同时，为保障国家基本药物优先使用能落实到位，《通知》要求各级卫生健康行政部门将国家基本药物使用情况与基层实施国家基本药物制度补助资金的拨付挂钩，并建立处方审核调剂环节的激励机制，引导公立医疗机构和医务人员优先合理使用基本药物。

2019年7月9日，广东省卫生健康委等5个部门印发了《关于印发整体推进国家基本药物制度实施方案的通知》，明确了国家基本药物使用比例。地级市卫生健康部门要依据各级公立医疗卫生机构功能定位和诊疗范围，明确国家基本药物采购品种数占比和使用金额占比，并逐年提高国家基本药物采购使用比例。公立医疗卫生机构应制订国家基本药物临床使用管理办法，科学设置临床科室采购使用指标。原则上采购使用国家基本药物比例，基层（不含县级）、二级、三级公立医疗卫生机构采购品种数占比分别不少于60%、50%、40%，使用金额占比分别不少于50%、40%、30%，专科医院适当降低比例。

2019年10月11日，国务院办公厅印发的《关于进一步做好短缺药品保供稳价工作的意见》指出：应逐步实现政府办基层医疗卫生机构、二级公立医院、三级公立医院国家基本药物配备品种数量占比原则上分别不低于90%、80%、60%，推动各级医疗机构形成以国家基本药物为主导的“1+X”（“1”为国家基本药物目录、“X”为非基本药物，由各地根据实际确定）用药模式，优化和规范用药结构。

三、国外国家基本药物优先配备及合理使用经验总结

20世纪70年代，WHO引入基本药物的概念并开始推动建立和完善国家基本药物政策，目的是通过有限数量的药品目录改善药品供应和处方，以及降低费用。直到80年代中期，WHO推崇的基本药物政策都强调提高安全有效药品的遴选、采购和销售，但忽视了药品使用中的实际使用质量。然而，随着医学药学发展，不断改善的药品可及性也伴随着更大的不合理使用风险。

WHO于1985年召开的内罗毕专家会议开始关注用药质量和适宜性，提出包括基本药物目录、药品生产、质量监督、药品营销和合理处方行为等内容的国家药品政策。

1989年，合理用药国际网络（International Network for Rational Use of Drug, INRUD）成立，并提出一系列合理用药评价指标、用药指南和核心干预措施。尽管在过去的多年中，国际组织和各国政府都采取了一系列措施促进合理用药行为，但WHO在2011年发布的合理用药报告显示，目前全世界仍有超过一半的药品存在不合理处方或销售等问题，一半的患者未根据处方服用药物。发达国家和发展中国家都面临着多重用药（大处方），滥用抗菌药物、激素和注射剂，以及不符合临床指南的经验性处方和患者用药误区，并引发药品不良反应、耐药性、治疗效果不佳以及资源浪费等后果。

WHO对发展中和转型国家基层用药的研究显示，超过50%的患者基层常见病治疗没有遵循临床指南，近25年来急性呼吸道感染和疟疾的治疗没有得到显著改善，50%以上上呼吸道感染采用抗菌药物治疗，且多为不必要使用。

在合理用药方面，罗列印度、南非等国家的相关经验以供参考。

（一）优先配备使用经验借鉴

1. 印度“德里模式”

1996年6月，印度德里州政府为解决药物匮乏、控制药品费用和解决昂贵药滥用问题开始实行国家基本药物政策，在WHO印度国家基本药物合作项目协调人Chaudhury的指导下制定了一系列措施，并取得了巨大的成功。印度其他12个州纷纷效仿，WHO将“德里模式”作为卫生保健的成功案例进行推广。“德里模式”

接纳 WHO 国家基本药物的概念，遴选原则基本从安全性、有效性方面考虑，还包括经济性、合理使用（包括医生技能、医疗环境）、卫生需求、供应充足、剂型合适、质量保证、药品信息丰富、个人和社区能负担的原则，同时采取一系列措施保证国家基本药物被使用。

“德里模式”通过国家基本药物目录制定并强制规定使用比例来提高药品的可获得性。政府目录制定委员会依据《WHO 基本药物示范目录》、疫情资料和来自不同群体健康需求的相关信息遴选国家基本药物，而且为住院患者和门诊患者分别制定了目录以满足不同的健康需要，并将昂贵的药品标识为“可供选择的药品”，与专家推荐的药品区别开。除主目录外，还依据不同区域发病模式为诊疗所和卫生服务中心制定了个别药品目录。政府为了确保国家基本药物在所有的医院能被有效使用，还规定医院药品预算的 90%必须用来购买国家基本药物，只有 10%的药品可以超出国家基本药物目录。

2. 澳大利亚模式

澳大利亚实行强制性全民医疗保险制度，1948 年开始实施药品津贴计划（pharmaceutical benefits scheme，PBS），PBS 国家基本药物目录每年更新一次，数量保持在 600 种左右，占澳大利亚处方总量的 75%。同时该国主要通过 PBS 和向医疗保险卡（medicare card）（持有医疗保险卡，可以到公立医院作为公费医疗患者，由医院指定的医生进行治疗，患者无须缴纳费用。即使已经购买私人保险，也可以在主动选择在公立医院进行公费医疗）持卡人免费提供药物的方式提高国家基本药物旳可获得性。

从上述两个经验可以看出，除了药品本身的因素之外，国家基本药物可获得性的提高需要一个完整的药品政策体系作为支撑，尤其在医保补偿、政府强制推广等环节，需要通过建立政策的联动机制才能从长远角度巩固和完善国家基本药物供应体系。

（二）国外合理用药政策借鉴

1. 印度合理用药政策

（1）政策细则　制定并实施标准治疗指南、处方集及国家基本药物目录。以印度的德里为例，德里处方集委员会制定并每年修改处方集，发给医师、药剂师等。国家基本药物目录每年修改一次，并确保目录在所有医院有效使用。同时，开展促进合理用药的研究，由卫生部建立国家基本药物政策和合理用药政策的监督、评价机制。

制定合理用药教育培训战略。开办面向医师、药剂师、药品储存人员及实习生的合理用药培训，并将国家基本药物概念引入高校医学和护理学课程；组建药品信息中心，定期向医务人员、药品零售商传播药品信息。

加强医院用药监管。运用计算机智能系统实时监测医院药品使用情况，以便及时纠正药品使用、储存的不合理之处。

积极发挥WHO在合理用药方面的促进作用。

加强政策实施的调查和反馈。印度非常注重政策调整的及时性：首先，调查药品使用现状，包括高需求药品的消费、可获得药品的人口、医院外药品需求比例、药品质量优劣等；其次，进行药物疗效、患者用药行为及药物经济学方面研究，组织专家检查门诊和住院患者处方，考察国家基本药物使用百分率，设计干预措施并对合理用药进行评价。

(2) 配套措施　保障合理用药的一个重要机制是"医药分家"。由于印度实施了"医药分家"的配套措施，因此患者只需到医院向医师咨询如何进行治疗、购买何种药品，在得到医师处方后，患者可到市场上任何一家药店购买药品。在此条件下，患者仅向医院支付诊疗费用，由此绝大部分医师能够做到合理处方。

此外，印度强调政府对医师诊疗及药品销售环节的监管责任，主要表现为严格限制处方药。一些最为常见的药品，如止痛药、治疗感冒发烧的药品都必须经由医师处方才能买到。从供方来看，由于处方单是评价医师用药情况的书面依据，不合理处方的行为将会导致医师执业资格被终生取消，因此可以避免医师不合理处方行为的发生；从需方来看，患者需要医师处方才能购得药品，因此可以避免其自我药疗造成的不合理用药。

2. 南非合理用药政策

(1) 政策细则　教育与培训：对所有从事诊断、处方和分发药品的医务人员进行教育和培训，使其获得足够理论和实践知识，确保其充分了解初级卫生保健、国家基本药物等合理用药相关内容，并与各岗位卫生人员合作开发和实施系统全面的后续教育项目。

制定标准治疗方案、国家处方集和国家基本药物目录。《南非标准治疗指南和国家基本药物目录(2012年版)》包含21大类系统疾病的标准治疗指南及用药指南、国家基本药物目录的新药激励指南、药品不良反应报告指南和药品指数等。其中，国家基本药物目录由国家基本药物目录委员会负责遴选，为初级、二级和三级卫生服务者提供药品信息，是标准治疗指南和合理处方培训的基础。

促进信息公开：以出版物的形式为药剂师提供合理处方指导方针，以确保合理用药。同时，支持和建立独立的药物信息中心，收集、编译和传播科学的药品信息和有关合理用药的系统数据，由卫生部负责检测处方合理性。

建立医院治疗委员会以加强医院管理，保障药品使用合理、有效且具有成本-效益。该委员会职责包括制定医院制度，评估医院是否对药品进行合理配备和最优储存。

发挥药剂师在药品管理方面的作用。药剂师能以其专业知识推动卫生保健事业发展，提供合理处方，使公众能够正确使用药品，在药品质量保证和安全、有效使用管理方面具有重要作用。

（2）配套措施　　发挥非政府组织的力量。世界卫生大会和药品生产商协会制定了医用药品推销道德标准，对药品推销和药品信息资源相关问题提出规范，进一步促进了合理用药。

南非建立合理的医疗保障体制，对药品单独筹资的政策体现了“医药分家”趋势，而“医药分家”是避免不合理处方的重要措施；另外，南非对重大疾病采用预付的医疗保险支付方式，医师处方时既要考虑药品的疗效，又要考虑药品费用是否会超出该病种的治疗预算，这在一定程度上消除了医师选择高价药品的动机，有利于高价药品的合理使用。

3. 阿根廷合理用药政策

（1）政策细则　　制定治疗指南及药品目录。阿根廷有国家标准治疗指南及国家基本药物目录，目录上的药品本质上是满足基本用药需求的药品，由政府免费提供。

处方和配药的引导和限制。由于药品需求受医务人员处方习惯影响，法律条款专门对处方作了规定，要求必须以通用名开具处方，所开具药品用量只能使用到患者下次复诊为止。

注重对医务人员进行教育培训，推进合理用药。对医护人员及配药人员开展国家基本药物概念、国家标准治疗指南、药物警戒、药物治疗相关问题的培训课程。

建立监督机制。阿根廷建立了一个由政府、社会大众和医疗工作者共同组成的国家药品委员会作为监督组织，共同监督和提升药品的合理使用。

对医师合理用药的激励。对参加培训的医师及其他医疗服务提供者给予一定补贴，由各省根据经济发展水平等多方面因素予以确定。

（2）配套措施　　阿根廷实行“医药分家”的医疗保障体系，避免了“以药养医”局面的形成，因此削弱了医师开大处方的动机。同时，实行总额预付下分病种的支付方式，医师处方时既要考虑药品的疗效，又要考虑药品费用是否会超出该病种的治疗预算总额，这在一定程度上促进了合理用药。

四、我国国家基本药物优先配备及合理使用政策

2018年9月，国务院办公厅印发《关于完善国家基本药物制度的意见》，对基本药物优先配备、优先使用做出了明确规定。

（一）国家基本药物优先配备

1.《关于进一步改革完善药品生产流通使用政策的若干意见》规定

2017年2月9日，国务院办公厅印发《关于进一步改革完善药品生产流通使

用政策的若干意见》（以下简称《若干意见》），提出要优化调整国家基本药物目录，公立医院要全面配备、优先使用国家基本药物。

《若干意见》也提到出现部分药品短缺及如何解决药品短缺问题，指出应稳步扩大定点生产药品范围，对于临床必需、用量小且易短缺的药品，积极协调推动定点生产，逐步扩大定点生产品种范围，推进部分小品种药品集中生产基地建设，遴选综合实力强、基本药物小品种比较集中的企业进行定点生产，逐步解决生产供应问题。这对公立医院要全面配备、优先使用基本药物，解决部分基本药物品种短缺是很好的措施。

2.《关于进一步明确全省国家基本药物制度有关要求的通知》规定

在国家基本药物优先配备使用方面，2017 年 7 月 1 日，广东省卫生计生委印发了《关于进一步明确全省国家基本药物制度有关要求的通知》，明确从 2017 年 7 月 1 日起，广东省不再对各级医疗机构配备使用国家基本药物的品规数量和金额比例不作具体要求；新版医保药品目录适用于基层医疗卫生机构。

通知明确，自 2017 年 7 月 1 日起，广东省各级医疗机构可综合临床需求、药物疗效和价格，从新版的广东省基本医疗保险、工伤保险和生育保险药品目录中自行配备使用，并实行零差率销售。国家基本药物的集中采购方式和报销政策不变。自 2017 年度起，在全省医改等各类考核评审和资金分配中，将涉及国家基本药物配备使用比例的强制性考核指标调整为鼓励性考核指标。

广东省卫生计生委还要求各地要结合当地实际情况，积极协调医保部门，将国家基本药物优先纳入基层医疗卫生机构医保门诊统筹范围。有条件的地区可结合当地实际，探索从国家基本药物目录中遴选治疗重性精神病等重大慢性非传染性疾病的首选药物和适宜剂型，供患者自愿选择，免费使用，提高群众的获得感。各地要加快建立健全医联体内处方流动、药品共享、配送、结算和使用的新机制；鼓励各地实行区域一体化药品配送和不同层级医疗机构高血压、糖尿病、肿瘤、重性精神病等慢性非传染性疾病药品衔接工作，保障偏远、交通不便地区药品供应，促进双向转诊、分级诊疗。广东省卫生计生委此举也可能会成为各省国家基本药物政策调整的风向标。

3.《关于完善国家基本药物制度的意见》规定

2018 年，国家卫生健康委药政司起草了《关于进一步关于完善国家基本药物制度的意见（征求意见稿）》，2018 年 9 月国务院办公厅印发了《关于完善国家基本药物制度的意见》。

（1）加强国家基本药物配备使用管理　　坚持国家基本药物主导地位，强化医疗机构国家基本药物使用管理，以省为单位明确公立医疗机构国家基本药物使用比例，不断提高医疗机构国家基本药物使用量。公立医疗机构根据功能定位和诊疗范围，合理配备国家基本药物，保障临床基本用药需求。药品集中采购平台和医疗机构信息系统应对国家基本药物进行标注，提示医疗机构优先采购、医生优先使用。将国家基本药物使用情况作为处方点评的重点内容，对无正当理由不首选国家基本药物的予以通报。对医师、药师和管理人员加大国家基本药物制度和国家基本药物临床应用指南、处方集培训力度，提高国家基本药物合理使用和管理水平。鼓励其他医疗机构配备使用国家基本药物。

(2) 建立优先使用激励机制　医疗机构科学设置临床科室国家基本药物使用指标，并纳入考核。将国家基本药物使用情况与基层实施国家基本药物制度补助资金的拨付挂钩。深化医保支付方式改革，建立健全医保经办机构与医疗机构间“结余留用、合理超支分担”的激励和风险分担机制。通过制定药品医保支付标准等方式，引导医疗机构和医务人员合理诊疗、合理用药。

(3) 国家基本药物全额保障

鼓励地方将国家基本药物制度与分级诊疗、家庭医生签约服务、慢性病健康管理等有机结合，在高血压、糖尿病、严重精神障碍等慢性病管理中，在保证药效前提下优先使用国家基本药物，最大程度减少患者药费支出，增强群众获得感。

此前，我国在上海市、江苏省、广东省、浙江省、山东省等13个省、24个市(县)进行国家基本药物全额保障试点。针对部分慢性患者群需求，将国家基本药物作为公共产品以全额保障的形式向居民免费提供，实现国家基本药物公平可及、人人享有。

例如，济南市下发的《关于职工基本医疗保险普通门诊统筹部分基本药物免费使用的通知》提出，从治疗高血压的国家基本药物(卡托普利片、硝苯地平片、阿司匹林肠溶片)、治疗糖尿病的国家基本药物(二甲双胍片)、治疗冠心病的国家基本药物(硝酸异山梨酯片)中各确定一个品规，由职工医保基金全额支付。

青岛市卫生计生委发布的《关于开展家庭医生签约服务免费提供治疗部分慢性病基本药物的通知》提出，由家庭医生向签约居民免费提供治疗高血压、高脂血症和糖尿病的7种国家基本药物。

除此之外，关于国家基本药物的采购配送机制，采取国家谈判、集中招标、阳光挂网等方式分类采购，引导形成合理价格。做好分级医疗机构用药衔接，推进医联体、医共体和市(县)域内公立医疗机构上下联动、集中带量采购，统一国家基本药物采购的品种、剂型、规格，满足群众需求。鼓励肿瘤、儿童等专科医院开展各区域联合采购。

4.《关于进一步加强公立医疗机构基本药物配备使用管理的通知》规定

2019年1月17日，《关于进一步加强公立医疗机构国家基本药物配备使用管理的通知》(以下简称《通知》)在国家卫生健康委官网发布。《通知》为落实国务院办公厅2018年印发的《关于完善国家基本药物制度的意见》，在满足临床国家基本用药需求、落实优先使用国家基本药物激励机制、提高国家基本药物供应保障、确保短缺药品及时供应等方面做出重要调整，要求所有公立医疗机构做好以下几件事。

1）首选国家基本药物，上下级机构统一采购目录。在用药方面，要求公立医疗机构制订药品处方集和用药目录时，首选国家基本药物，鼓励其他医疗机构配备使用国家基本药物。在用药衔接上，《通知》提出要鼓励各地以市或县为单位，规范统一辖区内公立医疗机构用药的品种、剂型、规格，指导公立医疗机构全面配备基本药物，实现用药协调联动。同时，鼓励在城市医疗集团和县域医共体内，探索建立统一的药品采购目录和供应保障机制。可以预见，在同一个药品采购目录和供应保障链条下，未来基层缺药少药的现象将得到及时扭转。

2）提高国家基本药物使用比例，优先采购国家基本药物。在临床药物治疗过程中，使用同类药品时，在保证药效前提下应当优先选用国家基本药物。另外，公立医疗机构须落实以下几个方面的措施，保障国家基本药物正常供应的同时，推动国家基本药物使用比例，措施包括设置临床科室国家基本药物使用指标，国家基本药物使用金额比例及处方比例应当逐年提高；制订本机构国家基本药物临床应用管理办法，按照药品集中采购信息系统中的标识优先采购国家基本药物，在实施临床路径和诊疗指南的过程中应当首选国家基本药物；优先将国家基本药物纳入采购预算，解决区域药品短缺问题，公立医疗机构在编制药品采购计划和预算时应当优先纳入国家基本药物，公立医疗机构负责本机构短缺药品信息确认、分析评估、制定替代策略等事项，并按照短缺药品信息直报工作的要求及时报送短缺信息。

3）促进国家基本药物合理使用，医师药师全部接受培训。国家基本药物合理使用将纳入继续医学教育的重要内容，以国家基本药物临床应用指南和处方集为重点，实现公立医疗机构医师药师培训全覆盖。另外，加强行政管理人员国家基本药物相关政策培训，准确领会内容实质，提高抓落实能力。

4）将国家基本药物配备使用纳入年度考核。各地要细化国家基本药物配备使用管理的政策措施，落实责任分工，将其纳入医改工作重点考核和公立医疗机构年度考核，明确考核内容和指标，建立考核结果通报制度，加强信息公开和社会监督。建立国家基本药物制度实施评估制度，加强评估结果利用，提高政策落实效果和指导公立医疗机构国家基本药物配备使用的科学性和针对性。

国家基本药物制度是药品供应保障体系的基础，是医疗卫生领域基本公共服务的重要内容。随着医改不断向前推进，国家基本药物制度也将越来越完善，所有公立医疗机构须提早做好准备，适应新的改革。

5.《关于进一步做好短缺药品保供稳价工作的意见》规定

2019 年 10 月 11 日，国务院办公厅印发《关于进一步做好短缺药品保供稳价工作的意见》(以下简称《意见》)。意见指出应加强医疗机构国家基本药物配备使用和用药规范管理,促进国家基本药物优先配备使用和合理用药。应通过加强用药监管和考核、指导督促医疗机构优化用药目录和药品处方集等措施,促进国家基本药物优先配备使用,提升国家基本药物使用占比,并及时调整国家基本药物目录,逐步实现政府办基层医疗卫生机构、二级公立医院、三级公立医院国家基本药物配备品种数量占比原则上分别不低于90%、80%、60%,推动各级医疗机构形成以基本药物为主导的“1+X”(“1”为国家基本药物目录、“X”为非国家基本药物,由各地根据实际确定)用药模式,优化和规范用药结构。加强医疗机构用药目录遴选、采购、使用等全流程管理,推动落实“能口服不肌注、能肌注不输液”等要求,促进科学合理用药。

(二)国家基本药物合理使用

2009年,卫生部等9个部委印发的《关于建立国家基本药物制度的实施意见》指出:建立国家基本药物优先和合理使用制度。医疗机构要按照国家基本药物临床应用指南和国家基本药物处方集,加强合理用药管理,确保规范使用国家基本药物。患者凭处方可以到零售药店购买药物。零售药店必须按规定配备执业药师或其他依法经资格认定的药学技术人员为患者提供购药咨询和指导,对处方的合法性与合理性进行审核,依据处方正确调配、销售药品。

国家基本药物要想合理、科学地使用,离不开广泛的宣传教育。医务工作者是影响国家基本药物实施的主要因素,其对国家基本药物的了解、应用,直接影响着国家基本药物的推行效果。因此,医务工作者应向患者正确传递国家基本药物制度建立的目的。此外,公众对国家基本药物概念的理解程度、对药物信息的正确掌握程度,也是影响国家基本药物推广及合理使用的重要因素之一。因此,要将国家基本药物相关知识引入医务人员继续教育和培训内容中,使医务人员对国家基本药物具有较全面的认识,从而提高合理使用国家基本药物的水平。同样,也要让患者了解国家基本药物的种类、特点、疗效,在社会上广泛宣传,让公众改变对国家基本药物的错误认识,改变不良用药习惯,从而正确接受国家基本药物。

1.《关于加强合理用药健康教育工作的通知》相关规定

国家卫生计生委等3个部门于2013年印发《关于加强合理用药健康教育工作的通知》,力求通过在全国范围内开展合理用药宣传教育活动,形成强大的宣传声势,产生有影响力的规范效应。切实增强城乡居民合理用药意识和理念,普及合理用药知识,营造社会共同关注合理用药的氛围。提高城乡居民合理用药水平,改变不良用药行为,促进合理用药行为习惯的养成,维护广大群众的健康。主要内容如下:

(1)提高对合理用药健康教育工作重要性的认识　　不合理用药是当前比较

突出的卫生问题之一，严重威胁人民群众生命安全和身体健康。据有关调查显示，我国城乡居民用药知识普遍匮乏，用药行为不规范现象普遍存在。随着慢性病患病逐年增加，药品的可及性不断提高，居民自我用药比例逐步上升，导致用药安全问题日益凸显。

各级卫生健康行政部门、食品药品监管部门、科协要将其作为党的群众路线教育实践活动的重要部分，作为"服务百姓健康行动"的重要内容之一，作为国家卫生计生委、国家食品药品监督管理总局与中国科协2013年启动的"健康中国行"系列宣传活动的主题，从维护和保障居民基本健康权利和提高公众合理用药科学素养的高度开展好合理用药健康教育工作。

（2）扎实推进合理用药健康教育工作　地方各级卫生健康行政部门、食品药品监管部门和科协要制订本地区合理用药健康教育工作方案，力求形成强大的宣传声势，产生有影响力的规范效应。要将合理用药健康教育纳入国家基本公共卫生服务健康教育项目和中央转移支付健康素养促进行动项目中，利用多种形式向群众普及合理用药科学知识，详细介绍不合理用药可能产生的严重后果，引导群众树立科学的用药观念，养成正确的用药行为。要与相关部门密切配合，将合理用药健康教育工作与日常工作相结合，建立长效机制，统筹协调推进。要充分利用"安全用药宣传月"等契机，确保居民合理用药健康教育工作迅速全面覆盖。

（3）加大在医疗活动中开展宣传教育工作的力度　各级卫生健康行政部门、食品药品监管部门和科协要加强对医疗机构和医务人员用药行为的管理和规范，完善临床用药规章制度，加大对医疗机构和医务人员用药行为的监管力度，要加强国家基本药物临床使用管理，强化《国家基本药物临床应用指南》《国家基本药物处方集》《抗菌药物临床应用管理办法》《中国国家处方集（化学药品与生物制品卷）》及其儿童版的培训。结合抗菌药物临床应用等专项整治行动，加大对合理用药的宣传力度。

加强医务人员职业道德教育，增强医务人员合理用药意识和能力。各级各类医疗机构要严格执行合理用药管理规章制度，加强药品使用管理，提高临床合理用药水平，将合理用药相关指标纳入医务人员的工作绩效考核，坚决杜绝乱开药、大处方等违法违规行为。要在医疗机构内设置合理用药宣传栏，播放宣传视频，发放宣传材料，有条件的医疗机构要在门诊设立"用药咨询"点，有专人负责指导患者合理用药。医务人员要规范提供用药服务，在疾病诊治过程中，积极主动开展针对患者及其家属的合理用药健康教育工作，宣传国家基本药物制度，讲解合理用药常识，引导居民合理就医用药。

基层医疗卫生机构和计划生育技术服务机构要在健康教育专业机构的指导下，充分利用社会组织和社区志愿者的力量，在社区居民中开展多种形式的合理用药宣传活动，重点关注老年人、儿童等特殊人群，营造人人参与的社会氛围。疾病预防控制等公共卫生机构要结合重点疾病防控工作，加大合理用药的宣传力度。

要将药店作为居民合理用药健康教育工作的重要场所，落实药店宣传和指导居民合理用药的责任，严格规范导购行为，充分发挥药师在购药过程中的宣传教育作用，为居民提供个体化的合理用药指导，在药店的醒目位置张贴宣传海报，发放合理用药宣传材料。

（4）发挥健康教育专业机构的优势和作用　各级健康教育专业机构要根据合理用药健康教育核心信息，结合实际，确定健康教育具体内容，制作适宜的传播材料。通过专题宣传、巡展、巡讲等多种形式，向群众宣传国家基本药物制度，倡导合理用药理念，普及合理用药知识。定期监测并评估辖区内合理用药健康教育工作效果，及时调整传播策略和健康教育内容。

国家级健康教育专业机构要组织有关专家，开发合理用药讲座标准课件，设计制作传播材料模板和电视宣传片，为各级各类机构开展合理用药健康教育工作提供技术支持。

合理用药健康教育核心信息指出：合理用药是指安全、有效、经济地使用药物，优先使用国家基本药物是合理用药的重要措施。

（5）充分利用大众传媒和新兴媒体做好舆论引导　各级卫生健康部门、食品药品监管部门、科协要充分发挥电视、广播、报纸、网络、手机短信、移动视窗等各类大众媒体和新兴媒体的传播优势，宣传国家基本药物制度和合理用药的政策法规，普及合理用药的知识技能，做好舆论引导，杜绝虚假药品广告，营造合理用药人人有责、全社会广泛参与的良好氛围。要以新闻发布会等形式，定期向社会发布合理用药宣传教育活动中的重要事件和信息，占领合理用药宣传教育主阵地。组织专家与媒体座谈，撰写合理用药相关主题文章，通过报刊、网站发表，提高媒体客观、科学、准确地引导社会舆论的能力。健康教育等专业机构要加强对媒体合理用药宣传报道的指导和培训，提高媒体的宣传报道能力。

2.《关于进一步加强基层医疗卫生机构药品配备使用管理工作的意见》相关规定

国家卫生计生委印发《关于进一步加强基层医疗卫生机构药品配备使用管理工作的意见》也着重提出了关于加强药品合理使用的要求：

（1）加强基层药品合理使用管理　各地要加快建立健全药品使用管理信息系统，将国家基本药物和其他药品使用情况作为考核医疗卫生机构及其负责人落实国家基本药物制度相关政策的重要内容和行风建设的评价指标，开展监督检查，对发现的问题及时处理。要加强医疗服务质量管理，强化安全用药、合理用药动态监测和预警机制，完善药品处方审核点评制度，加强廉洁自律，抵制商业贿赂和不正之风。

（2）积极推进合理用药宣传培训　巩固国家基本药物临床应用指南和处方

集培训基层全覆盖成果，结合继续医学教育，开展基层医学人才和药学人才培养。以推广国家基本药物应用为重点，利用多种形式持续深入传播国家基本药物合理使用理念，引导群众转变不良用药习惯，增强社会对国家基本药物的认知和信任，营造良好的社会氛围。

3.《国务院办公厅关于进一步改革完善药品生产流通使用政策的若干意见》相关规定

2017年，《国务院办公厅关于进一步改革完善药品生产流通使用政策的若干意见》也同样提出了关于加强药品合理使用的相关要求。

（1）促进合理用药，优化调整国家基本药物目录　公立医院要全面配备、优先使用国家基本药物。国家卫生健康委要组织开展临床用药综合评价工作，探索将评价结果作为药品集中采购、制定临床用药指南的重要参考。扩大临床路径覆盖面，2020年底前实现二级以上医院全面开展临床路径管理。医疗机构要将药品采购使用情况作为院务公开的重要内容，每季度公开药品价格、用量、药占比等信息；落实处方点评、中医药辨证施治等规定，重点监控抗生素、辅助性药品、营养性药品的使用，对不合理用药的处方医生进行公示，并建立约谈制度。严格对临时采购药品行为的管理。卫生健康部门要对医疗机构药物合理使用情况进行考核排名，考核结果与院长评聘、绩效工资核定等挂钩，具体细则另行制定。

（2）积极发挥药师作用　落实药师权利和责任，充分发挥药师在合理用药方面的作用。随着新医改的逐渐推进和实施，医药逐渐分开，药师工作职能也在发生相应的转变。药师的工作重点已逐步从药品供应转向临床服务。在新形势下，药师执业理念从“以药品为中心”转变为“以患者为中心”，为患者提供更为安全、有效、经济、合理的药品，更加直接的、负责任的为患者提供药疗服务。

药师通过指导合理用药、减少药物不良反应，可以降低患者的医疗费用：医院药师具备专业的药学知识，可以通过用药咨询、药物审核、用药教育、用药监护、血药浓度监测、药物不良反应监测及用药教育、用药随访、药物审核、用药监护和用药咨询等方法及时干预与参与临床治疗，能够有效减少不合理用药，优化治疗方案，降低患者的医疗费用。

药师能够促进国家基本药物的应用：药师可对患者进行药物安全性和有效性的指导，提高患者对国家基本药物的认可；开展国家基本药物的药物经济学研究，为国家基本药物的使用提供循证依据；开展通用名药品和专利药品的疗效、安全性评价工作，为国家基本药物的使用提供证据；参与国家基本药物遴选，根据常见的疾病，选择国家基本药物，着重考虑药物的可替代性，促进临床合理应用国家基本药物；借“医保预付制”增强医院对临床药师作用的认识，逐渐加大临床药师在临床用药中的话语权。

药师的药物经济学知识在药学实践中可发挥重要作用：药物经济学的主要目的在于如何以一定的成本取得较大的收益，进而使有限的药物资源得到最优配置和最佳利用，获得最大程度的健康状况的改善。在临床药物治疗中，药师应当应用药物经济学方法制定合理的治疗方案，为临床合理用药和制定科学的治疗方案提供决策依据。药师不仅具有专业的药学知识，还对健康系统中卫生资源分配具有一定的了解，药师可以通过对药物经济学的合理应用与医药资源合理分配，合理指导用药。

药师通过参与临床路径制定和实施，规范临床合理用药：实施临床路径的主要目的是持续改进医疗服务的质量，降低医疗过程的不连续性，节约医疗成本，指导患者及其家属使其顺利进行预期治疗的过程。药师能够帮助医生选择最适合的药物，监控药物的治疗过程，从而降低医疗的成本，同时确保和提高医疗服务的质量。随着医疗体制改革的深入、医保政策的变化及医疗市场竞争日趋激烈，药师通过临床实践，发挥药学专业技术人员在用药方案制订、监测等方面的作用，促进药物合理使用。

4.《关于完善国家基本药物制度的意见》相关规定

2018 年，《关于完善国家基本药物制度的意见》提出对国家基本药物实施临床使用监测。依托现有资源建立健全国家、省两级药品使用监测平台及国家、省、地级市、县四级监测网络体系，重点监测医疗机构国家基本药物的配备品种、使用数量、采购价格、供应配送等信息，以及处方用药是否符合诊疗规范。开展以国家基本药物为重点的药品临床综合评价，指导临床安全合理用药。加强部门间信息互联互通，对国家基本药物从原料供应到生产、流通、使用、价格、报销等实行全过程动态监测。

因此，在惩罚和激励机制的双重作用下，国家基本药物优先及合理使用将得到极大加强，国家基本药物将成为公立医院治病救人的“主力”。

5. 公立医院绩效考核工作相关规定

2019 年 1 月 30 日，国务院办公厅印发《关于加强三级公立医院绩效考核工作的意见》，2019 年 4 月 19 日，国家卫生健康委、国家中医药管理局联合发布《关于启动 2019 年全国三级公立医院绩效考核有关工作的通知》，2019 年 12 月 5 日国家卫生健康委、国家中医药管理局办公室联合发布《关于加强二级公立医院绩效考核工作的通知》。意见和通知涉及多项关于合理用药考核的内容，将合理用药管控的问题再次推向更高的层面，将合理用药不断流程化、标准化、具体化给出非常清晰的指导意见和具体方法，并且也正在建立长期的激励机制。三级公立医院绩效考核的合理用药考核内容中涉及国家基本药物使用的有 3 项指标，分别是门诊患者基本药物处方占比、住院患者国家基本药物处方占比及国家基本药物采购品种数占比。

知识拓展

涉及国家基本药物使用的指标计算方式及意义

● 门诊患者国家基本药物处方占比=门诊使用国家基本药物人次数/同期门诊诊疗总人次数×100%

分子：按照国家卫生健康委颁布的《国家基本药物目录》内品种数，门诊患者中就诊一个科室的总处方中只要含有其中一种及以上基本药物则为1人次。

分母：门诊诊疗总人次数，不包括健康体检者及未开具药物处方患者。

分子、分母均不计算中药饮片。

2016年、2017年按照《国家基本药物目录(2012年版)》，2018年按照《国家基本药物目录(2018年版)》计算，均不含省增补国家基本药物目录。

【指标意义】

《关于进一步加强公立医疗机构基本药物配备使用管理的通知》(国卫药政发〔2019〕1号)要求：提升国家基本药物使用占比；公立医疗机构应当科学设置临床科室国家基本药物使用指标；国家基本药物使用金额比例及处方比例应当逐年提高。

● 住院患者国家基本药物使用率=出院患者使用国家基本药物人次数/同期出院总人次数×100%

分子：根据国家卫生健康委颁布的《国家基本药物目录(2018年版)》内品种数，出院患者在住院期间诊疗用药中含有基本药物者则为1人次，含出院带药。

分母：此处指同期出院人数，不包括未使用药物的出院患者。

分子、分母均不计算中药饮片。

2016年、2017年按照《国家基本药物目录(2012年版)》，2018年按照《国家基本药物目录(2018年版)》计算，均不含省增补国家基本药物目录。

【指标意义】

《关于进一步加强公立医疗机构基本药物配备使用管理的通知》(国卫药政发〔2019〕1号)要求：提升国家基本药物使用占比；公立医疗机构应当科学设置临床科室基本药物使用指标；基本药物使用金额比例及处方比例应当逐年提高。

● 国家基本药物采购品种数占比=医院采购基本药物品种数/医院同期采购药物品种总数×100%

分子：医院采购的药品按国家卫健委颁布的《国家基本药物目录》内品种数。

分母：医院同时期所采购的所有为患者诊治服务的药品品种总数。

分子、分母均不含临购药品。

【指标意义】

国务院办公厅《关于完善国家基本药物制度的意见》(国办发〔2018〕88号)明确要求，公立医院对国家基本药物要全面配备优先使用，坚持国家基本药物主导地位，强化医疗机构国家基本药物使用管理，以省为单位明确公立医疗机构国家基本药物使用比例，不断提高医疗机构国家基本药物使用量。

6.《关于整体推进国家基本药物制度的实施方案》相关规定

2019年7月，广东省卫生健康委等5个部门印发了《关于印发整体推进国家基本药物制度实施方案的通知》，对国家基本药物合理使用提出相关要求。其中一项重要工作目标是开展药品临床使用监测评价，指导临床安全合理用药。主要任务包括编制评价工作方案，整合区域内优质药学服务资源，以国家基本药物为重点，优先考虑儿童药物、心血管病药物、抗肿瘤药物及使用金额大的药品，开展药品临床综合评价，扩大综合评价结果应用；建立临床综合评价基地，根据国家和省相关工作安排和指南规范，兼顾辖区药品供应保障和使用需求，指导组织遴选具备条件的医疗卫生机构和科研院校、行业学协会作为综合评价基地，因地制宜开展临床综合评价；指导医疗卫生机构运用卫生技术评估方法，围绕药品安全性、有效性、经济性、创新性、适宜性、可及性等进行定性定量整合分析，并将评价结果作为遴选基本用药供应目录、优化用药结构、提高安全合理用药水平的重要依据。

实施方案也提出加大国家基本药物培训，以国家基本药物临床应用指南和处方集为重点，实现医疗机构医务人员培训全覆盖。统一药事质量控制标准，在实施临床路径和诊疗指南的过程中首选国家基本药物。加强慢性病用药管理和上下用药衔接，对评估后符合要求的慢性病患者，一次可开具12周以内相关药品。健全落实医联体、区域内医疗卫生机构总药师制度，牵头医疗卫生机构医务技术骨干要定期到成员单位（或通过远程网络）参与和指导审方，开展处方集中点评、交叉点评。

另外要实施药品使用监测，主要任务是在国家、省级药物使用监测平台基础上，进一步健全市、县级药品使用监测网络，监测药品使用信息，促进各级公立医疗卫生机构安全合理用药。药品使用监测包括3方面。一是健全药品使用监测系统：坚持点面结合、突出重点、统筹推进、分步实施，依托省全民健康保障信息化工程和区域卫生信息平台，按照国家统一的监测标准和要求，建立覆盖市、县级卫生健康部门和各级各类公立医疗卫生机构药品使用监测网络，实现药品使用信息采集、统计分析、信息共享等功能，逐步实现全行业共建共享共用。二是监测分析药品使用信息：公立医疗卫生机构通过监测网络报告药品采购价格、供应配送、配备品种、使用数量等信息。市、县级卫生健康行政部门重点分析国家基本药物和非国家基本药物、仿制药和原研药、国家谈判药品和集中采购药品等用药类别结构、价格变动、支付报销等情况，并定期形成监测报告。三是健全监测考核通报制度：加强药品使用监测管理，完善重点药品监控目录，统一分析评估重点监控目录药品和金额居前、用量异常增长的药品使用情况，制定落实药事管理改进措施。健全用药监管情况定期通报机制，通报情况纳入相关科室及工作人员的绩效考核。

7.《关于做好医疗机构合理用药考核工作的通知》相关规定

2019年12月，国家卫生健康委印发《关于做好医疗机构合理用药考核工作的通知》,提出为加强医疗机构合理用药考核,提高医疗机构药事管理水平,提高医疗质量,维护人民群众健康权益,就医疗机构合理用药考核工作提出了要求。

合理用药考核范围为取得《医疗机构执业许可证》且使用药物的医疗机构均应当接受考核。而考核的重点内容应当至少包括:麻醉药品和精神药品、放射性药品、医疗用毒性药品、药品类易制毒化学品、含兴奋剂药品等特殊管理药品的使用和管理情况;抗菌药物、抗肿瘤药物、重点监控药物的使用和管理情况;公立医疗机构国家基本药物配备使用情况;公立医疗机构国家组织药品集中采购中选品种配备使用情况;医保定点医疗机构国家医保谈判准入药品配备使用情况。

考核周期方面,纳入考核的二级以上医院(包括妇幼保健院及专科疾病防治机构)的考核周期为 3 年;纳入考核的其他基层医疗卫生机构的考核周期由省级卫生健康行政部门确定,最长不超过 3 年。

在考核覆盖率方面,省级卫生健康行政部门要做好合理用药考核管理规划,逐步提高辖区内各级各类医疗机构合理用药考核覆盖率。到 2021 年,基层医疗卫生机构、二级医疗机构和三级医疗机构考核覆盖率分别达到 10%、30% 和 100%;到 2022 年,基层医疗卫生机构和二级医疗机构考核覆盖率分别达到 20% 和 50%;到 2023 年,实现二级医疗机构考核全覆盖,基层医疗卫生机构考核覆盖率达到 50%以上并逐年提高。

五、 完善我国国家基本药物优先配备及合理使用政策建议

(一)完善优先配备使用监管体系

从国家层面来看,已经成立的国家基本药物工作委员会,为药物政策制定提供了组织保障,但从保障药物政策制定的科学性,特别是保障政策制定的专业化水平,以及政策制定的有效性和针对性,建议参照南非、肯尼亚等国家经验,设立药事专家委员会,吸收药学方面各类专家。其主要职责是及时了解和反映贯彻执行药品管理法规和规章制度情况,根据国家药事发展的需要,帮助拟定相关发展规划建议。根据工作需要,对重大问题开展调查和跟踪研究,对政策方案进行研究和论证,总结经验,研究问题,提出国家基本药物优先及合理使用建议。

各医疗机构都成立了医疗机构药事管理与药物治疗学委员会,为促进药事管理工作和药物合理使用,发挥了重要作用。应充分发挥药事管理与药物治疗学委员会职能的监管,发挥药事管理与药物治疗学委员会对医师处方行为的监管和约束作用;引入医疗保险监督机制,医保机构可通过调整定点机构或报销比例等方式来促进国家基本药物优先配备、合理使用。

加快药师法的出台。相较于《执业医师法》《护士条例》而言,目前我国的药师

立法则明显滞后，在医疗机构内，药师的地位与医师和护士相比，也有一定差距。缺少药师立法，药师的法律地位、合法权益不能得到保障。最重要是在缺少法律保障进而缺失相应的法律地位之后，药师有可能一直停留在配药、分药而不愿真正起到承担保障患者用药安全最后一道屏障的职责，进而造成对患者、对药师本人、对相关单位都不利的局面。同时，药师立法也会给目前有关药师的相应法规起到指引作用，作为其他法规修改的基础。在药师立法的基础上，有关药师处方权也将会逐渐受到理论界、实务界以及相关部门的重视。通过药师法的出台，发挥药师在国家基本药物优先、合理使用方面的作用。

（二）强化优先配备使用监管

卫生健康部门建立科学合理国家基本药物药事服务、药事管理及考核奖惩制度。以省为单位明确医疗机制国家基本药物使用的金额比例，确保国家基本药物的主导地位。通过设立国家基本药物使用指标规范国家基本药物使用。优化医院基本用药目录，建立院内新药、贵药等特殊药物使用的审批制度；限定用药范围，在县级及以上医疗卫生机构规定国家基本药物使用比例及使用金额。建议通过签约家庭医师的方式，为患者提供长期的用药指导，纠正错误用药习惯，促进国家基本药物的合理使用。

医疗机构根据功能定位和诊疗范围，合理配备基本药物，保障国家基本药物优先使用。医疗机构信息系统应对国家基本药物进行标注，提示医生优先先用。加强医疗机构诊疗行为管理，控制不合理使用药品，强化医药费用控制。同时要逐步公开医疗机构诊疗国家基本药物门（急）诊次均费用、住院床日费用、检查检验收入占比等指标，并纳入医疗机构目标管理责任制和绩效考核目标。处方点评应当将使用国家基本药物情况作为重点内容，对于无正当理由不首选国家基本药物的予以通报。

（三）建立优先配备使用激励机制

要将国家基本药物使用情况与公立医院改革补助资金和基层实施国家基本药物制度补助资金的拨付挂钩。改革医疗服务付费方式，从经济上促进合理用药，优先制定国家基本药物治疗临床路径和医保支付标准，建立结合留用、合理超支分担的激励约束机制，调动医疗机构和医务人员优先使用国家基本药物的积极性主动性。

（四）加大对优先配备使用国家基本药物宣传培训力度

社会对国家基本药物的认识和应用将直接影响国家基本药物制度的推行效果；通过科普宣传、新闻媒体、开展义诊活动等多渠道向公众宣传国家基本药物与合理用药相关知识，让公众认识到国家基本药物是质量、价格、疗效、安全性等最优的药物，并以通俗易懂的方式向公众传达药物滥用的危害，逐步改变患者不合理用药习惯。加大对医疗、药师和管理人员的培训力度，提高国家基本药物合理使用和管理水平。

（五）建立国家基本药物使用动态监测信息系统

建立国家、省级两级平台，国家、省、地级市、县四级药品使用监测网络，重点监测国家基本药物的品种数量、供应情况、使用数量、价格等信息，以及是否符合诊疗规范。国家基本药物供应动态反馈机制，进一步开发药品集中采购信息管理平台，设置专门的国家基本药物统计分析模块，动态掌握国家基本药物的使用情况；建立居民用药行为监控评价体系等，共同确保国家基本药物的合理使用。

【参考文献】

陈子豪，管晓东，史录，2013.我国部分地区基层医疗卫生机构国家基本药物配备使用情况调研[J].中国药房，24(8)：696－698.

林腾飞，胡明，杨林，等，2014.实施国家基本药物制度对基层医疗机构合理用药指标影响的系统评价.2014年中国药学大会暨第十四届中国药师周[C].河北.

王怡，吴海彬，党丽娟，2013.广东省基层医疗卫生机构国家基本药物配备使用情况调研[J].中国药房，24(8)：691－693.

徐伟，杨爽，李梦姣，2016.发展中国家合理用药政策借鉴研究[J].中国药房，27(21)：2881－2884.

第十章

国家基本药物制度补偿

国家基本药物制度实施以来取得了举世瞩目的成效。目前,我国已实现政府办基层医疗卫生机构国家基本药物全覆盖,国家基本药物价格下降成效明显,国家基本药物可及性大幅提升。国家基本药物制度实施前,药品收入在各级医疗机构,尤其是基层医疗机构收入中占有很大比重,国家基本药物制度实施后,各地因地制宜地制定了一些补偿政策,这些政策在一定程度上缓解了基层医疗卫生机构的资金压力,保证了基层医疗卫生机构的正常运转。而目前药品零差率又较大地影响了医疗机构收入,国家基本药物补偿直接关系到医疗机构的生存发展和国家基本药物制度的可持续性,是引导公立医院运行的关键因素。

因此,本章归纳国家基本药物制度补偿模式尤其针对基层医疗机构补偿模式进行探讨,分析利弊,并借鉴国内外的先进经验为建立更好的国家基本药物制度有效补偿机制建言献策。

一、国家基本药物制度补偿基本知识

作为健康守门人的基层医疗卫生机构,担负着为城乡居民提供安全、有效、便捷、价廉的医疗卫生服务职责,在维护广大人民群众健康方面具有不可替代的作用。新医改实施前,由于历史原因,我国基层医疗卫生机构以药养医现象十分严重,实施国家基本药物零差率销售后,基层医疗卫生机构的收入大幅下滑。为维持基层医疗卫生机构的正常运行,这部分损失的收益需要一套科学、合理的补偿机制予以弥补。国家基本药物制度补偿属于公立医院补偿机制的一部分,公立医院补偿是指对医疗服务过程中卫生资源的耗费进行弥补、充实的方式和途径,即对医院经济活动的耗费有补偿作用的各种要素的有机结合。

在现代社会发展过程中,公立医院是国家健康战略和医疗技术的主干力量,政府应为一定数量的公立医院,承担其大部分筹资,并完善监管政策,促使其履行社会责任。以前,我国公立医院服务消耗主要通过财政补助、医疗服务收费和药费加成 3 种途径得到补偿。公立医院运行中依然存在政府相关部门对公立医院的监管、经费投入、编制核定、医疗服务价格制定等方面的职责落实不到位的问题,公立医院在经营管理、资金使用、投资发展、奖金分配等方面拥有较大的自主权。以往财政补助水平较低,主要依靠诊疗业务收入维持运转的情况下,药品收支结余是公立医院补偿的重要来源,以药补医情况比较明显;政府对医疗服务定价过低,医疗服务政策性亏损严重;内部经济管理粗放、外部监管不到位等主要问题。新医改方案指出,落实公立医院政府补助政策,通过实行药品购销差别加价、设立药事服务费等多种方式逐步改革或取消药品加成政策。同时,采取适当调整医疗服务价格、增加政府投入、改革支付方式等措施完善公立医院补偿机制。

(一) 补偿渠道

1. 政府财政补偿

政府财政补偿是指国家财政为了实现特定的政治经济和社会目标,以国家为主体兼各种社会团体机构,对基于社会公共利益的受灾或受损方由政府给予经济补偿。政府有提供公共产品的责任的其费用或损失理应由政府财政来承担。

公立医院财政补偿机制是指对医疗服务过程中卫生资源的耗费进行弥补、充实的方式和途径,保证医院在经济活动中的物化劳动和劳动消耗得到足额的补偿,以保证和满足医院简单再生产和扩大再生产的需要。

新中国成立初期到 21 世纪前,由于财政困难,政府在卫生经费方面的补偿逐步减少。2000 年,国家计委、财政部、卫生部联合印发《关于卫生事业补助政策的意见》,明确提出了公立医院的补偿方式和补偿范围,即定项补助为主。该政策规定明晰,但因缺少相应配套措施,类似文件的自主化改革进而导致国家财政补偿的进一步退缩。2019 年,《中共中央国务院关于深化医药卫生体制改革的意见》首次提出改革药品加成政策,同时进一步明确公立医院补偿范围,即政府补偿医院的部分人员支出、基建、设备购置、政策性亏损和重点学科发展等,专项补助包括医院的公共卫生服务。

2. 医疗服务收费补偿

医疗服务价格是指在医疗服务市场中,政府有关部门和医院根据成本投入、收益指标等对医疗服务项目所制定的收费价格。是医疗机构利用自己的人力、专业技术、仪器设备和器皿等手段,为患者提供医疗服务所收取的费用标准,它是医疗费用的一个组成部分。现阶段医院主要以医疗服务项目收费作为医疗服务的价格体现,收费项目涉及药品、医疗用品、常规医疗服务和高新医疗服务 4 个方面,医疗服务价格则主要由劳务价格、固定资产折旧、医用材料价格和药品价格 4 个部分构成。合理的医疗服务价格对于控制医疗总费用、引导医院积极健康的发展具有重要的意义。医疗服务价格管理是指依据有关法律、法规对医疗单位的医疗服务收费进行管理。医疗服务价格管理体制是整个医疗服务价格政策的最基本的先决条件，合理的医疗服务价格管理体制是发挥市场机制、优化卫生资源配置、提高资源使用效率、引导患者需求的重要条件。只有建立一个公正、公开、透明的医疗服务价格管理体制，才能为医疗服务价格政策的实施提供一个良好的环境。

新中国成立初期，国家对公立医院足额补助，当时医疗服务收费低于成本定价得以维持。为体现卫生事业的福利性质，改革开放前，医疗服务收费标准经过3次大降价。改革开放后，政府逐渐允许医疗机构的部分新诊疗、设备仪器项目按成本定价，同时在市场经济冲击下，医疗服务成本大幅上涨。虽然期间对收费价格有所调整，但仍滞后于市场价格的变动。在新医改的大背景下，2009年11月《关于印发改革药品和医疗服务价格形成机制的意见的通知》指出，调高诊疗、手术、护理及其他医疗技术性服务价格，并调低部分设备的检查、化验价格。

3. 药品加成补偿

以前，我国公立医院服务消耗主要通过财政补助、医疗服务收费和药费加成3种途径得到补偿，长期以来医疗卫生机构依赖以药补医维持运行发展，药品收入是补偿的重要渠道。

新中国成立初期为维持医院的正常运行和发展，1954年我国出台了相关政策：允许医疗机构在批发价格基础上对零售药品进行成本加成。20世纪80年代，市场化改革以后，财政补贴比例由70%～80%急剧下降至10%～20%，医院的检查和治疗等项目收费却未能提高，形成了公立医院“以药补医”的局面。

国家发改委在2006年《关于进一步整顿药品和医疗服务市场价格秩序的意见》规定：县及县以上医疗机构销售药品，以实际购进价为基础，顺加不超过15%的加价率作价，在加价率基础上的加成收入为药品加成。

2009年，《中共中央国务院关于深化医药卫生体制改革的意见》提出取消药品加成，同时支出通过增加政府财政投入、合理调整医疗服务价格、改革医保支付方式等措施进一步完善公立医院补偿机制改革。

2012年4月，《深化医药卫生体制改革2012年主要工作安排》明确指出公立医院改革将取消药品加成。自此，各地将通过取消药品加成、调整医疗服务价格、增加政府投入，以及医院节约运行成本等综合措施，推动构建科学补偿机制。

（二）我国对基层医疗卫生机构国家基本药物补偿方式

国外大多数国家对国家基本药物的补偿主要是通过对药品的定价和对制药企业的补偿来实现的，基层医疗机构零差率销售或免费提供国家基本药物的补偿一般包含在社区卫生服务的补偿中。而我国政府办的基层医疗机构的基本职能就是向人民群众提供免费的公共卫生服务和基本的医疗卫生服务，是代表政府完成对社会的公益性覆盖。因此，政府设立的基层医疗卫生机构应该统归国家负担。但在基层医疗机构实行国家基本药物制度的初期，从“以药养医”到“政府负担”的过渡时期仍应给予一定的补偿，以维持基层医疗卫生机构的正常运转，保障国家基本药物制度的实施与推广，条件成熟后，再通过补偿机制的不断完善，完成对基层医疗机构的体制改革。

新医改前，我国基层医疗卫生机构的收入主要由政府直接投入（财政补助收入）、医疗服务收入、药品销售收入和其他收入组成，其中财政补助收入仅占3%~5%，药品销售收入占到70%左右。基层医疗卫生机构实行国家基本药物制度后，药品实行零差率销售，势必导致基层医疗机构的收入大幅下降，如果减少的销售收入得不到合理的补偿，必将影响基层医疗机构的正常运转，从而影响国家基本药物制度的实施。

我国对基层医疗卫生机构国家基本药物补偿大体分为多种渠道（多头补偿）补偿模式、定额补偿模式、以奖代补的补偿模式、奖补结合的模式、政府全额补贴的补偿模式等。

多种渠道补偿模式主要采取财政、医保基金为主，公共卫生服务补助、风险基金、调整基层医疗服务技术收费标准、药事补偿、社会捐助或捐资等方面为辅的多头补偿机制。《“十二五”期间深化医药卫生体制改革规划暨实施方案》中指出：健全基层医疗卫生机构稳定长效的多渠道补偿机制，地方政府要将对基层医疗卫生机构专项补助及经常性收支差额补助纳入财政预算并及时、足额落实到位，中央财政建立国家基本药物制度全面实施后对地方的经常性补助机制并纳入预算；加快落实一般诊疗费及医保支付政策，确保基层医疗卫生机构正常运转。

1. 定额补偿

即财政现有经常性补助收入不变，对药品零差率减少的收入以上一年实际药品利润为基数定额补偿。

2. 以奖代补

即为进一步调动和激励基层医疗机构医疗服务的主动性和积极性，当地政府出台相应的以奖代补专项资金管理考核指标和评分标准，达到标准的即给予相应财政补助的一项政策。该模式根据《2010—2011年基层医疗卫生机构实施国家基本药物制度和综合改革以奖代补专项资金管理办法》，中央财政奖补资金为一次性补助资金，奖补资金按“突出改革、转变机制、注重实效、鼓励先进”的原则进行分配，奖补资金实行因素法分配。分配因素主要根据各地基层医疗卫生机构实施国家基本药物制度和推进综合改革的工作进度、实施成效、人口情况及区域间财力差异确定。

3. 奖补结合

即在核定补助不变的前提下，结合奖励机制，对在绩效考核中表现突出的基层医疗机构实行资金补贴，从而进一步鼓励基层医疗卫生机构通过提升医疗服务水平而获得合理收入的政策。

4. 全额补贴

即对核定的经常性收入不足以弥补核定的经常性支出的基层医疗卫生机构，差额部分由政府统筹财力予以足额安排。

我国国家基本药物制度以“零差率”“集中采购”“报销比例明显提高”为显著特点，并在保证国家基本药物的足量供应和合理使用、减轻群众基本用药负担方面发挥了显著作用。但由于我国国家基本药物是通过医疗保险和新农合筹集资金，不同保险制度下的筹资水平、不同地区的药品报销比例存在很大差异。部分省（自治区、直辖市）和地区为减轻弱势群体的用药负担，出台了部分国家基本药物免费使用的优惠政策，这也是国家基本药物制度补偿的一个重要模式。

二、 我国国家基本药物制度补偿发展沿革

改革开放以来，我国医疗改革的进程表明，公立医院卫生财政政策变迁与公立医院改革联系密切，财政投入数量和方向在很大程度上决定医疗卫生事业的发展方向。公立医院财政补偿政策的变化与政治体制、社会经济、文化、人们健康需求等因素的变化也密切相关，随着政策不断完善，公立医院财政补偿范围和方式基本确定，以下为我国公立医院财政补偿政策变化大致几个阶段。

（一）改革开放前财政补偿概况（1949~1977年）

新中国成立之初由于医疗资源贫乏、群众贫病交加的国情，卫生部于1950年确立了“面向工农兵，预防为主，团结中西医”的卫生工作方针。

1951年，卫生部发布《关于健全和发展全国卫生基层组织的决定》，对公立医院实行“统收统支”的财务管理办法，即收入全部上缴财政，支出编制年度预算，请示领导机关核准拨款，实行专项专用。这种收支两条线做法虽然能全面反映和掌握公立医院的收支情况，但缴拨款手续繁多，不能充分调动医院开展业务的积极性。

1955年，卫生部、财政部发布了《关于改进医疗财务管理的联合通知》，对医院实行“全额管理、差额补助”，即医院收支全部纳入国家预算，财政按医院实际收支差额拨款补助，年终结余全部上交。该办法对医院控制过死，在一定程度上制约了卫生事业发展。

1960年，卫生部、财政部联合下发通知，决定对医院实行“全额管理、定项补助、预算包干”，即包工资的办法。包工资的范围包括医院工作人员的基本工资和

工资总额1%的福利费、2%的工会会费，其他仍由医院收费解决。该办法由于按人头补助，不利于医院控制人员，导致人浮于事，效率低下。总体上看，新中国成立后至改革开放前，我国医疗事业的社会属性为福利性事业，医院属于事业单位，政府对医院的生存与发展承担责任和义务，对医院实行差额补助的补偿机制，政府通过向医院的投入经费以控制医疗服务价格，向公民提供低廉、优质、公平的医疗服务。卫生财政投入机制基本符合当时的经济社会体制和发展水平，使短缺的卫生资源得到有效利用。

1978年，WHO《阿拉木图宣言》提出"人人享有健康"目标，并大力表彰中国在基本医疗卫生保健方面的经验。福利性财政补助政策保障了我国低水平的医疗供给，但卫生事业发展缓慢，医院"独家办、大锅饭、一刀切、不核算"，群众看病难、住院难、手术难问题突出。

（二）改革开放后财政补偿概况（1978~2010年）

1. 第一阶段（1978~1993年）

该阶段实行分级包干财政补偿机制与公立医院性质转变。改革开放前，公立医院为统收统支事业单位，实行全额预算模式。当时公立医院定性为"社会福利事业"，主要补偿途径源于政府的财政预算。

1978年12月，党的十一届三中全会上做出了改革开放的决策，医院改革的大幕随之拉开。改革开放后，当时中央财政的赤字较多，作为缓解财政困难的手段，国家实施财政分级包干政策，如"划分收支、分级包干"和"划定税种、核定收支、分级包干"等模式。由于卫生财政经费无法满足公立医院生存发展需要，同时受国企改革影响，国家寻求缓解卫生财政压力的其他补偿形式。

1979年，劳动总局、财政部、卫生部发布的《关于加强医院经济管理试点工作的意见》指出，国家对医院的经费补助实行"全额管理、定额补助、结余留用"的制度，即将包工资办法，改为按编制床位实行定额补助的办法。这一政策对调动医务人员的积极性，激励医院增加工作量，缓解看病难、手术难、住院难问题起到了重要作用，但也导致公立医院为争取编制，盲目增加床位问题。

1981年，国务院批转卫生部《关于解决医院赔本问题的报告》指出，在国家当前经济上还有困难，不可能过多地增加卫生经费，又不能增加群众负担的情况下，对公费医疗和劳保医疗实行不包括工资的成本收费。国家鼓励医疗机构扩大筹资途径，搞活医疗机构经营体制，通过增加服务项目、调整收费结构等方式筹措资金，以弥补财政资金不足，维持医疗卫生机构的正常运作。

在分级包干财政体制下，公立医院财政补偿途径依照行政隶属关系实施。中央所属医疗卫生机构经费由中央政府财政负责，省、市、县公立医院经费由相应层级地方政府财政负责。

1985 年 4 月，国务院批转给卫生部《关于卫生工作改革若干政策问题的报告》提出，“放宽政策，简政放权，多方集资，开阔发展卫生事业路子。国家对医院的补助经费，除大修理和大型设备购置外，实行定额包干，补助经费定额确定后，单位有权自行支配使用”。

1989 年，国务院批转卫生部等部门《关于扩大医疗卫生服务有关问题的意见》的报告，提出“国家对医疗卫生事业单位的经费补助，除大修理、大型设备购置及离退休人员经费外，实行定额包干，收支结余部分除提 40% 事业发展基金外，其余部分由单位自主分配。医疗服务收费要根据不同的设施条件、医疗技术水平拉开档次，利用新技术、新设备开展的医疗服务项目，实行按成本（不含工资）收费”。

1992 年，国务院下发《关于深化卫生改革的几点意见》，要求“拓宽卫生筹资渠道，完善补偿机制；扩大医院自主权，兴办医疗延伸服务的工副业或其他产业，以工助医，以副补主”。套用国有企业改革模式、推行承包制的“放权让利”改革调动了公立医院创收的积极性，提高了机构自身补偿能力，减轻了政府的财政负担，但因缺乏完善的筹资机制和基于成本效益原则的绩效评价机制，整体布局和规划放任自流，造成医院规模和设备盲目扩张和更新，使公立医院“企业性”越来越强。

20 世纪 80 年代初期，国家对公立医院财政补偿采取“全额管理，差额补助”模式，后期转为“全额管理，定额补助，结余留用”。当时公立医院普遍实行“定额”考核，并逐步向独立经济核算机构过渡。定额考核主要按年初核定医院床位、人员数等指标，予以预算拨款补助，在计划不变条件下，由单位自求平衡。年终节余留用，超支不补。公立医院性质从“社会福利事业”转向“社会公益事业”。总体来说：一方面，财政包干及补助政策使公立医院服务效率与服务质量明显改善；另一方面，作为基数预算模式，包干政策“固化”卫生系统预算经费，导致后来在财政状况改善与经济发展的条件下，卫生财政预算经费依然长期处于较低的水平。

2. 第二阶段（1994~2008 年）

该阶段部门预算改革与公立医院财政补偿形式发生变化。1993 年以来，随着分税制财政体制确立，财政领域开展了一系列涉及国企、事业单位的预算体制改革。计划经济时期的国家预算模式转为部门预算模式。部门预算是指与财政部门直接发生缴、拨款关系的一级预算单位的预算，它由本部门所属各单位预算组成，反映一个部门的全部收支状况。在部门预算体制下，各级政府卫生行政主管部门作为同级医疗卫生机构的预算主体，属于政府的一级预算单位，负责管理本级及其下属各医疗卫生机构预算。各级医疗卫生预算单位依据预算收支分类科目编制本机构预算，由卫生行政主管部门汇总后形成本级卫生部门的部门预算。经过“两上两下”预算批复流程后，同级财政部门按核定预算数额予以财政经费拨付（公立医院相关科研、基建等经费由科技部门、发改委等机构拨付）。部门预算改革后，公立医院作为二级或三级预算机构，按批复预算金额获得相应的财政补偿。

此阶段卫生财政体制基本延续上一阶段财政分配模式。尽管1997年《中共中央国务院关于卫生改革与发展的决定》强调：“中央和地方政府对卫生事业投入，要随着经济发展逐年增加，增加幅度不低于财政支出的增长幅度。”但卫生财政占财政支出比例依然偏低，严重滞后经济社会发展水平，公立医院财政补偿规模急剧减少。当时卫生财政政策延续分级包干做法，实行“核定收支，定额或定项补助，超支不补，节余留用”模式。它与上一阶段区别在于：此时公立医院财政补助源头，即中央与地方财政在财政收支比例和结构上已发生较大改变。分税制使中央财政收入占财政总收入比例增大。同时，中央财政通过转移支付等方式，强化对地方政府财政的控制力度。公立医疗卫生机构，尤其是经济相对欠发达地区公立医疗卫生机构，除获得本级政府卫生财政补偿外，还能从中央政府财政一般、专项等转移支付方式中获得财政补偿。政府对公立医院财政补助主要针对县及县以上公立医院，内容包括医疗机构开办和发展建设支出、离退休人员费用、临床重点学科研究、因政策原因造成基本医疗服务亏损补助等方面。同时，在税收等方面，政府也对公立医院进行适当减免。

此阶段补偿机制改革重心是拓展公立医院市场补偿渠道。医疗服务收入补偿、药品结余补偿逐步成为医院收入主要来源，财政补偿在医院收入中所占比例呈下降趋势。全国统计数据显示，2007年政府办医院总收入中，医疗收入补偿约占50%，药品补偿超过40%，而财政补助补偿比例不足10%。

3. 第三阶段（2009~2010年）

该阶段主要体现在在改革中发展的公立医院财政补偿机制。2006年，《中华人民共和国国民经济和社会发展第十一个五年规划纲要》系统阐述了卫生事业发展规划目标，强调政府主导、社会参与。强化政府在公共卫生和基本医疗服务提供方面的责任，建立各级政府间规范的责任分担与资金投入机制，逐步建立投资主体多元化、投资方式多样化的办医体制。完善公立医疗机构运行机制、激励机制和补偿政策。同年，国家发改委、卫生部、财政部等11个部委组成的多部委医改协调小组成立。2009年，《中共中央国务院关于深化医药卫生体制改革的意见》（以下简称《意见》），进一步阐述了政府在提供公共卫生和基本医疗服务中主导地位。

《意见》中财政补偿政策改革重点和难点分为2个部分。首先，从卫生财政大盘上看，《医药卫生体制改革近期重点实施方案（2009—2011年）》明确提出，未来3年内各级政府将向医疗卫生事业新增8 500亿元财政投入,其中中央政府投入3 318亿元。卫生财政体制改革重点是提高卫生财政支出占经常性财政支出比重,加大各级政府尤其是中央和省级财政卫生投入。由于地区间财力差异较大,地区间卫生财政经费差距依赖于财政体制改革和行政管理体制改革,从合理划分政府间财权与事权、完善财政转移支付制度等途径解决。其次,从医院内部补偿结构上看,公立医院支出主要补偿渠道为市场补偿和政府财政投入,界定公立医院补偿中市场与财政责任是公立医院改革重要内容。因此,公立医院成本核算具有重大的现实意义。

三、国外国家基本药物制度补偿经验总结

促进药品公平可及是保证卫生公平性的重要内容,通过政府或者社保筹资,促进优先使用基本药物,也是体现政府职能的政策手段。

自1977年WHO发布首个国家基本药物目录以来,目前已有160多个国家制定和实施了国家药物政策和国家基本药物制度。部分国家基于国家卫生制度和卫生改革的迫切需求,实施了基本医疗或国家基本药物免费供应的策略,以推进国家基本药物的可及性和合理使用。

国际上一般通过免费药品政策保障药品公平可及,目前各国免费用药政策主要包括针对特定人群和特定药品免费两种类型。大部分国家免费用药的政策覆盖人群包括无支付能力的贫困人口、5岁以下儿童、孕妇及老年人。免费药品一般包括国家基本药物、慢性病用药、传染性疾病和疫苗等。免费用药的筹资来源多样,包括医疗保险、政府财政直接投入和国际援助等,并且药品发放多依赖公立医疗机构。

各国医院补偿机制的建立与完善均综合考虑本国政治体制、经济、社会等多种因素。目前国外对医院的补偿大致可分为社会或商业医疗保险购买医疗服务、政府购买医疗服务、慈善机构捐赠几种。

(一)四种模式代表国家的政府财政补偿现状

随着"新医改"的逐步深入,政府对公立医院财政补偿问题日益重视,本节首先比较澳大利亚、德国、美国及新加坡公立医院的财政补偿机制现状。

1. 澳大利亚

澳大利亚的医疗保障制度为国家医疗保险模式,即英国模式。政府通过税收筹集医疗资金,筹建公立医院,为全体公民提供免费的医疗服务。国家直接建立和管理医疗卫生事业,通过预算形式拨款给公立医院,政府财政补助是公立医院的主

要补偿渠道。澳大利亚政府对公立医院的补助方式为基于按病种加权拨款的总额预算制，即DRGs进行成本核算并加权，最终确定拨款金额（LKF1997），该措施从1997年开始实施。政府还通过药物福利计划（即PBS目录制度）对公立医院进行间接补助，纳入PBS目录的药品大部分费用由政府支付，小部分由个人支付。

2. 德国

德国的医疗保障制度为社会医疗保险模式。国家通过法律强制雇员和雇主按一定比例筹集社会医疗保险基金，为雇员及其家属支付医疗费用，低收入者、军人、公益劳动者等享受政府的保费补助福利。德国公立医院占医院总数的42%，公立医院床位所占比例为52%。公立医院主要提供住院服务，医保基金对医院的支付方式为按DRGs预付费。公立医院的资本性支出，如基本建设、大型设备购买等，由政府财政补助（50%联邦政府，50%州政府）。政府卫生支出占卫生总费用的比例为76.8%，由此可见，政府卫生支出是公立医院的重要补充渠道。

3. 美国

美国的医疗保障制度为商业健康保险模式，以私立医疗机构和商业健康保险为主，主要通过市场来配置医疗资源。尽管美国的医疗服务高度市场化，但为了体现医疗资源的公平性，政府为现役和退役军人、弱势群体筹建公立医院。另外，政府通过对老年人医疗照顾、穷人医疗救助进行补贴，间接对公立医院进行补助。目前，美国的公立医院占医院总数的27%，由联邦政府和州、地方政府举办。公立医院基础建设、大型设备购买等资本性支出主要来源于政府拨款，医疗器械费、护理费、水电费等经常性支出主要通过医疗照顾、医疗救助医疗保险基金进行补偿。医疗保险基金基于成本核算按DRGs对公立医院进行预付费。

4. 新加坡

新加坡的医疗保障制度为储蓄医疗保险模式。国家以法律形式强制公民储蓄医疗保险基金，用于支付住院费用。新加坡的“保健储蓄”始于1977年，是一项面向全体公民、根据年龄缴费的制度。35岁以下缴纳本人工资的6%，36~44岁缴纳7%，45岁以上缴纳8%，由雇主和雇员各承担一半。新加坡公立医院所占比重为80%，主要提供住院服务，政府采用分层定价方法（differential pricing），对不同类型的病房给予不同的政府补贴。政府把公立医院的床位分为A级、B1级、$B2^+$级、B2级和C级，从A级到C级病房的床位补贴分别是该病床费用的0、20%、50%、65%和80%。新加坡医疗保障主要由政府津贴（government subsidies）、个人储蓄（medisave）、健保双全（medishield）、健保基金（medifund）四大部分组成，健保基金主要用于帮助那些通过政府津贴、个人储蓄、健保双全仍未能解决医疗费用负担的苦难人群。新加坡卫生支出占GDP的4%左右，比例低于其他发达国家；其中，政府卫生支出占卫生总费用的比例为31.4%。

(二)国外药事服务费的补偿经验

药品收入并非国外医院收入的主要来源,多数国家实施医药分开政策。如欧、美发达国家通常实行的是“医药分开”。医生医嘱供药与医生处方购药是两种渠道,政府对药价严格控制,药品收入只占医院总收入的10%~20%,表10-1为中国与美国、英国、日本、新加坡四国在2010年时的药品费占医疗费比率,美国的药费占医疗费比率最低,仅为11.3%,中国与其他四国相比,“以药养医”现象尤为突显。

表10-1 比较中国与美、英、日、新4国药品费占医疗费比率

项 目	美 国	英 国	日 本	新加坡	中 国
药费占医疗费比率(2010年)	11.30%	16.40%	31%	34.7%(2005年)	51.10%

发达国家医药分开的同时,药事服务费补偿也逐渐在全球多个国家实施,美国、英国、澳大利亚和加拿大等国家均实施药事服务费,并伴有相应的监管和配套措施,不同国家药事服务费的收取原则和支付方式不尽相同。相比发达国家,我国的部分实行药品零差率的城市也推行了药事服务费,但目前仍任重道远。

国外许多国家(地区)实行医药分业制度,医师专职于疾病诊断和开具处方,药师依据医师处方调剂药品并提供药学服务。国外医院一般不设门诊药房,住院药房主要向住院患者提供住院用药服务。患者一般通过社会药房获得处方药品。从广义上讲,药事服务就是指医院或药店向患者直接提供药品的服务(如采购、储存、管理、分发等)及与之相关的专业药学服务(如审方调剂、用药咨询、用药教育、静脉药物配置、药学监护等)。国外药师队伍健全,药学专业服务比较完善,在药事服务中更强调药师的作用和服务价值。

不同国家(地区)对药事服务有不同的补偿形式,形成了不同的补偿机制,医院与社会药店不完全相同;医院住院与门诊(一些国家或地区也存在医院门诊药房)也不相同。主要分为3种补偿机制:第1种是通过药品进销差价进行补偿;第2种是通过在药价外单独设立收费项目进行补偿;第3种是通过药品差价和单独设立收费项目相结合进行补偿。国外部分国家(地区)药事服务补偿机制如下:

1. 通过药品进销差价进行补偿

这是一种药品价内补偿机制,即药事服务的成本通过药品进销差价进行补偿,包括通过批量采购获取药品折扣收入。这种机制主要是社会零售药店采用,补偿额大小与药品价格或批量折扣大小直接相关。在许多国家,药店销售处方药的差率一般由政府规定,非处方药品的进销差率一般由市场竞争决定。折扣一般由购销双方根据交易条件谈判确定,也有少数国家对特定的保险计划提出明确的折让要求。

国外社会药店药品的购销差率,有固定差率和差别差率等两种形式。固定差

率是在药品进价的基础上加的固定比率。药房药品价差收入可以补偿药品购买、储存、销售过程中不含药品本身价值在内的药房运营成本和药师药学服务成本。在固定差率模式下，药房为了经济利益有销售高价药品的内在动力，各国一般对高价药设有最高加价限额。比利时、希腊、意大利、荷兰等一些欧洲国家采用这种固定差率的方式。差别差率是按照药品价格的高低实行不同的加价率。高价药低加价率、低价药高加价率。差别差率的作用是消除高价药的经济刺激作用，有利于控制药品总体费用，此种补偿方式的应用更为广泛，如匈牙利、西班牙、瑞典、波兰。

许多国家对药房的药品加价率都进行必要的限制，同时政府或医疗保险组织还采取限定药品报销范围、制定药品报销价格、制定合理的患者共付机制、实行仿制药强制替换等政策，规范药品购销和使用行为。

2. 通过在药价外单独设立收费项目进行补偿

该机制是按药师提供的各类药学服务项目收取费用。以药学专业服务项目收费为主的补偿机制更加关注药学专业服务的价值，对药师提供不同类型的药学服务给予相应明确的报酬。该补偿方式突出了药师工作的多样性、技术性和专业性，它是药学服务相对发达、完善，医药分业经营的国家对药师服务进行补偿的发展趋势。该机制在药店、医院住院和门诊药房均有采用，主要依据药师服务内容和形式设有不同的收费项目。许多国家（地区）普遍设立药品调剂费收费项目来补偿药师提供药品和调剂服务的成本。

（1）药品调剂费　药品调剂是指药师对医师开具处方中的药品进行审核、调换、配制等服务，这也是药师的首要职责与核心工作，是保证患者用药安全的基本条件之一。许多国家（地区）社会药房和一些国家医院住院或门诊药房采用单独收费的方式对药品调剂服务进行补偿，一般称为调剂费或调配费，也有用药师服务费或药事服务费代称的。不同国家（地区）对药师提供药品调剂服务的内容、范围、标准规定有所不同，调剂费项目成本构成也不同。一般来说，调剂费项目成本包括药品在药房流通、管理、使用过程和药学服务过程中所发生的所有人员、仓储、设备、材料、管理等直接和间接成本，也有只包括药师提供调剂服务本身的服务性成本，不含药房的基本运行成本。一些国家（地区）药品调剂费的收取方式主要有按处方收费、按处方条目收费、按人头收费、按处方中药品种类收费、按处方中药品金额收费等；医院住院药房药品调剂费一般按患者住院天数收费，也有将调剂费和医疗服务打包进入病种收费。

虽然部分国家（地区）对调剂费的表述方式有所不同，但基本内涵是一致的。WHO 认为，调剂费反映了药师在处方调剂工作中一系列专业服务的价值，是补偿药师调剂服务的一种收费形式。调剂费既补偿了药房的人员、场地、设施、设备、材料、管理等药事成本，也体现了药师调剂药品及提供相关专业服务的价值。

(2) 其他药学专业服务收费　除调剂费之外，一些国家(地区)针对药师提供的药学专业服务，还设有患者用药教育、患者用药档案管理、患者用药评估、血药浓度监测、建立个体化给药方案等其他的专业服务收费项目。

在美国、英国、荷兰、加拿大等国家，社会药房药师通过服务协议，向患者提供个性化的、长期的、持续的药学专业服务，特别是对并发症多、用药复杂、用药费用高的老年和慢性病患者，进行用药评估和长期用药监测，避免患者因药品的交叉相互作用或者用药偏差而造成额外的医疗问题。不同国家(地区)对这些药学专业服务项目的认知程度也是不同的，并没有一个完备的配套措施和通行的服务标准。医院药房提供这些专业服务项目，多采取与医疗服务打包进入病种付费，也有采取按项目收费，如美国治疗帕金森病及抑郁症的药物治疗管理计划，日本的门诊药剂情报提供费、住院药剂管理指导费等。社会药房提供这些专业服务，也可以单独收费，不同项目有不同收费标准，如韩国药店收取的药品管理费、服药指导费等。

按项目收费的方式能更好地反映药师这支专业队伍提供服务的成本和价值，在药学服务比较完善的国家一般都设有这种项目。采用这种方式必须依赖药学服务的发展完善，有明确的药学服务内容和标准，需要设立考评机制评价服务质量和水平。药店和医院药房的药学服务成本完全通过这种方式补偿的典型国家是加拿大和韩国，其药店销售药品实行零差率，药学服务成本通过项目收费补偿。

3. 通过药品差价和单独设立收费项目相结合进行补偿

混合补偿机制是允许药店或医院药房获得药品购销差价(折扣)，同时也允许药师在提供专业服务时单独设立项目收取费用。

如英国，国家对纳入卫生服务计划的药品按购进成本报销，同时允许社会药房与制药厂商谈判获得一定折扣收入。对社会药房提供药学服务允许通过单独的项目进行收费，分为 3 个层次：基本药学服务、高级药学服务和药学增值服务。基本药学服务是所有药房必须向患者提供的日常服务，包括调剂处方、处理过期和不合格的药品、患者健康咨询等，其核心仍然是处方调剂服务。高级药学服务和药学增值服务并不是强制药房提供的，而是根据协议或患者要求提供的特殊服务，如药物使用回顾分析服务等。日本医药分业并不完全，其医院住院和门诊药房及药店可以获取药品折扣收入，同时也可以收取药品调剂费等专业服务的费用。

四、我国国家基本药物制度补偿机制政策

(一) 总体情况

2009 年，《中共中央国务院关于深化医药卫生体制改革的意见》提出了我国

到2011年初步建立国家基本药物制度的目标。2009年3月,《医药卫生体制改革近期重点实施方案(2009—2011年)》指出基层医疗卫生机构运行成本通过服务收费和政府补助补偿。2009年8月,《关于建立国家基本药物制度的实施意见》提出对政府办基层医疗卫生机构配备使用的国家基本药物实行零差率销售,各地按国家规定落实相关政府补助政策。2009年7月,财政部等部委下发的《关于完善政府卫生投入政策的意见》明确了政府对基层医疗卫生机构的补助范围和补偿方式。

2010年12月,国务院办公厅印发的《关于建立健全基层医疗卫生机构补偿机制的意见》明确了基层医疗机构的多渠道的补偿机制,提到了要落实补偿责任,但没有具体规定如何划分各级政府投入责任。

2011年7月,卫生部发布的《关于清理化解基层医疗卫生机构债务意见》提出要按照"制止新债、锁定旧债、明确责任、分类处理、逐步化解"的总体要求,在严格制止发生新债的基础上,用2年左右时间全面完成基层医疗卫生机构长期债务的清理化解工作。

根据国家一系列国家基本药物制度与补偿的相关政策和文件,各地有不同的实践以及补偿特点,有收支两条线管理、政府全额补贴、以奖代补、多渠道补偿等国家基本药物补偿模式。

1. 收支两条线管理

收支两条线管理当时以北京市、上海市等地为代表,即医疗、药品收入全部上缴财政专户,其全部支出纳入部门预算管理,工作人员待遇由财政予以保证,国家基本药物的药品差价由政府对基层医疗卫生机构进行补偿。该模式实行全额预算管理,以区级财政为主、多级财政筹资。收支两条线管理使政府投入明显增加,公共卫生服务能力及服务效率明显提高。但是,该模式要求政府具备较强的资金供给能力,对于欠发达地区财政难以承担,同时,容易形成"大锅饭"现象,难以调动医疗卫生机构的积极性。

2. 政府全额补贴

政府全额补偿模式当时以深圳等地为代表,即对于实行国家基本药物制度的基层医疗机构,对因零差率销售减少的收入按照药品差价或者按照上年度药品销售利润为基数进行补偿。此种方式体现了医疗卫生的政府主导性和公益性,对深入开展国家基本药物制度工作具有极大的促进作用,但对政府财政的支付能力是一个严峻考验。另外,因为药品销售数额是不断变化的,医疗机构为了得到更多的财政补偿,会想办法多销售药品,可能导致大处方或过度用药,与国家基本药物制度的目标有所背离。

3. 以奖代补

以奖代补模式当时以云南省、湖南省等地为代表,主要通过相应指标的考核,对实施国家基本药物制度地区采用以奖代补的方式增加投入，以保证基层医疗卫生机构正常开展业务工作。根据《2010—2011年基层医疗卫生机构实施国家基本药物制度和综合改革以奖代补专项资金管理办法》，中央财政奖补资金为一次性补助资金，奖补资金按"突出改革、转变机制、注重实效、鼓励先进"的原则分配，奖补资金实行因素法分配。分配因素主要根据各地基层医疗卫生机构实施国家基本药物制度和推进综合改革的工作进度、实施成效、人口情况及区域间财力差异确定。以奖代补模式是具备奖惩性质的良好模式，但存在奖补基金不足、拨付滞后等缺点。

4. 多渠道补偿模式

根据《关于建立健全基层医疗卫生机构补偿机制的意见》，我国现行的国家基本药物补偿模式主要为多渠道补偿模式。补偿渠道包括政府补助、服务收费、医疗保障付费、个人付费补偿、城乡基本公共卫生服务经费补偿等多种途径，如图10-1。

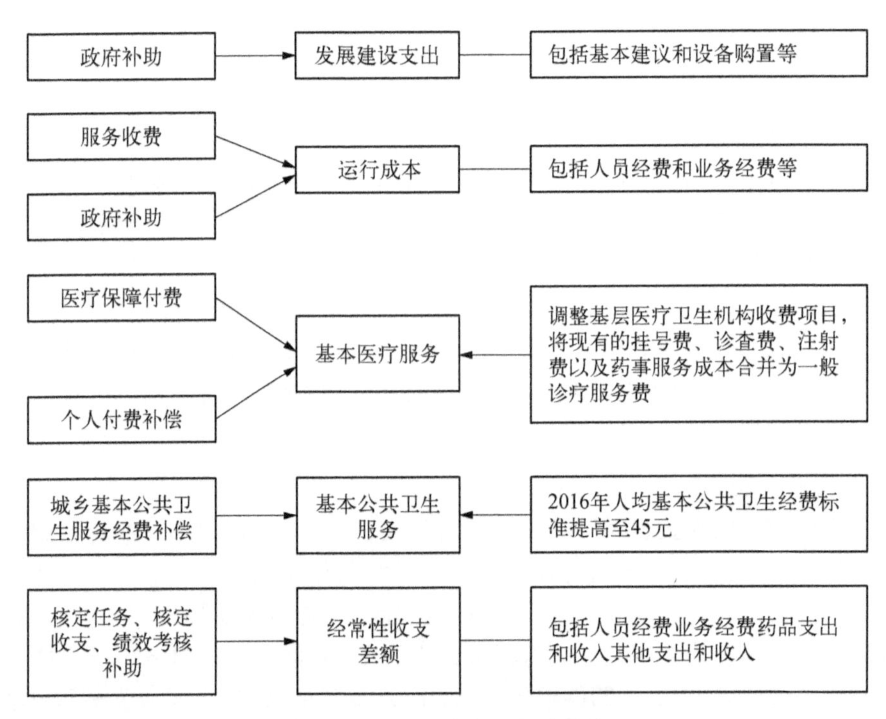

图10-1 现行多渠道补偿模式

根据《关于建立健全基层医疗卫生机构补偿机制的意见》，政府办基层医疗卫生机构的基本建设和设备购置等发展建设支出，由政府根据基层医疗卫生机构发展建设规划足额安排；人员支出和业务支出等运行成本通过服务收费和政府补助补偿;基本医疗服务主要通过医疗保障付费和个人付费补偿;基本公共卫生服务通过政府建立的城乡基本公共卫生服务经费保障机制补偿;经常性收支差额由政府按照“核定任务、核定收支、绩效考核补助”的办法补助。

明确补偿的对象和依据是设计、实施医疗补偿机制的首要环节。根据《关于建立健全基层医疗卫生机构补偿机制的意见》,政府对基层医疗卫生机构直接投入主要体现为4个方面。

1）基层医疗卫生机构按国家规定核定的基本建设、设备购置支出由财政通过项目预算的方式补偿。

2）基本公共卫生经费根据当地的服务人口数量按规定标准补偿。

3）支付符合国家规定的离退休人员离退休费。

4）核定收支后的差额补助,在核定任务的基础上核定机构的正常业务收支,对于核定收支后的差额部分,由同级政府财政在绩效考核的基础上予以补助。

经政府核定的经常性收支差额在财政预算中是足额安排的,但在拨付环节要与基层医疗卫生机构的实际服务绩效挂钩,绩效考核好的可以获得奖励,绩效考核差的被扣减资金。对比其他几种补偿模式,多渠道补偿模式既能减少财政的压力,又有利于调动医疗机构的积极性,是目前最广泛的补偿模式。

（二）补偿政策与制度的完善

补偿机制是整个医改工作取得成功的重要保障。国家高度重视医疗卫生机构补偿机制的建立完善,《关于巩固完善国家基本药物制度和基层运行新机制的意见》《基层医疗卫生机构实施国家基本药物制度补助资金管理办法》进一步建立和完善补偿机制。

2013年2月,《关于巩固完善国家基本药物制度和基层运行新机制的意见》强调应深化基层医疗卫生机构管理体制、补偿机制、药品供应、人事分配等方面的综合改革。在完善稳定长效的多渠道补偿机制方面做出如下要求:

1. 落实财政对基层医疗卫生机构的专项补助经费

政府举办的基层医疗卫生机构,基本建设和设备购置等发展建设支出由政府根据基层医疗卫生机构发展建设规划足额安排,人员经费(包括离退休人员经费)、人员培训和人员招聘等所需支出由财政部门根据政府卫生投入政策、相关人才培养规划和人员招聘规划合理安排补助。

2. 完善财政对基层医疗卫生机构运行的补助政策

中央财政已建立国家基本药物制度实施后对地方的经常性补助机制并纳入财政预算,支持地方完善财政对基层医疗卫生机构运行的补助政策。中央财政对各省(区、市)补助标准主要根据基层医疗卫生机构服务人口,并统筹考虑地方财力状况确定,补助标准随着经济社会发展相应提高。各省(自治区、直辖市)要统筹使用中央财政补助资金,落实对基层医疗卫生机构运行的财政补助政策,将基层医疗卫生机构经常性收支差额补助纳入财政预算并及时足额落实到位,加大对困难地区财政转移支付力度。鼓励各地探索按服务数量或服务人口定额补偿的方式落实补助资金。有条件的地区可以实行收支两条线,基层医疗卫生机构的收入全额上缴,开展基本医疗和公共卫生服务所需经常性支出由政府核定并全额安排。加强财政补助资金的绩效考核和监督管理,提高资金使用效益。

3. 保障基本公共卫生服务经费

各级财政要及时足额下拨基本公共卫生服务经费,确保专款专用,不得截留、挪用、挤占。基本公共卫生服务经费先预拨后考核结算,并随着经济社会发展相应提高保障标准。基层医疗卫生机构承担突发公共卫生事件处置任务由财政按照服务成本核定补助。

4. 全面实施一般诊疗费

各地结合实际合理确定基层医疗卫生机构一般诊疗费标准,原则上 10 元左右。要严格落实一般诊疗费医保支付政策,将其纳入基本医保门诊统筹支付范围,按规定比例支付。

5. 发挥医保支付的补偿作用

扩大门诊统筹范围,合理确定医保支付范围和支付标准。医保支付比例向基层医疗卫生机构倾斜,鼓励使用中医药服务。推进医保支付方式改革,逐步建立激励与约束并重的支付制度。采取购买服务方式对基层医疗卫生机构提供的基本医疗服务给予补偿。医保补偿指标包括:

(1) 筹资水平　　筹资水平是指参保者向医保基金每年的缴费额度,筹资水平的高低反映了医保基金的发展水平。由于筹资水平根据各国 GDP、人均工资收入的不同各有不同,现阶段我国不同险种(城镇职工、城镇居民、新农合)、不同省份的筹资水平各不相同。

(2) 共付比例——自付费占个人医疗总费用百分比　　共付比例是指个人与社会医疗保险机构共同负担一定比例的医疗费用,课题组以自付费占个人医疗总费用百分比为分析对象,该指标是患者医疗费用占个人医疗费用的比值,主要反映患者在支付与医疗服务等额报酬的过程中自付的情况,是衡量患者医疗负担和社会保障制度运行情况的主要指标。

(3) 医保参保率　　医保参保率是一国医疗保险的覆盖情况,是指参保人群占总人口的比例。医保参比率的高低体现了医保这一需方控制手段的作用力强弱水平。

(4) 医保目录覆盖率　　医保目录覆盖率是指一国医保目录对该国药品市场的覆盖程度,反映了医保体系对于药品市场的控制范围。

（三）专项补助资金管理细则

2014 年 9 月，财政部、国家卫生计生委印发《基层医疗卫生机构实施国家基本药物制度补助资金管理办法》（以下简称《办法》），主要是按照国家有关法律法规和财政规章制度，结合实际情况制定了基层医疗卫生机构实施国家基本药物制度补助资金管理办法，《办法》所称专项补助资金，是指中央财政为支持基层医疗卫生机构实施国家基本药物制度、推进基层医疗卫生机构综合改革而设立的专项补助资金。对专项补助资金管理如下。

1）按照“突出改革、转变机制，注重实效、激励先进，绩效考核、量效挂钩”的原则，按因素法进行分配。分配因素主要包括补助标准、服务人口数量和地方财力状况等。同时，统筹考虑各地基层医疗卫生机构实施国家基本药物制度、综合改革进展及实施成效、绩效考核结果等情况进行结算。

2）取先预拨后结算的方式下达。中央财政原则上于上年度 9 月 30 日前将专项补助资金提前下达省级财政部门，本年度人代会批准预算后 90 日内结算。省级财政、卫生健康部门要及时分配下达专项补助资金。市、县级财政、卫生健康部门要统筹分配使用上级财政和本级财政安排的专项补助资金。对社区卫生服务中心（站）和乡镇卫生院，按照“核定任务、核定收支、绩效考核补助”的办法核定补助资金。对村卫生室按乡村医生服务人口数量和人均标准核定补助资金。

本条在《财政部国家卫生计生委关于修订〈基层医疗卫生机构实施国家基本药物制度补助资金管理办法〉的通知》中修改为“专项补助资金采用‘当年预拨、次年考核结算’的方式下达。中央财政补助资金在全国人大批复预算 90 日内下达，次年根据绩效考核结果结算。省级及以下财政部门在收到中央财政补助资金后，要按预算管理有关规定及时分配下达到下级财政部门。市、县级财政、卫生健康部门要统筹分配使用上级财政和本级财政安排的专项补助资金。对社区卫生服务中心（站）和乡镇卫生院，按照‘核定任务、核定收支、绩效考核补助’的办法核定补助资金。对村卫生室按乡村医生服务人口数量和人均标准核定补助资金。中央财政补助资金每年 9 月 30 日前按一定比例将下一年度补助资金预算指标提前下达地方”。

3）对政府办社区卫生服务中心（站）和乡镇卫生院，专项补助资金主要用于核定收支后的经常性收支差额补助、推进基层医疗卫生机构综合改革涉及的人员分流安置等符合政府卫生投入政策规定的支出。对在实施国家基本药物制度的村卫生室执业的乡村医生，专项补助资金主要用于乡村医生的收入补助。

4）对政府办基层医疗卫生机构，有条件的地区要积极推进以购买服务的方式支付专项补助资金。对非政府办的社区卫生服务中心（站）和乡镇卫生院，按照自愿原则通过购买服务的方式支持实施国家基本药物制度。

5）各级卫生健康、财政部门要加强对基层医疗卫生机构实施国家基本药物制度的绩效考核工作。国家卫生健康委、财政部负责对各省的绩效考核。省级卫生健康、财政部门负责本地区的绩效考核。县级卫生健康、财政部门负责对本地区基层医疗卫生机构的考核。绩效考核内容主要包括基层医疗卫生机构实施国家基本药物制度和综合改革相关政策措施制定情况、工作进展、实施成效等。绩效考核原则上每年一次。鼓励委托具有资质的社会专业机构等第三方考评机构开展专项补助资金绩效考核工作。绩效考核结果要与专项补助资金分配挂钩，使资金拨付与医疗机构服务数量、质量和绩效考核结果挂钩。

6）专项补助资金依法接受财政、审计、监察等部门的监督检查。

7）省级财政、卫生健康部门要结合当地实际，根据本办法制定具体实施办法，报财政部、国家卫生健康委备案，同时将具体实施办法和资金分配结果按规定向社会公开，接受社会监督。

（四）近年国家基本药物制度补助资金下达情况

根据预算管理有关要求，为提高预算完整性，加快支出进度，财政部、国家卫生计生委核定并下达各省（自治区、直辖市）、计划单列市各年的国家基本药物制度补助资金（具体数额见表 10－2，表 10－3），由各省（自治区、直辖市）、计划单列市统筹用于支持基层医疗卫生机构和村卫生室实施国家基本药物制度和推进体制机制综合改革。国家卫生计生委负责对各地绩效目标完成情况进行考核，考核结果与下年度中央财政补助资金安排挂钩。

表 10－2　2017 年国家基本药物制度补助资金分配表　（单位：万元）

省（自治区、直辖市）、计划单列市	合计			基层医疗机构实施国家基本药物制度			村卫生室实施国家基本药物制度		
	小计	提前下达	核减金额	小计	提前下达	核减金额	小计	提前下达	核减金额
合　计	909 495	909 590	−95	698 100	698 100	0	211 395	211 490	−95
一、西部地区	363 410	363 410	0	274 400	274 400	0	89 010	89 010	0
内蒙古自治区	22 720	22 720	0	18 200	18 200	0	4 520	4 520	0
广西壮族自治区	48 310	48 310	0	36 500	36 500	0	11 810	11 810	0
重庆市	27 040	27 040	0	21 500	21 500	0	5 540	5 540	0
四川省	81 670	81 670	0	61 600	61 600	0	20 070	20 070	0
云南省	46 470	46 470	0	34 400	34 400	0	12 070	12 070	0
贵州省	39 250	39 250	0	28 600	28 600	0	10 650	10 650	0
西藏自治区	3 080	3 080	0	2 200	2 200	0	880	880	0

续表

省（自治区、直辖市）、计划单列市	合计			基层医疗机构实施国家基本药物制度			村卫生室实施国家基本药物制度		
	小计	提前下达	核减金额	小计	提前下达	核减金额	小计	提前下达	核减金额
陕西省	36 920	36 920	0	28 400	28 400	0	8 520	8 520	0
甘肃省	26 900	26 900	0	19 800	19 800	0	7 100	7 100	0
青海省	5 500	5 500	0	4 200	4 200	0	1 300	1 300	0
宁夏回族自治区	6 050	6 050	0	4 700	4 700	0	1 350	1 350	0
新疆维吾尔自治区	19 500	19 500	0	14 300	14 300	0	5 200	5 200	0
二、中部地区	409 280	409 280	0	312 000	312 000	0	97 280	97 280	0
山西省	28 030	28 030	0	21 500	21 500	0	6 530	6 530	0
其中：比照县	12 700	12 700	0	8 800	8 800	0	3 900	3 900	0
其他地区	15 330	15 330	0	12 700	12 700	0	2 630	2 630	0
河南省	84 100	84 100	0	62 300	62 300	0	21 800	21 800	0
其中：比照县	51 580	51 580	0	35 300	35 300	0	16 280	16 280	0
其他地区	32 520	32 520	0	27 000	27 000	0	5 520	5 520	0
安徽省	53 700	53 700	0	40 300	40 300	0	13 400	13 400	0
其中：比照县	33 920	33 920	0	22 900	22 900	0	11 020	11 020	0
其他地区	19 780	19 780	0	17 400	17 400	0	2 380	2 380	0
湖北省	46 970	46 970	0	36 100	36 100	0	10 870	10 870	0
其中：比照县+恩施土家族苗族自治州	21 790	21 790	0	15 400	15 400	0	6 390	6 390	0
其他地区	25 180	25 180	0	20 700	20 700	0	4 480	4 480	0
湖南省	54 400	54 400	0	41 200	41 200	0	13 200	13 200	0
其中：比照县+湘西土家族苗族自治州	29 050	29 050	0	19 900	19 900	0	9 150	9 150	0
其他地区	25 350	25 350	0	21 300	21 300	0	4 050	4 050	0
江西省	37 710	37 710	0	28 600	28 600	0	9 110	9 110	0
其中：比照县	20 600	20 600	0	14 400	14 400	0	6 200	6 200	0
其他地区	17 110	17 110	0	14 200	14 200	0	2 910	2 910	0

续表

省（自治区、直辖市）、计划单列市	合计			基层医疗机构实施国家基本药物制度			村卫生室实施国家基本药物制度		
	小计	提前下达	核减金额	小计	提前下达	核减金额	小计	提前下达	核减金额
吉林省	19 710	19 710	0	15 800	15 800	0	3 910	3 910	0
其中：延边朝鲜族自治州	1 890	1 890	0	1 600	1 600	0	290	290	0
其他地区	17 820	17 820	0	14 200	14 200	0	3 620	3 620	0
黑龙江省	26 710	26 710	0	21 600	21 600	0	5 110	5 110	0
河北省	51 730	51 730	0	39 700	39 700	0	12 030	12 030	0
海南省	6 220	6 220	0	4 900	4 900	0	1 320	1 320	0
三、东部地区	136 805	136 900	−95	111 700	111 700	0	25 105	25 200	−95
福建省	21 410	21 410	0	17 000	17 000	0	4 410	4 410	0
其中：厦门市	1 200	1 200	0	1 200	1 200	0	0	0	0
山东省	45 390	45 390	0	35 600	35 600	0	9 790	9 790	0
其中：青岛市	3 200	3 200	0	3 200	3 200	0	0	0	0
辽宁省	14 770	14 770	0	12 200	12 200	0	2 570	2 570	0
其中：大连市	1 700	1 700	0	1 700	1 700	0	0	0	0
江苏省	17 930	17 930	0	14 500	14 500	0	3 430	3 430	0
浙江省	10 790	10 790	0	9 700	9 700	0	1 090	1 090	0
其中：宁波市	1 400	1 400	0	1 400	1 400	0	0	0	0
广东省	21 630	21 630	0	18 100	18 100	0	3 530	3 530	0
其中：深圳市	1 700	1 700	0	1 700	1 700	0	0	0	0
北京市	1 730	1 730	0	1 600	1 600	0	130	130	0
天津市	1 245	1 340	−95	1 200	1 200	0	45	140	−95
上海市	1 910	1 910	0	1 800	1 800	0	110	110	0

表 10－3　2018 年国家基本药物制度补助资金分配表　（单位：万元）

省（自治区、直辖市）、计划单列市	合计			基层医疗机构实施国家基本药物制度			村卫生室实施国家基本药物制度		
	补助金额	提前下达	此次下达	补助资金	提前下达	此次下达	补助资金	提前下达	此次下达
合　计	909 499	909 590	−91	698 100	698 100	0	211 399	211 490	−91
一、西部地区	363 410	363 410	0	274 400	274 400	0	89 010	89 010	0
内蒙古自治区	22 720	22 720	0	18 200	18 200	0	4 520	4 520	0

续表

省（自治区、直辖市）、计划单列市	合计			基层医疗机构实施国家基本药物制度			村卫生室实施国家基本药物制度		
	补助金额	提前下达	此次下达	补助资金	提前下达	此次下达	补助资金	提前下达	此次下达
广西壮族自治区	48 310	48 310	0	36 500	36 500	0	11 810	11 810	0
重庆市	27 040	27 040	0	21 500	21 500	0	5 540	5 540	0
四川省	81 670	81 670	0	61 600	61 600	0	20 070	20 070	0
云南省	46 470	46 470	0	34 400	34 400	0	12 070	12 070	0
贵州省	39 250	39 250	0	28 600	28 600	0	10 650	10 650	0
西藏自治区	3 080	3 080	0	2 200	2 200	0	880	880	0
陕西省	36 920	36 920	0	28 400	28 400	0	8 520	8 520	0
甘肃省	26 900	26 900	0	19 800	19 800	0	7 100	7 100	0
青海省	5 500	5 500	0	4 200	4 200	0	1 300	1 300	0
宁夏回族自治区	6 050	6 050	0	4 700	4 700	0	1 350	1 350	0
新疆维吾尔自治区	19 500	19 500	0	14 300	14 300	0	5 200	5 200	0
二、中部地区	409 280	409 280	0	312 000	312 000	0	97 280	97 280	0
山西省	28 030	28 030	0	21 500	21 500	0	6 530	6 530	0
其中：比照县	12 700	12 700	0	8 800	8 800	0	3 900	3 900	0
其他地区	15 330	15 330	0	12 700	12 700	0	2 630	2 630	0
河南省	84 100	84 100	0	62 300	62 300	0	21 800	21 800	0
其中：比照县	51 580	51 580	0	35 300	35 300	0	16 280	16 280	0
其他地区	32 520	32 520	0	27 000	27 000	0	5 520	5 520	0
安徽省	53 700	53 700	0	40 300	40 300	0	13 400	13 400	0
其中：比照县	33 920	33 920	0	22 900	22 900	0	11 020	11 020	0
其他地区	19 780	19 780	0	17 400	17 400	0	2 380	2 380	0
湖北省	46 970	46 970	0	36 100	36 100	0	10 870	10 870	0
其中：比照县+恩施土家族苗族自治州	21 790	21 790	0	15 400	15 400	0	6 390	6 390	0
其他地区	25 180	25 180	0	20 700	20 700	0	4 480	4 480	0
湖南省	54 400	54 400	0	41 200	41 200	0	13 200	13 200	0
其中：比照县+湘西土家族苗族自治州	29 050	29 050	0	19 900	19 900	0	9 150	9 150	0
其他地区	25 350	25 350	0	21 300	21 300	0	4 050	4 050	0

续表

省（自治区、直辖市）、计划单列市	合计			基层医疗机构实施国家基本药物制度			村卫生室实施国家基本药物制度		
	补助金额	提前下达	此次下达	补助资金	提前下达	此次下达	补助资金	提前下达	此次下达
江西省	37 710	37 710	0	28 600	28 600	0	9 110	9 110	0
其中：比照县	20 600	20 600	0	14 400	14 400	0	6 200	6 200	0
其他地区	17 110	17 110	0	14 200	14 200	0	2 910	2 910	0
吉林省	19 710	19 710	0	15 800	15 800	0	3 910	3 910	0
其中：延边朝鲜族自治州	1 890	1 890	0	1 600	1 600	0	290	290	0
其他地区	17 820	17 820	0	14 200	14 200	0	3 620	3 620	0
黑龙江省	26 710	26 710	0	21 600	21 600	0	5 110	5 110	0
河北省	51 730	51 730	0	39 700	39 700	0	12 030	12 030	0
海南省	6 220	6 220	0	4 900	4 900	0	1 320	1 320	0
三、东部地区	136 809	136 900	-91	111 700	111 700	0	25 109	25 200	-91
福建省	21 410	21 410	0	17 000	17 000	0	4 410	4 410	0
其中：厦门市	1 200	1 200	0	1 200	1 200	0	0	0	0
山东省	45 390	45 390	0	35 600	35 600	0	9 790	9 790	0
其中：青岛市	3 200	3 200	0	3 200	3 200	0	0	0	0
辽宁省	14 770	14 770	0	12 200	12 200	0	2 570	2 570	0
其中：大连市	1 700	1 700	0	1 700	1 700	0	0	0	0
江苏省	17 930	17 930	0	14 500	14 500	0	3 430	3 430	0
浙江省	10 790	10 790	0	9 700	9 700	0	1 090	1 090	0
其中：宁波市	1 400	1 400	0	1 400	1 400	0	0	0	0
广东省	21 630	21 630	0	18 100	18 100	0	3 530	3 530	0
其中：深圳市	1 700	1 700	0	1 700	1 700	0	0	0	0
北京市	1 730	1 730	0	1 600	1 600	0	130	130	0
天津市	1 249	1 340	-91	1 200	1 200	0	49	140	-91
上海市	1 910	1 910	0	1 800	1 800	0	110	110	0

备注：1. 对实施零差率销售基本药物的村卫生室占比高于75%的，全额结算补助资金。
2. 对实施零差率销售基本药物的村卫生室占比低于75%的，按照实际完成情况进行核减

（五）各地国家基本药物补偿办法

根据中央文件和政策，各地方政府制定了具体的国家基本药物补偿办法，部分地区对财政投入责任划分以及拨付方式进行了细化。补助的原则基本一致，即在

核定任务、核定收入、绩效考核的基础上对收支差额进行补偿，但具体的做法各地有所差异。

安徽省规定，中央和省级财政承担基本公共卫生服务经费；同级财政补助经常性收支补助和离退休人员经费；基层医疗卫生机构实施绩效工资所需经费由同级财政保障，省级财政统筹；基本建设、设备购置、人员培训和人才招聘等由同级财政保障，中央和省级财政予以专项补助。

江西省为减轻基层医疗卫生机构的资金周转压力，采取了月初预拨70%，年终统一结算的财政补助资金拨付办法；2010年江西省各级财政安排国家基本药物零差率销售补助资金3亿元，省和县（市、区）财政各负担60%和40%。

云南省按照服务人口和区域采取以奖代补的方式，对综合改革后的基层医疗卫生机构支出给予补助。

辽宁省建立4种渠道的补偿机制，以公共卫生服务补助、医疗保障资金补助、提高基层医疗卫生机构就医报销比例、提高基层医疗卫生机构医疗费用报销比例相结合的方式进行补偿。

湖南省的财政采取了以奖代补的方式进行补偿。

天津市采取多头补偿，首先去掉黑色收入，将基层医疗卫生机构原来药品收入中不合法、不合规的部分剔除；其次消化部分灰色收入，通过基层医疗卫生机构加强管理，提高效率，降低运行成本，并实施绩效工资来消化；合理调整医疗服务价格和核定财政补助。

有些地方则将通过医保基金直接补偿作为一个主要的选择。天津市基层医疗卫生机构取消药品加成减少15%的收入，6%由地方财政支出，9%由医保基金负担。广东省对基层医疗卫生机构的补偿资金由新成立的保障基金支付，30%为财政资金，70%为医保基金。江苏省扬州市、连云港市等对城乡参保居民在基层医疗卫生服务机构购买的零差率药品，按照进价的30%从医保统筹资金中给予基层医疗卫生服务机构补助。丹阳市每月从医疗保险基金中为每个基层医疗卫生机构预拨100万元，每季按实结算。还有一些地区在深化医改方案中明确，取消药品加成后，将通过设立药事服务费或等额加价的方式去补偿医疗机构，药事服务费则通过医保报销的。

（六）广东基层“一类财政补助、二类机构管理”

在医改进程中，基层卫生战略地位不断提升，基层卫生能力建设得到加强。国内一些地区有非常好的创新促改革、以改革谋发展的经验做法，受到各方关注。这些经验做法紧紧围绕基层医改的“内部逻辑”精准发力，是其中的一条主线。下面对广东基层“一类财政补助、二类机构管理”作介绍。

2014~2016年，国家卫生计生委会同财政部在17个省的34个县区开展基层卫生综合改革重点联系点工作，挖掘出一批典型案例进行宣传推广，一些经验已经写入省级或国家层面的文件中。2014 年以来，各地坚持问题导向，出台了进一步深化基层卫生综合改革的政策文件，不断完善基层运行新机制。

2017 年，广东省印发《关于加强基层医疗卫生服务能力建设的意见》，明确提出允许乡镇卫生院和社区卫生服务中心在保持公益一类性质不变的情况下，实行公益一类财政供给，公益二类事业单位管理，人员实行县招县管镇用；突破现行事业单位工资调控水平，绩效工资总量不予限制，具体做法如下。

《关于加强基层医疗卫生服务能力建设的意见》明确指出，改革完善基层医疗卫生机构人事薪酬制度，允许乡镇卫生院和社区卫生服务中心在保持公益一类性质不变的情况下，实行公益一类财政供给，公益二类事业单位管理，人员实行县招县管镇用。突破现行事业单位工资调控水平，绩效工资总量不予限制。2018 年以来，广东省人力资源社会保障厅和广东省卫生计生委联合印发了《关于进一步完善基层医疗卫生机构绩效工资制度的意见》《广东省基层医疗卫生机构院长（主任）目标管理责任制绩效考核指导意见》等配套文件，进一步完善基层卫生综合改革顶层设计。

基层医疗卫生机构实行公益一类财政供给，一是将政府举办的基层医疗卫生机构的基本建设、设备配置、周转房建设等发展支出纳入县级政府的预算安排，足额拨付。二是保障基层医务人员的定项补偿项目，如基础工资中的岗位工资、绩效工资、“五险一金”、离退休人员经费、社会保障经费等。三是准确核定和全额落实人员经费，以县域内基层医疗卫生机构核定的人员编制总数确保财政全额拨款，不得以省财政拨付的基层医疗卫生机构事业费补助、基本公共卫生服务项目等专项经费冲抵。四是允许基层医疗卫生机构在未满编制的前提下自主招聘人员，县级财政对聘用人员也给予一定比例的经费保障，实现编制内外同工同酬，破解空编造成的人手不足问题，提高人员到岗率。

基层医疗卫生机构实行公益两类事业管理，一是允许基层医疗卫生机构突破公益一类事业单位工资调控水平，由县（市、区）人社、财政部门按公益二类事业单位政策核定本级政府所属基层医疗卫生机构的绩效工资总量，明确收支结余定义，允许机构结余留用。二是在不纳入绩效工资总量的前提下，允许基层医疗卫生机构从上年度收支结余中提取不低于 60%的比例用于增发奖励性绩效工资。三是允许基层医疗卫生机构自主调整基础性和奖励性绩效工资比例，加大奖励性绩效工资占比，基础性和奖励性绩效工资比例达到 4∶6 甚至更高水平，合理拉开个人收入差距，重点向临床一线、关键岗位、业务骨干倾斜。四是允许基层医疗卫生机构结合实际需要，在奖励性绩效工资中设立加班补助、值班补助、夜班补助、下乡补助、有毒有害补助等子项目，作为单位内部绩效工资发放项目。

从基础出发、创新发展的思维应成为各地基层医改进一步的方向。

五、 完善我国国家基本药物制度补偿政策建议

（一）基层医疗机构补偿应坚持以政府为主导

国家基本药物制度实施前，我国政府办基层医疗机构收入主要来源于医疗服务收费、药品收入和财政补偿，药品收入为基层医疗机构总收入的主体，2009 年药品收入占社区卫生服务中心和卫生院总收入的比重分别为 51.3% 和 43.9%，全国基层医疗机构实际药品加成率为 30% 左右，远超过国家规定的 15% 的标准。实施国家基本药物零差率销售后，基层医疗卫生机构的药品收入大大减少，医生收入大幅度降低，部分基层医疗卫生机构面临生存困境。在市场经济条件下，通过财政收入掌握社会资源，通过财政支出向社会提供公共产品，满足社会需要和弥补市场失灵，是各级政府的基本职能。根据公共产品理论，国家基本药物和基本医疗卫生服务作为公共产品，政府对国家基本药物的筹资有不可推卸的责任，对基础医疗机构的补偿必须坚持以政府为主导。

（二）合理划分财政补偿比例，加大中央和省级财政投入

目前我国基层医疗卫生机构的经费投入责任主要由县级财政承担，如山东省县（区）级财政对国家基本药物的补偿比例平均达到 68.66%，个别地区地方投入比例接近 80%。我国不同地区的财政收入悬殊较大，基层财政支付比例过高极大增加了基层财政压力，尤其是中西部地区县区的财政，造成地方政府对国家基本药物制度实施信心不足，不利于政府补偿的可持续性和稳定性。因此，应明确各级政府的财政投入责任，合理划分中央、省、市县（区）的投入比例。在我国财政收入向中央集中，县级财政财力十分有限的情况下，建议适当增加中央和省级财政投入，减少地方财政投入，对财政困难的县区予以适当倾斜。

我国国家基本药物制度并没有筹资机制，而是以基本医疗保险制度为重要支撑，因此基本医疗保险是国家基本药物制度的主要付费方之一。稳定的国家基本药物财政补偿机制是促进国家基本药物优先配备、合理使用的前提保障。首先，政府部门应准确预算实施国家基本药物制度的政策损益，客观评价各级政府的财政配套能力，确保国家基本药物财政补偿的可持续性；其次，重点做好基层医疗卫生机构的财政补偿工作，确保财政补偿及时下发；最后，对于价格低的国家基本药物生产、配送企业给予有效的财政补贴和政策优惠，如提供经济奖励、采取减税措施、支持研发等。

（三）适当调整医疗服务价格

我国医疗服务定价机制不到位、劳务定价偏低，是导致“以药养医”的重要原因

之一。在取消药品加成,国家基本药物零差率销售的情况下,应调整医疗服务收费,使基层医疗机构能够基本实现"以医养医"。根据《关于建立健全基层医疗卫生机构补偿机制的意见》规定,基层医疗卫生机构将把现有的挂号费、诊查费、注射费(含静脉输液费,不含药品费)及药事服务成本合并为一般诊疗费,不再单设药事服务费,具体收费标准为全国平均数10元左右;将一般诊疗费纳入医保支付范围。此外,可以适当提高医疗技术服务价格,这不仅是对国家基本药物制度的补偿,也是对医务人员劳动价值的一种认可,有利于提高医务人员工作积极性和改善医疗服务质量。

(四) 建立基层医务人员的绩效考核与激励约束机制

人力资源是落实卫生政策的前提条件。实施国家基本药物制度的同时,要保护基层医务工作者的经济利益,采取措施改善基层医务人员的待遇,保证基层医务人员的待遇工资与当地事业单位的平均收入水平持平。应完善对医务人员绩效考核机制,建立以服务数量、服务质量和群众满意度为核心的综合考核方式,打破改革后人员工资在财政补偿情况下易出现的"平均主义""大锅饭"现象,医院的分配机制对内要具有公平性,对外具有竞争性,同时还要兼顾公平和效率。

(五) 探索医保直接补偿

该方面存在较多争议,有专家认为在财政压力较大的情况下,可以由医保基金对基层医疗机构因取消药品加成减少的收入给予直接补偿。目前天津等地已经开展了由医保基金直接补偿基层医疗机构的实践,但该办法尚存在争议。支持方认为,取消药品加成后,患者的医疗费用降低,实际上大大减少了医保基金的支出,增加了基金结余,因此应该由医保基金直接补偿。反对方认为,医保基金的管理有严格规定,需按照人头和医疗服务量来进行支付,不能直接转移补贴医疗机构,医保基金也没有能力补贴医疗机构取消药品加成后的差额。人社部《关于做好人社系统承担的2010年度医疗卫生体制改革工作的通知》及之后出台的一系统政策均指出,医保基金必须专款专用,不得改变医保基金的性质和用途,不得用医保基金直接补助或变相补助医疗机构实行零差率后减少的收入。对于医保基金直接用于补贴医疗机构方式,尚无理论上的证据支持,如果要实施,其前提条件是医保部门、卫生部门和政府应达成共识。

【参考文献】

蔡旺春,李旭,2015.基层医疗卫生机构补偿机制创新研究[J].卫生经济研究,2:27-30.
蒋丽,沃田,裴佩,等,2017.国外药学服务收费情况对比[J].科技与创新,14:62-65.

李花,陈玉文,2014.我国基层医疗卫生机构国家基本药物补偿模式及利弊分析[J].中国药事,28(2):138-140,146.
彭颖,何江江,王力男,2015.国家基本药物免费供应国内经验及启示[J].中国卫生经济,34(5):14-16.
薛原,2017.基本药物全额保障——新模式赋予新内涵[J].中国卫生,12:89-94.
杨春艳,向小曦,张新平,2012.国家基本药物制度下基层医疗机构补偿模式探讨[J].医学与社会,5(8):37-39,50.
杨婷婷,张建华,2015.基于国际比较的公立医院财政补偿机制探讨[J].医学理论与实践,28(17):2415-2418.

第十一章

国家基本药物制度监测评价

在我国国家基本药物制度具体实施过程中，如何利用和改革现有药品流通体制有效推行国家基本药物的供应和保障机制，如何平衡由于城乡之间、区域之间经济发展的不均衡而产生的卫生、医药资源分配的巨大差异，如何落实国家基本药物在医疗机构的合理使用，如何在医药报销制度等医疗保障制度的制定和相关医疗体制改革过程中实现国家基本药物的可获得性，都取决于国家基本药物制度实施过程中国家及地方政府部门配套政策和措施是否切实有力并落实到位。在这一过程中，需要对各项制度、措施实施效果不断进行监测和评价，即卫生政策绩效评估，以保证国家基本药物制度的顺利实施。因此，对国家基本药物制度实施过程中的各项制度和措施开展绩效评估，是保证国家基本药物制度顺利实施的重要环节。

一、 国家基本药物制度监测评价基本知识

（一）卫生政策绩效评估基本知识

1. 绩效及政策绩效

绩效概念最早出现在企业组织中，是企业组织在竞争日益激烈的环境中寻求效率提高的替代方法。从内涵上看，绩效主要包括 3 个方面：一是提供的条件，尤其是对工作结果有影响的特定条件，即胜任力；二是实现目标或履行职能的过程和行为；三是实现目标或履行职能的结果，即工作的成绩和效果。20 世纪 80 年代以来，公共管理运动在政府部门广泛展开，其主要特征是将企业或市场管理方法引入到政府管理领域，这使得“绩效”这个概念不仅被引入到政府管理领域，同样也被引入到公共政策研究中，成为公共政策评估中的一个重要概念。

政策绩效按照美国公共政策专家 Willian N. Dunn 的定义，是指政策行为对目标群体需要、价值和机会的满足程度。政策绩效的评估，是指在特定的政策制度下，评估主体按照一定的评估标准和评估程序，对政策执行的效益、效率及价值进行判断的一种行为，最终目的在于取得有关政策执行和绩效方面的信息，作为调整和改善政策的依据。从评估所处的阶段来看，政策绩效的评估是对政策执行一段

时间的结果和影响进行评估，因此不包括对政策方案的评估。我国的国家基本药物制度是重要的国家药物政策之一，同时，评估对象涉及药事领域各利益相关主体，因此国家基本药物制度的绩效评估可归于政策绩效的评估。

2. 政策绩效评估

政策绩效评估系统一般包括评估主体、评估客体、评估目的、评估标准、评估方法等组成要素。其中，评估方法是政策绩效评估系统的重要组成部分，也是政策绩效评估赖以完成的手段和途径。政策绩效评估方法多种多样，据统计目前至少有 100 种以上。根据不同的分类标准，可以将评估方法划分为不同的类型。卫生系统最为常用的是 Donabedian 的经典分类方法，即把绩效分成结构绩效、过程绩效和结果绩效。

政策绩效评估主要包括政策执行评估和政策效果效益评估，前者的方法主要有社会审计、社会系统核算、社会实验、综合实例研究等；后者的方法主要有前后对比评估法、层次评估法、成本—收益分析法等。绩效评估的关键在于评估指标的选择，常用的指标建立和筛选方法有专家咨询法、层次分析法、主成分分析法、模糊综合评价法、灰色关联分析法、因子分析法等。

（二）国家基本药物制度评估基本知识

国家基本药物制度的评估即依据一定的标准，建立具体的指标体系，通过指标的获取，来衡量国家基本药物制度的政策方案，实施过程及政策效果等相关信息的过程。因此，有必要先探讨一下国家基本药物制度评估的理论基础，包括国家基本药物制度评估的内容、目标、标准及其重要性。

1. 国家基本药物制度评估的基本内容

当代公共政策评估认为，公共政策评估已经进入综合化系统评估阶段，政策评估的内容涵盖了方案评估、政策过程评估、政策效果等各个方面。因此，国家基本药物制度的评估也应涵盖国家基本药物制度行动方案、政策组织结构、政策执行过程、政策效果效率等政策绩效的考评，同时也应包括再评估和政策的社会性评估。

2. 国家基本药物制度评估的目标

2009 年，《关于建立国家基本药物制度的实施意见》明确提出加强国家基本药物制度绩效评估：统筹利用现有资源，完善国家基本药物采购、配送、使用、价格和报销信息管理系统，充分发挥行政监督、技术监督和社会监督的作用，对国家基本药物制度实施情况进行绩效评估，发布监测评估报告等相关信息，促进国家基本药物制度的不断完善。由此，国家基本药物制度评估既是国家基本药物制度的重要组成，又渗透于国家基本药物制度的各个环节。其目的是评价国家基本药物制度的重要性和必要性，提高国家基本药物制度的认知度和公众的参与性，保证国家基

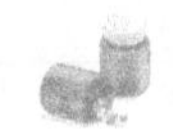

本药物制度的顺利实施。同时，通过对国家基本药物制度的各个环节的监测和评估，及时调整相关的行动方案和政策导向，优化卫生资源的合理配置，使有限的卫生资源集中在人民群众最需要的地方。

3. 国家基本药物制度评估的重要性

国家基本药物制度评估对国家基本药物制度的制定和实施具有重要的作用，同时，也是进行政策决策和政策评价的基础。因此，国家基本药物制度评估具有极大的重要性，具体包括：

国家基本药物制度监测评价是建立和完善国家基本药物制度的重要内容之一，是推进实施国家基本药物制度的一项长期而核心的工作，对于及时掌握国家基本药物工作进展情况、实施效果和发现突出问题、完善政策措施具有重要作用。开展监测评价工作，可以客观判断改革目标实现程度，发现问题，应对质疑、批评、挑战，调整完善相关政策；同时，可以提供客观证据，便于地区之间、国家之间的交流与比较。具体意义有如下。

（1）能够用于考量国家基本药物制度实施情况　　通过构建的指标体系来反映国家基本药物制度的基本行动框架，反映国家基本药物制度的运行情况和综合效果。既能够反映国家基本药物制度的政策目标以及完整结构，也能够反映制度运行和运行效果的进度和程度。

评估也是检验制度质量和水平的基本途径。评估过程就是对国家基本药物制度制定和执行之后，检测其目标是否实现以及实现的程度如何，制定和执行的实际效果怎样，是否与制定及执行该制度所花费的人力、财力、物力成正比等。由此，国家基本药物制度能否产生良好的社会效果和经济效益，是否具有较高的体制效率，以及能否合理地配置和优化社会资源，进行制度的评估是基本的途径。

（2）能够评价国家基本药物制度实施效果　　通过评价指标能够在描述政策的同时对其进行评价。依据政策目标和实际环境对各行动框架的重要性进行评价，作为资源配置、确定重点监测环节的依据。依据政策运行进度和效果，作为不同地区国家基本药物制度的对比，优选良好方案。建立综合的指标体系，在横向上，对于不同地区因地制宜实施的行动方案效果能够进行比对；纵向上，对于同一地区不同时期内，国家基本药物制度的政策效果能够进行对比量化。

国家基本药物制度评估是决定国家基本药物制度及相关政策的延续、改进或终止的重要依据。推行国家基本药物理念的政策是经 30 多年国际实践证明的符合人类社会现状的有效的医疗政策，但由于不同的社会时期及决策体制，该制度的积极效果与不足只有通过评估才能显现。国家基本药物制度相关的配套制度和措施在具体的制定和实施过程，由于不同自然和社会环境更加多样化，何种措施是最适合本地特点的，能够最有效地得到制度目的的，这些都需要评估作为依据。通过评估对该制度或措施采取延续、改进或终止从而保证更高目标的实现的依据就是评估。

（3）能够指导国家基本药物制度的调整　通过指标体系能够预测、衡量、分析国家基本药物制度各个框架的方向，为政策决策、评估、运行或者终止提供方向。

国家基本药物制度是我国“新医改”的一项重要内容，是我国促进健康公平的重要民生工程之一。目前国家已明确国家基本药物制度评价指标就是在确定了评价的目标、内容和标准后，将其转化为可观测的操作性指标，构建成系统的指标体系能够应用于评估实践。其目的是用于监测和评价我国国家基本药物制度的运行情况，为对其调整提供依据。同时为建立我国国家基本药物制度监测评价机制提供依据。

（4）国家基本药物制度评估也是强化相关公共组织及其成员责任感的重要手段　国家基本药物制度很大一部分是对制度制定、执行等相关政府部门和社会组织工作成效的检验和评价。因此，评估有助于加强公共部门及其成员的工作责任感，借助较强的责任感和参与积极性从而促进国家基本药物制度目标的实现。

二、我国国家基本药物制度监测评价发展沿革

（一）我国卫生政策绩效评估

国内在卫生领域的绩效评估研究大多以具体的组织机构绩效评估及卫生项目或活动绩效评估为主，如医疗机构的绩效评估、卫生监督绩效评估等。随着绩效评估理论和方法在卫生政策领域的深入应用，已有开展了一些针对卫生政策的系统的绩效评价研究。例如，从控制医药费用的角度出发，建立了用于医院的医药费用监测评价指标体系，为地方卫生行政部门在制定控制医药费用评价体系时提供参考。

我国在卫生管理科学中心（Management Sciences for Health，MSH）制定的《抗结核药品管理评价手册》基础上，结合中国的实际情况，建立了中国抗结核药品管理绩效评估指标，2005 年以山东省和河南省为试点，每个省选择 4 个地级市，每个地级市选择 5 个县，应用指标进行评估；从农村药品使用和经营者的满意度出发，以公共管理绩效评估的“4E”理念为指导[即 economic（经济），efficiency（效率），effectiveness（效能），equity（公平）]，建立专门的评估指标体系，并辅之以科学的评估方法体系、评估组织体系和评估制度体系，对江西省 42 个县市的农村药品“两网”建设的成效进行了系统的评估。2006 年，有专家以 Donabedia 理论的“结构—过程—结果”架构，用层次分析法和德尔菲法建立新型农村合作医疗制度综合评估指标体系，并对河南省、云南省、江苏省、湖南省、陕西省、四川省 6 个省份的 36 个地区的 43 个新型农村合作医疗试点县的绩效进行评价。这些卫生政策绩效评估

研究中的方法、指标的设计等可为我国国家基本药物制度绩效评估提供有益参考。

（二）我国药物政策评估

1. 药品供应和监管网络的绩效评估

由于我国自 1998 年组建了专门的药品监督管理部门，并将药品供应与监督作为其主要的部门职责，对其绩效的评估研究较多，此方面报道较多。有学者通过构建三级指标体系对赣州市 4 个县的“两网”建设情况进行了调查和评估。该指标体系通过对供应网络、监督网络和建网绩效 3 个方面相关的指标体系构建，最终确立评估体系，该指标体系包括了药品配送、药品管理、行政监督、技术监督、社会监督、药品质量、药品价格和满意度 8 个方面的二级指标，并构建了相关的具体衡量指标体系。

2. 药品招标采购

以医院药品集中采购政策设置的各项目标为标准，对不同利益主体所反映的政策成效、存在问题和产生原因进行分析和总结，并做出客观的判断。招标采购评价主要通过对药品质量、价格、服务和信誉等方面相关指标进行构建评价指标。

3. 药品供应

有学者从供应链角度研究药品流通供应链评价指标体系的构建思路。在经济效益和社会效益两个维度上，通过对药厂、批零企业、医院药品流通环节的各个过程的运作活动，辅助活动与结果绩效的分析，建立指标体系框架。

4. 药品定价与支付

有学者提出“随着药物经济学评估的发展，越来越多的国家注意到药物经济学评估在上述过程中可发挥的作用”。并指出进行药物经济学评估所需要的流行病学、医疗成本、临床疗效、患者生存质量的状况、医疗资源的使用及医疗费用等方面的信息，并长期搜集。

5. 药品市场综合评价

北大国情研究中心通过对药品生产安全、药品销售安全、医疗机构用药安全、公众用药安全和其他政府监管与服务 5 个系统层方面的数据进行科学分析之后得出评价分数，显示北京市药品市场质量总体情况是安全的。有学者建立了药品零售市场综合评价模型，量化药品市场各违规行为的危害程度，以确定药品监管的重点，合理的分配监管资源，为药监部门制定监管计划提供依据。

（三）国家基本药物制度监测评价发展历程

我国国家基本药物制度实施以来，目前已经启动的国家基本药物制度工作中，国家基本药物的目标、使用范围、价格、配送途径等大的配套措施和方向已经确定，除由国家统一制定的国家基本药物目录遴选调整制度、国家基本药物零售指导价、生产供应制度、医保报销政策外，国家基本药物的招标采购、供应渠道的建立，国家基本药物在医疗机构内的合理使用，国家基本药物质量安全监管等，尚需要各省有关部门结合本省具体情况制定方案并采取相应政策和措施。

根据《关于建立国家基本药物制度的实施意见》，到 2011 年，我国将初步建立国家基本药物制度；到 2020 年，全面实施规范的、覆盖城乡的国家基本药物制度，在这一过程中，对各项制度、措施实施效果的绩效评估是保证国家基本药物制度顺利实施的重要手段。

我国参考 WHO 的评价指标体系框架，根据国家基本药物制度各阶段目标，在对我国国家基本药物制度实施情况进行充分调研的基础上，结合我国医药卫生背景和现状，构建国家基本药物绩效评估制度和指标体系。

原卫生部于 2010 年 8 月和 2011 年 8 月开展了两次监测评价。2010 年 8 月开展了国家基本药物制度第一次监测，主要是监测评价各地国家基本药物制度实施的效果，全面掌握制度实施进展情况，发现存在的突出问题和困难，了解地方在制度实施过程中采取的新措施、积累的新经验。2011 年 8 月，原卫生部制定了指标体系并进行了国家基本药物制度第二次监测评价。主要是为了解我国全面实施国家基本药物制度的进展。通过两次大规模监测，及时掌握国家基本药物工作进展情况、实施效果，对发现突出问题及时进行改进及完善，保障国家基本药物制度顺利实施。

此外，我国积极借鉴 WHO 药物政策绩效评估指标体系进行国家基本药物制度监测评价。国内专家在“国家基本药物政策研究”课题中对上海市 30 家不同级别的医疗机构和 20 家零售药店中国家基本药物的药品价格、可获得性及可负担性的评估指标和方法就来自 WHO/HAI 的《价格指南》。另有专家在“改善农村地区国家基本药物可获得性策略”研究中对湖北省 3 个市的 18 家基层医疗机构和 18 家零售药店国家基本药物的可及性、可获得性、药品价格、可负担性和合理用药的评价指标和方法则来自《工具包》和《价格指南》。也有专家在“促进社区卫生服务机构国家基本药物可获得性策略”研究中，用《工具包》中的指标对天津市 9 个市辖区社区卫生服务机构国家基本药物的可获得性和合理用药情况进行评价。

（四）公立医院绩效考核

实施公立医院绩效考核是党中央、国务院重大决策部署，是检验公立医院改革发展成效的重要标尺，对进一步深化公立医院综合改革、加快建立分级诊疗制度和现代医院管理制度具有重要意义。《国务院办公厅关于城市公立医院综合改革试点的指导意见》《国务院办公厅关于建立现代医院管理制度的指导意见》均提出要建立以公益性为导向的考核评价机制，定期组织公立医院绩效考核，考核结果与财政补助、医保支付、绩效工资总量及院长薪酬、任免、奖惩等挂钩。2015 年 12 月，国家卫生计生委联合人社部、国家中医药管理局印发了《关于加强公立医疗卫生机构绩效评价的指导意见》。

1. 三级公立医院绩效考核

三级公立医院是老百姓眼中的“大医院”，与之有关的每一项改革都牵动人心。2019 年 1 月 30 日，国务院办公厅印发《关于加强三级公立医院绩效考核工作的意见》（以下简称《意见》）提出，2019 年在全国启动三级公立医院绩效考核工作，2020 年基本建立较为完善的三级公立医院绩效考核体系。

公立医院综合改革自 2010 年启动试点，政策上的顶层设计已基本完成，但存在政策落地见效的“最后一公里”问题。如何让政策转化为医院和医务人员的自觉行动并产生预期效果，绩效考核是最关键有效的手段之一。

为了维护医院公益性、调动医生积极性、提升群众获得感，《意见》明确了绩效考核的 4 个方面。55 个考核指标中，26 个指标为国家监测指标。一是医疗质量。比如考核出院患者四级手术比例，推动三级公立医院收治疑难杂症、急危重症患者。考核患者等待时间，推动医院优化服务，改善就医体验。二是运营效率。比如考核医疗服务收入占比，引导医务人员靠技术和劳动获取收入。考核医疗服务次均费用，控制费用不合理增长。三是持续发展。比如考核人才队伍、教学科研能力，推动医院增强竞争力、创造力。四是满意度评价。比如考核患者门诊、住院满意度，推动医院解决看病就医的痛点、堵点问题。

4 个一级指标细分为二级指标（如合理用药属于医疗质量中的二级指标，且合理用药的相关指标取代了单一药占比指标，把医务人员每一张处方的合理性和患者用药的质量安全放在更加突出的位置上，采取日常合理用药的一些管理指标来考核。这时，粗放的管理就变成了精细化、高质量管理，指标体系更贴近医务人员的具体行动），二级指标细分为三级指标（如门诊患者基本药物处方占比属于合理用药中的三级指标）。

国家监测 26 个指标，其中 15 个是自动生成的，还有 9 个是由财务年报表产生。各省份则应结合经济社会发展水平，对各类医疗机构设置不同的指标和权重，对所有三级公立医院运用统一的指标体系进行管理。每年医院将上一年度的病案首页信息、年度财务报表和其他绩效考核指标所需数据信息上传至绩效考核信息系统，形成大数据。国家卫健委将通过大数据管理对医院进行监测。

2019 年 4 月 19 日，国家卫生健康委、国家中医药管理局联合发布《关于启动 2019 年全国三级公立医院绩效考核有关工作的通知》。《通知》明确，将于 2019 年 6 月 1 日开放全国三级医院绩效考核信息系统，所有三级公立医院可直接上传医院绩效考核数据。此外，国家卫生健康委组织编写的《三级公立医院绩效考核操作手册（2019 版）》、国家中医药管理局组织编写的《三级公立中医医院绩效考核操作手册(2019版)》印发,两个操作手册明确了绩效考核所涉及指标的具体释义。《通知》要求所有三级公立医院要在2019年4月底完成上传2016年、2017年、2018年病案首页数据,9月完成上传2019年1~8月的病案首页数据,9月后每月完成上传前1个月的病案首页数据,2020年1月15日前完成上传2019年全年病案首页数据。

2. 二级公立医院绩效考核

2019年1月,《国务院办公厅关于加强三级公立医院绩效考核工作的意见》正式出台,三级公立医院绩效考核工作全面启动。通过近年来研究并实施三级公立医院绩效考核,国家卫生健康委已建立起标准化、信息化绩效考核支撑体系,统一绩效考核所需的编码规则,建成并开放国家公立医院绩效考核管理平台,各地已自建绩效考核平台或依托国家平台开展属地化考核工作,为全面推进公立医院绩效考核工作奠定了基础、积累了经验,开展二级公立医院绩效考核的经验及技术条件基本满足。为落实《深化医药卫生体制改革2019年重点工作任务》,国家卫生健康委联合国家中医药管理局,经商相关部门,制定了《关于加强二级公立医院绩效考核工作的通知》(以下简称《通知》)。

《通知》以习近平新时代中国特色社会主义思想为指导,全面贯彻党的十九大和十九届二中、三中、四中全会精神,推进实施健康中国战略,深化公立医院改革,建立现代医院管理制度,以绩效考核为抓手,坚持公益性,调动积极性,引导二级公立医院落实功能定位,持续提升医疗服务能力和科学管理水平,促进公立医院综合改革政策落地见效。

《通知》提出,2020年在全国启动二级公立医院绩效考核工作,2022年建立较为完善的二级公立医院绩效考核体系,按照属地化管理原则,二级公立医院全部纳入绩效考核范围。

《通知》明确了3个方面的重点任务。一是统筹推进考核工作。国家制定统一标准、关键指标、体系架构和实现路径,省级卫生健康行政部门(含中医药主管部门)对不同类别二级公立医院设置不同指标和权重。二是科学制定指标体系。在延续三级公立医院绩效考核指标体系框架的基础上,根据二级公立医院实际,按照“采集为主、填报为辅”的原则,尽量精炼考核指标,形成二级公立医院绩效考核指标体系,具体包括医疗质量、运营效率、持续发展、满意度评价4个方面共28个指标,且均为定量指标,其中21个指标为国家监测指标。各地可结合实际适当补充。三是不断完善支撑体系。二级公立医院要按照国家卫生健康委统一规定填写病案首页,使用国家卫生健康委统一的疾病分类编码、手术操作编码、医学名词术语集(二级中医院使用国家中医药管理局统一的中医病证分类与代码、中医名词术语集),加强临床数据标准化、规范化管理和质控工作。通过信息化手段,利用“互联网+考核”方式开展二级公立医院绩效考核工作。

《通知》要求，二级公立医院绩效考核按照年度实施，分为医院自查自评、省级年度考核、国家监测分析3个步骤，明确了时间节点和责任主体。各省在2020年6月底前出台具体实施方案，2020年12月底前完成第一次二级公立医院绩效考核，2021年起每年6月底前完成上述工作。国家卫生健康委在2020年11月底前完成第一次国家监测指标分析工作，2021年起每年5月底前完成上述工作。

二级公立医院绩效考核与三级公立医院绩效考核是加强公立医院管理的一体化工作，是一项系统工程。下一步，国家卫生健康委将进一步发挥多部门公立医院绩效考核协调推进、信息共享和结果应用机制的作用，会同相关部门加强统筹协调，形成工作合力。及时出台配套文件，加强对地方工作的指导。拓展国家三级公立医院绩效考核信息系统功能，支持二级公立医院绩效考核工作，充分运用超算技术和大数据技术，推进公立医院绩效考核的标准化、信息化、精准化。及时总结公立医院绩效考核工作经验，挖掘并宣传好绩效考核的典型经验。

三、 国外国家基本药物制度监测评价经验总结

（一）WHO推荐的国家药物政策绩效评估体系

1. WHO的国家基本药物政策

国家药物政策（national medicines policy, NMP）最早由WHO于1975年提出，是指国家制定和实施的有关药物管理的法律、法规、规章、制度、指南及政府的有关承诺等。

国家基本药物政策是国家药物政策的核心部分，与WHO三大目标一致，即①可及性：保障国家基本药物（包括传统药物）的可获得性与可负担性；②质量：保证所有药物的优质、安全和有效；③合理使用：提高医疗专业人员的诊疗水平，促进消费者使用具有成本效果比高的药物。国家基本药物政策是政府为确保药品的可获得性、可负担性、质量和合理使用而制定的中期或长期目标以及实现目标的主要战略。它提供了包括公立和私立部门在内的所有药品领域参与者协调行动的综合性框架，其中包括9个关键要素，即国家基本药物遴选、可负担性、筹资、供应系统、监管与质量保证、合理用药、科研创新、人力资源、监管与评估。每个关键要素都与实现一项或多项国家药物政策目标密切相关。

2. WHO推荐的药物政策评估指标及方法

为了逐步实现WHO的药品三大目标，使各国能对本国药物政策的实施效果和目标实现程度进行评价，并方便国家间的比较，WHO出版了*Indicators for*

Monitoring National Drug Policies 用以指导各国对药物政策的评估。

该指南的评价指标分为四大部分,分别为背景信息、结构指标、过程指标和结果指标。背景信息包括 31 个定量指标,这些指标可以在中央层面获得,用来提供某个实施药物政策国家的人口统计学、经济、卫生和药品信息;结构指标包括 50 个定性指标,这些指标通常可以在中央层面获得,用来提供实施国家药物政策必需基本结构的信息,检查该国每个关键要素对应的基本结构、体系或者机制是否存在;过程指标包括 38 个定量指标,部分指标可以在中央层面获得,部分指标需要通过调查获得,用来提供国家药物政策实行机制和活动的信息;结果指标包括 10 个定量指标,部分指标可以在中央层面获得,部分指标需要通过调查获得,用来提供国家药物政策四个目标(国家基本药物的可获得性、国家基本药物的可负担性、药品的质量和药品的合理使用)实现程度的信息。

以 2006 年出版的《基于 WHO 一级和二级监测指标的国家药品状况调研资料手册》中的 146 个国家应用一级指标和 26 个国家应用二级指标的评估情况为蓝本,WHO 于 2007 年出版了《国家药品状况评估、监测和评价工具包》,该工具包的指标确定主要强调简单、快捷、全面、评估成本低等原则,把不同纬度的指标按照重要程度和应用范围分为三级,其中一级指标为结构和过程指标,二级指标为结果或者影响指标,三级指标为对特定药品领域的具体评价指标(表 11 - 1)。

表 11 - 1　国家药品状况评估指标框架

指标等级	指标类型	应　用	评价内容	获取方式
一级指标	核心结构/过程指标	快速评价国家药品系统的结构和过程概况	资源投入、组织、政策执行情况等	各国关键知情人问卷调查
二级指标	核心结果/影响指标	系统评价国家药物政策的各项目标的完成程度	可获得性、可负担性、质量、合理用药等	系统的医疗机构调查和家户调查
三级指标	针对特定药品领域的具体评价指标	对具体领域进行更加细致的评价	药品定价、药品供应管理、合理用药和监管能力的评估等	

3. WHO 药物政策绩效评估指标体系在不同国家的应用

目前,各国政府部门和学者对各国国家基本药物的可及性、可获得性、药品可负担性等的调查主要采用 WHO 推荐的上述指标体系和方法,部分事例如下:

1) 用 WHO/HAI 药品价格调查方法对马来西亚 20 个医疗机构和 32 个零售药店国家基本药物的价格、可获得性和可负担性进行了研究。

2) 用 WHO/HAI 药品价格调查方法对印度的 6 个州的国家基本药物价格和可获得性进行了评价。

3) 用工具包中的二级指标对苏丹 36 个公立医疗机构的可获得性、可负担性和用药情况进行了研究。

4）津巴布韦卫生部门基于WHO的指标与方法构建了一套新的指标体系，用以全面评估本国的药物政策，其指标分为执行指标和项目指标。执行指标包括一级指标和二级指标，前者用来监测政策措施是否按原计划执行，后者用来评价相关政策措施实施后的结果。项目指标又称为三级指标，用来评价政策实施产生的影响及国家药物制度的目标实现程度。平均每2~3年进行1次评估，评估内容随着药品形势的发展而改变，但评估主体框架相对稳定，易于前后比较。这种制度化的评估对津巴布韦国家基本药物制度的完善起了很大的促进作用。

根据国际经验，依据WHO编制的《国家药物政策监测评估指南》开展国家药品部门报告的研究大约需要6个月时间。WHO的国家基本药物行动计划委员会六大区域办公室进行了评估实践。本类研究需要与国家药品政策的制定很好地联系起来，才能被国家决策所用。因此，开展国家药品部门报告的研究需要得到国家支持，确保资料可靠并不断更新，建立全球、地区和国家级的资料数据库，做到信息共享。WHO的国家基本药物行动委员会各区域办公室开展药物政策评估情况见下表11－2。

表11－2 全球各区域办公室国家药物政策评估情况表

区　域	开展调查评估情况
WHO美洲区	9个国家中开展了结果指标的机构和家庭调查；21个国家开展了药品招标采购的价格调查，内容包括公立部门和私立部门的药品费用、对国家立法的评价等；16个国家进行了立法和规制系统、药品专利和知识产权的评价和价格调查等；21个拉美国家进行了2007年卫生总费用调查
东地中海区	9个国家进行了药品部门的评价；16个国家开展结构/过程指标调查
东南亚区	东南亚区11个国家均进行了结构/过程指标调查
WHO欧洲区	27个国家开展了药品价格和补偿信息项目（PPRI）评价药品价格状况；欧盟2008年建立药品健康信息系统（PHIS）开展药品价格调查；爱尔兰等国家建立的共同欧洲药品数据库（CEDD）进行药品价格监测
WHO西太平洋区	17个国家开展了相对综合性调查，不仅包括了结构/过程调查，也包括了结果调查

由此，WHO设计了详细的指标体系用于国家药物政策的评估，因此，在研究我国国家基本药物制度评估指标体系的时候，可以参考WHO相关指南的指标获取方法或者具体指标来用于构建适合我国国家基本药物制度实际情况的指标体系。

（二）国外药物政策评价

国家药物政策（national medicine policy，NMP）的概念由WHO在1975年第28届世界卫生大会上首次提出，是指由国家政府制定的，在一定时期内指导药品研发、生产、流通、使用、监管、教育培训的纲领性文件。在已制定NMP的国家中，多数为发展中国家,也有少部分发达国家在原来较为完善的药品政策体系上进一步制定了 NMP。我们选取 2 个发展中国家印度和南非,2 个发达国家澳大利亚和加拿大,分析和比较了印度、南非、澳大利亚和加拿大 4 个国家 NMP 出台的背景、目标、内容、特点和利弊。

1. 印度国家药物政策

印度是最早制定 NMP 的国家之一,制定政策的初衷是为满足民众的用药需求,合理调控药品价格,同时增强本土企业药品的生产能力。1978 年至 2006 年间,印度先后制定了 5 个版本的 NMP,1978 年出台的 NMP 强调自力更生,增强本国医药企业的生产和研发能力;1986 年版的 NMP 开始增加药品的合理使用和质量保证的内容,但受到 1991 年之后印度经济自由化改革的影响,基本药物的概念被持续弱化;1996 年版 NMP 的重点仍然是加速发展制药产业;随着印度经济自由化改革的不断深入,政府对药品价格的管控逐步放松,2002 年版的 NMP 为平衡控制药品价格和保持医药产业活力,欲进一步削减政府对药品价格的管控范围和力度,但遭到民众和公共健康相关组织的强烈批评,最终 2002 年版的 NMP 因为诉讼问题并未真正得以实施;由于印度政府开始关注国内基本药物不被重视、普通民众药品可及性差的问题,因此 2006 年的 NMP(草案)特别提出要促进医药产业的研发,控制药品的价格,确保药品质量,保障普通民众尤其是穷人对基本药物的可及性,这是印度 NMP 回归卫生属性,关注民众健康的良好开端。

印度 NMP 有两点是值得肯定的:一是随着印度医药产业的发展和内外部环境的变化,NMP 也随之不断调整其目标和政策重点。二是大力发展医药产业的政策导向以及专利制度的红利使印度依靠仿制药的生产成为"世界药房"。但政策的弊端也是显而易见的,印度医药产业飞速发展的同时仍有 65%以上的印度民众不能经常性获得基本药物,80%以上的卫生支出需要患者和家庭自付。NMP 没能很好地平衡产业发展与公众健康,使得印度普通民众尤其是穷人成为最大的受害者。这也许归咎于印度最初对 NMP 的定位更像是产业发展政策而非卫生政策。

2. 南非国家药物政策

南非的医疗卫生系统分为 2 个阵营,一个是为白人服务的资金充裕、优质高效的系统,另一个是为黑人和其他有色人种服务的资金不足、低质量的系统。1993 年南非已有 2 个版本的 NMP,分别由当时的南非政府和非洲国民大会制定。1994 年以后,卫生部组建了国家药物政策委员会,希望在非国大版本 NMP 的基础上制定一份真正意义上统一的 NMP。在政府高层的有力支持下,国家药物政策委员借助 WHO 的帮助又起草了一份 NMP,经过与其他政府部门、卫生服务的提供者、专家学者、消费者、医药企业等各利益相关方反复协商,最终版本的 NMP 于 1996 年正式发布,同年发布的还有第一版的绿皮书《初级卫生保健标准治疗指南和基本药物目录》。南非 NMP 提出要确保基本药物的可及性;保障药品的质量、安全性和有效性;改善药品的合理使用;降低药费与增强成本效果;加强药学等医务人员的教育和培训;发展本国医药产业。

南非 NMP 的制定与实施有许多可圈可点之处。NMP 强调公平性,保证不同种族都能公平地从政策中获益。NMP 的制定充分听取了各方意见,较好地协调了各方利益。全面而明确的法律法规,为确保 NMP 的落实起到了至关重要的作用,其中,*Medicines and Related Substances Amendment Act*(Act 90 of 1997),即《药品及相关替代品修正法案》为药品价格调控政策和非专利药替代政策的顺利实施奠定了重要基础。

3. 澳大利亚国家药物政策

澳大利亚是为数不多的制定 NMP 的几个发达国家之一,也是 WHO 一直推崇的典范。澳大利亚的 NMP 最早可以追溯到 1948 年推行的药品福利计划(PBS),其宗旨是为全体澳大利亚居民提供及时、可靠、能负担得起的必需药物。1986 年第 39 届世界卫生大会呼吁各国实施 NMP,澳大利亚政府积极响应并于 1988 年发布了《澳大利亚人人享有卫生保健》文件,详细阐述了建立国家药物政策的必要性。1989 年政府批准建立的消费者健康论坛开始关注药品政策的整合与科学使用药品的问题,论坛内一份名为"迈向国家药物政策"的文件广泛流传。1991 年澳大利亚药物咨询委员会和医药卫生与合理用药委员会成立,旨在推动各利益相关方积极参与到 NMP 的制定与实施过程中。1992 年 PHARM 通过了一份关于改善药品使用的文件,这也是 NMP 的雏形,之后各利益相关方就此文件的内容开展了反复的协商和讨论。2000 年澳大利亚政府正式批准通过了 NMP,NMP 的目标包括增强药品的可获得性,保障药品的安全性、有效性和质量,促进药品的合理使用,保持医药产业的活力,在改善居民的健康状况同时获得良好的经济效益。

作为一个药品政策较为完善、医疗保障水平较高的发达国家,澳大利亚在原有药品政策的基础上制定并实施 NMP,除了积极响应 WHO 的号召,恰当的政治机遇是推动澳大利亚制定和实施 NMP 不可或缺的重要因素。此外,澳大利亚不断强调各利益相关方在 NMP 制定、实施和评价的各个环节要广泛参与和通力合作,并在各方达成共识的基础上追求健康与经济发展的双赢,这一点值得很多国家学习。

4. 加拿大国家药物政策

加拿大虽为全民医保国家,但却没有全国统一的药品计划(报销目录),而是由各省和地区分别实施,且政府的公立药品计划只报销住院的药品费用,药店购买的药品想要报销只能通过购买私人保险,这导致了不公平,容易产生灾难性药品费用。此外,加拿大药品虽然对专利药实行严格的价格监管,但通用名药的价格通过市场调节,企业为竞争通用名药的市场给予药师回扣,从而抬高了通用名药的价格,加之昂贵的生物技术药物不断进入市场,药品计划的可持续性面临严峻的挑战。在21世纪初加拿大卫生体系改革基础上,历经4年的各级政府领导人的多次会晤和民意调查之后,2004年,加拿大各级政府最高领导人共同签署并发表了改善卫生系统的10年计划,其中针对药品领域提出了加拿大国家药物战略(national pharmaceutical strategy, NPS),并要求各级卫生部部长共同组建工作小组,负责制定和实施NPS。

NPS提出了四大目标、九大关键要素及五大政策优先领域。四大目标包括:药品的公平可及性,药品的质量、安全性和有效性,药品的合理使用以及系统的可持续性。九大关键要素分别是:制定灾难性药品保险计划;制定统一的国家药物处方集;改善药品评审,加速突破性创新药的评审;加强药品在真实世界安全性和有效性的评价;制定经济的药品和疫苗采购方案;加强医务工作者合理用药的培训和监管;推广电子健康档案的使用;鼓励非专利药的发展,加速实现非专利药的国际同等价格;加强对药品成本效益的评价和药品计划实践典范的分析。五大政策优先领域分别为:灾难性药品保险计划、统一的国家药物目录、昂贵的罕见病药物、真实世界药品的安全性和有效性以及药品定价和采购策略。

加拿大NPS提出的几项重要政策中,灾难性药品保险计划(cata-strophic drug coverage, CDC)的实施效果并不理想,13个省和地区中有3个仍未建立CDC,已建立CDC的地区保障水平也不尽相同,不公平性依旧未能得到很好的改善。但值得肯定的是,药品统一评审制度(common drug review, CDR)得到了很好的推广和认可,不仅增强了各省和地区间公立药品计划的一致性,由于评审内容包含药品的临床效果和经济性,筛选出的药品也为各省药品计划节约了成本。此外,药品安全性和有效性网络的建立,促进了药品上市后安全性、有效性和经济性的研究,与CDR一起帮助决策机构建立循证决策机制,筛选具有成本效果的药品,合理调控药品价格,维持药品计划的可持续性。而集团采购策略也使得通用名药品的价格有了显著下降。

WHO为世界各国制定NMP提供了一个标准的范本和指导意见,从对以上4国NMP的分析来看,各国NMP大多基于WHO的框架,目标一致性程度较高。但由于各国环境不同,面临的问题各异,相似的政策目标实则内涵各异,目标的达成也依赖于不同的具体政策。

四、我国国家基本药物制度监测评价政策

我国国家基本药物制度的监测评价及绩效评估需在明确评估主体、评估客体、评估目的、评估标准的基础上,采用可行的评估方法和指标体系,从国家基本药物制度执行情况和国家基本药物制度实施效果效益两方面进行评估。另外,我国国

家基本药物制度的实施正逐步与国际接轨,WHO 已有的药物政策指标体系为我国国家基本药物制度绩效评估指标体系的建立提供参考和框架。

(一) 国家基本药物制度监测评价方式

我国国家基本药物制度监测评价方式主要包括行政监测、社会监督和第三方评价 3 个方面。

1. 行政监测

主要有国务院医改办牵头组织实施的医改监测,其中部分指标涵盖了国家基本药物制度实施对医疗机构和医务人员的影响;原卫生部牵头组织各省(市、区)卫生厅(局)、信息中心开展的医改监测,并下发了《关于开展 2011 年度国家基本药物制度监测评价工作的通知》,明确了国家基本药物制度监测评价指标,并分为抽样基层医疗卫生机构填报和省级卫生行政部门填报。

基层医疗卫生机构填写内容包括机构基本情况、国家基本药物采购配送、国家基本药物配备、国家基本药物合理使用、机构人员培训、患者受益情况等。行政部门填写内容包括基层医疗卫生机构国家基本药物制度实施范围、省级增补药品、基层医疗卫生机构国家基本药物采购机制、基层医疗卫生机构补偿机制、实施国家基本药物制度基层医疗卫生机构综合改革情况等。

2. 社会监督

公众及一些媒体等对国家基本药物制度的实施表达意见及看法,有助于行政部门及时矫正政策实施的偏差,形成社会监督反馈机制。

3. 第三方评价

第三方评价主要由国际组织、研究机构、院校牵头组织实施。例如,卫生部卫生发展研究中心与澳大利亚合作的“医药卫生体制改革评价研究”项目,在全国 18 个省份的基层医疗卫生机构共设立了 80 个监测点(部分省的监测点分布表情况见表 11 - 3),制定了国家基本药物使用、配备等 16 项监测指标,其监测评价工作分为常规监测和专家督导监测两种形式,其中常规监测包括年度监测和不定期监测。

表 11 - 3 我国国家基本药物制度部分监测点分布表

省、自治区、市	监测点总数(个)	分 布 范 围
河南省	30	省级医疗卫生机构监测点 6 个;市级医疗卫生机构 6 个;县级医疗卫生机构监测点 6 个;基层医疗卫生机构监测点 12 个(5 个社区卫生服务中心和 7 个乡镇卫生院)
新疆维吾尔自治区	20	15 个乡镇卫生院;5 个社区卫生服务中心
安徽省	20	15 个乡镇卫生院;5 个社区卫生服务中心

续表

省、自治区、市	监测点总数(个)	分布范围
江苏省	30	8个乡镇卫生院;6个中心卫生院;16个社区卫生服务中心
陕西省	20	5个一般卫生院;10个中心卫生院;5个社区卫生服务中心
江西省	40	10个一般卫生院;20个中心卫生院;10个社区卫生服务中心
福建省	100	72个乡镇卫生院(包括11个甲类、23个乙类、38个丙类);28个社区卫生服务中心
北京市	26	26个社区卫生服务中心
天津市	30	每个区(县)选2个基层医疗卫生机构
贵州省	20	15个乡镇卫生院;5个社区卫生服务中心
内蒙古自治区	—	各盟市以辖区为单位:5个苏木乡镇卫生院;2个社区卫生服务中心
宁夏回族自治区	—	各地以县(市、区)为单位:4个乡镇卫生院;2个社区卫生服务中心
青海省	56	46个乡镇卫生院;10个社区卫生服务中心

资源来源于相关省(市)卫生厅网站资料整理,内蒙古自治区和宁夏回族自治区监测点总数不详。

当时18个省均已开展国家基本药物制度监测评价工作。其中,除山西省、福建省、黑龙江省3个省于2011年开展工作外,其余15个省均于2010年开始国家基本药物制度监测评价工作。15个省由卫生行政部门承担,其中13个省由药政处承担,2个省采取药政处指导并委托高校或联合科研机构承担的形式;2个省由"医改办"、1个省由农社处承担。在已开展监测评价工作的18个省中,天津市、黑龙江省、陕西省3个省仅对国家监测点进行监测,新疆维吾尔自治区、福建省、广西壮族自治区3个省(自治区)仅对自定监测点进行监测;8个省实现全省范围监测。有12个省直接使用"国家指标";江西省、湖南省、重庆市、河南省、青海省这5个省市采用"双重指标",即国家监测点采用国家指标、自定监测点采用自定指标;福建省完全采用自定指标。

(二)国家基本药物制度监测评价概况

我国国家基本药物制度自实施以来,卫生部于2010年8月和2011年8月开展了两次监测评价。两次监测评价的指标体系在结构和考察的重点上有一定的变化,但其中许多指标存在相似之处。

1. 我国国家基本药物制度2010年监测评价指标体系

2010年8月是我国实施最新的国家基本药物制度一年的节点,根据《关于建立国家基本药物制度的实施意见》和卫生部《2010年卫生工作要点》,卫生部组织开展了国家基本药物制度监测评价工作。

(1)评价目的　评价目的主要是监测评价各地国家基本药物制度实施的效果,全面掌握制度实施进展情况,发现存在的突出问题和困难,了解地方在制度实施过程中采取的新措施、积累的新经验,为完善政策措施,为稳步推进2010年60%地区实施国家基本药物制度提供依据和建议。

(2) 评价范围及程序　　评价范围主要是2009年每个省实行国家基本药物制度的30%的基层医疗机构。国家卫生部制定参考评价指标体系,各省份参考该指标体系制定各自的评价指标,但要涵盖全部指标体系,抽取5%~10%的政府办城乡基层医疗卫生机构参加评价,并形成评估报告上交卫生部。评价内容及指标构成:卫生部制定的评价指标体系有两部分构成,分别是省级卫生行政部门和基层医疗机构抽样单位两个部分指标体系构成。其中,省级部分监测评价指标共由6个部分28个具体指标构成,基层医疗机构监测评价指标由11个具体指标构成。其具体内容见表11-4。

表11-4　2010年国家基本药物制度监测评价指标体系

评价层次	指标内容	具体指标
省级卫生行政部门实施国家基本药物制度监测评价	相关文件	具体实施文件
	招标采购	是否公开招标、制定参考价依据、采购对象、是否量价挂钩、采购品种情况、采购药品金额情况、参加采购对象、中标企业情况、配送企业情况、配送方式、药品短缺状况、清退制度
	价格与报销	国家基本药物与国家指导价格降幅、增补非国家基本药物价格降幅、国家基本药物纳入医保和新农合的报销比例、增补非国家基本药物的报销比例
	配备使用	规定各级实施单位增补非国家基本药物销售占总药品销售的比例、参加培训的机构与人数
	投入与补偿	零差率实施情况、补偿状况、基层医疗机构各级财政补偿比例、实施机构员工工资状况、非政府办医疗机构实施情况、村卫生所补偿情况
	质量监管	国家基本药物抽检品种合格率和批次合格率
基层医疗机构监测评价指标体系		基本情况、配备使用、零差率销售、国家基本药物销售比例、销售金额前十的国家基本药物和增补非国家基本药物、补偿渠道、补助方式、机构月收入状况、员工月均收入状况、卫生服务利用状况

2. 国家基本药物制度2011年监测评价指标体系

2011年8月是我国国家基本药物制度实施两年的节点,卫生部制定了指标体系并进行了第二次监测评价。

(1) 评价目的　　为了解我国全面实施国家基本药物制度的进展,按照我国制定的国家基本药物制度目标,到2011年,所有政府办基层医疗卫生机构全部实施国家基本药物制度。同时,此次监测评价的另外一个重点是了解国务院办公厅《关于建立和规范政府办基层医疗卫生机构国家基本药物采购机制指导意见的通知》和《关于建立健全基层医疗卫生机构补偿机制的意见》在各地的落实情况。

(2) 评价范围及程序　　评价范围为各省全部政府办基层医疗机构。国家卫生部制定评价指标体系，各省随机抽取20家基层政府办基层医疗卫生机构（其中乡镇卫生院15个，社区卫生服务中心5个）参加评价，并形成评估报告上交卫生部。评价内容及指标构成：此次卫生部制定的评价指标体系任由省级卫生行政部门和基层医疗机构两部分构成。其中，省级部分监测评价指标共由6个部分30个具体指标57个问题构成，基层医疗机构监测评价指标由5部分30个具体指标42个问题构成，其具体内容见表11－5。

表11－5　2011年国家基本药物制度监测评价指标体系

评价层次	指标内容	具体指标
省级卫生行政部门实施国家基本药物制度监测评价	实施情况	各类实施机构的数量
	目录情况	增补非国家基本药物（增补次数、时间、药品构成及数量构成）
	采购情况	采购办法制定（制定和时间）、采购机构、完成采购次数及时间、采购模式及最近采用的模式、采购模式变化原因、独家品种采购模式、用量小急救药品的采购模式、普药的采购模式、资金来源与支付方式、国家基本药物和增补非国家基本药物中标价格下降/上升比率、中标药品的品规和剂型的数量、中标企业清退制度建立和清退企业的数量、参加集中采购的机构范围、采购药品的金额及金额分配、配送方式
省级卫生行政部门实施国家基本药物制度监测评价	补偿情况	有补偿方案及发布、一般诊疗项目收费标准文件及医疗保险和新农合中个人支付金额和报销金额、是否有非政府办医疗卫生机构实施文件及发布时间、中央"以奖代补"获取金额
	综合改革	4个指标10问题
	配备使用	国家基本药物使用比例及情况、是否制定增补非国家基本药物处方集、是否有二级以上机构配备使用文件及出台时间和使用比例、国家基本药物培训的次数、人数和内容、专项培训经费及金额
基层医疗卫生机构实施国家基本药物制度监测评价	基本情况	8个指标11个问题
	采购与补偿	采购渠道、最长交付时间及平均时间、采购金额、采购金额最大和最小的国家基本药物和增补非国家基本药物、国家基本药物和增补非国家基本药物中成药和西药的数量、国家基本药物和增补非国家基本药物的销售金额、供货商数量变化及最大供货金额和最少供货金额、断货国家基本药物前十名品规、厂家和原因
	综合改革	5个指标10个问题
	合理用药	每百张处方抗生素处方数、激素处方数和平均费用、住院患者使用抗生素百分比
	患者受益和培训情况	患者次门诊费用和药品费用、患者次住院费用和药品费用、国家基本药物培训人次数和内容

（三）各地探索国家基本药物制度评估

我国大部分省份也都开展了国家基本药物制度"面上"监测评价工作。北京大学、复旦大学、华中科技大学等学者借鉴国际常用做法，围绕国家基本药物制度对基层医疗卫生机构运行的影响，从多个维度进行研究，以发现制度建设的成效与不足。

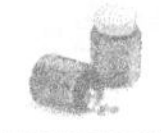

江西省开展监测评价工作的实践：

以江西省为例，江西省于2009年启动实施国家基本药物制度试点工作，2010年开展国家基本药物制度监测评价工作，监测评价范围从528个试点中心卫生院扩大至全省所有乡镇卫生院、政府举办的社区卫生服务机构，同时，在各地基层医疗卫生机构分层抽样设立了监测哨点。监测评价的指标分为重点监测指标、一般监测指标和专题调研指标，全省统一实行点面结合，月自评、季评价、年考核制度。江西省还组织了南昌大学、江西省药物研究所等科研机构参与的“国家基本药物制度监测评价指标预评估”、承担“国家基本药物制度监测点管理和运行模式研究”。同时委托第三方开展国家基本药物制度满意度调查，进一步了解群众在实施国家基本药物制度中的受益情况、意见和建议。

江西省针对监测评价过程中发现的部分地区反映医务人员收入下降的问题，多次组织专家有针对性地深入基层医疗卫生机构开展调查研究，实地核查各项监测数据，现场查看医疗卫生机构台账，发现了主要原因是因为地方财政困难而不能及时配套补助资金，从而及时做出政策调整建议。针对地方财政配套压力大的问题，如江西省及时组织有关部门研究对策，调整了省财政与县财政的分担比例，将省、县分担比例由6∶4改为8∶2，减轻了地方财政压力，保障了配套资金较及时到位。江西省实施国家基本药物政策监测评价具有重要意义：

（1）开展监测评价工作推动了国家基本药物制度的实施　通过监测评价，及时掌握了全省国家基本药物制度实施情况。监测评价数据发布后，得到了各级政府、相关部门和人民群众对国家基本药物制度的认可，增强了各级政府开展国家基本药物制度的信心，促进了国家基本药物制度的平稳实施。

（2）开展监测评价工作促进了国家基本药物制度相关政策的发展　通过监测评价，可以及时发现、协调解决国家基本药物制度在实施中出现的新情况、新问题，为完善国家基本药物政策提供了科学依据。例如，监测评价发现，基层医疗卫生机构使用国家基本药物目录外药品比例过高，通过深入哨点现场调研，得知造成此问题的原因：一是国家基本药物目录过窄，不能满足临床用药需求；二是部分中标国家基本药物不能保证供应。对此，江西省及时制定了国家基本药物使用管理规定并开展国家基本药物目录增补工作，同时会同采购部门进一步完善国家基本药物评标指标和评标办法，加强对采购主体和采购过程的监管。

（四）监测评价取得的主要成效

1. 初步建立了监测评价政策体系

一是设立了能够较全面反映基层医疗卫生机构实施国家基本药物制度各个环节的监测评价指标，建立了国家基本药物制度监测评价工作报送机制，开展了监测评价等工作。二是绝大部分省根据本省实际出台了监测评价制度，设立了本省的监测对象和监测点，开展了省内监测评价管理和信息报送工作。三是各级药政管理部门配合其他部门（如医改办）建立基层医疗卫生机构实施国家基本药物制度的监测评价工作交流与沟通机制。

2. 较为全面地掌握了国家基本药物制度实施进展

国家基本药物制度监测评价工作对国家基本药物制度实施中的各个环节进行了全方位扫描，较全面地反映了我国国家基本药物制度实施进展情况，为制定、完善相关政策提供了依据。

3. 及时反映出实施过程中存在的困难、问题，为完善国家基本药物制度相关政策提供了科学依据

通过对监测评价结果进行综合分析，较客观地了解了国家基本药物制度实施中遇到的具体困难、现实问题和产生的原因，以便于提出解决方案，推进制度不断完善。

（五）我国国家基本药物监测评价面临的问题和挑战

目前，我国国家基本药物制度监测评价因诸多因素依然处于效率、质量都不高的现状。国家基本药物制度监测评价尚未建立适合城乡各级医疗卫生机构的稳定、长效、规范的监测评价机制。目前面临的问题和挑战如下。

1. 监测评价的延续性不强

我国对国家基本药物制度的监测评价延续性不强主要表现在：

（1）评价目的不稳定　在对国家基本药物制度评价目的的设计上，没有抓住国家基本药物制度最根本的政策目标，而是随每次评价中心的改变而改变，这样导致了每次评价的重点都有变化，但是两次或者多次评价缺乏了纵向的对比性，仅仅具有一定的描述功能。

（2）评价范围的变化　在对制度进行评价时，进行监测的范围前后缺乏一定的延续性，第一次监测对象的发展状况不能通过第二次进行表现，这样就会形成在对制度评价时，由于监测对象自身的个体差异性，导致评价结果不能反映制度本身的效果，可能是监测对象本身存在的差异，导致评价结果失真。

（3）指标构架的随意性　对比两次监测评价方案设计的指标体系，两次指标体系在构架上就存在很大的差异，由于第一次重点是政策设计的监测，因此设计了较为详细的评价体系，而第二次大量的使用了对两个规范文件的监测指标，而摒弃了第一次部分指标内容，这降低了两次指标体系的可对比性，同时，也无法衡量政策方案的有效性。

2. 评价主体和方法单一

我国短短两年内进行了两次大规模的国家基本药物制度监测评价，但两次评价的主体都是卫生部药政司，通过对实施国家基本药物制度的省级卫生行政单位和基层医疗机构的调查进行的，存在严重的评估主体和评价方法单一的问题。

卫生部作为国家基本药物制度的主要设计者和执行者，同时作为单一的评价主体，在执行时难免可能出现为维护部门形象而出现的虚假行为。监测机构均为卫生部下属省级卫生行政部门和政府办医疗卫生机构，一定程度上削弱了监测数据的真实性。同时，调查都是运用了问卷调查的方法，由各调查对象填报汇总的方法，对于数据的真实性和可靠性缺乏验证。因此，在进行国家基本药物制度评价时，我国缺乏第三方为主体的评估主体或者多方的评估主体。而对监测对象来说，缺乏国家基本药物制度的最终利益人——消费者的调查，方法单一，而使整个评价的结果缺乏真实性。

3. 评价指标体系不系统

在建立的指标体系来看，缺乏系统的结构，量化的赋值和有效对比。我国两次的监测指标中，对于指标的结构没有形成系统性，指标构成未包含国家基本药物制度的全部政策结构，只是对卫生重点工作进行了指标设计，并随着监测文件的改变而变化，使评价的结果缺乏延续性；在监测评价的指标体系来看，只是公布了监测的指标构成和指标说明，对于各项指标在整个评价体系中的权重和进行评价时，进行评价结果输出时，各项指标的重要性等没有确立，使评价结果的客观性收到质疑，同时，由于设计的指标归属不明确，只是从简单地从个政策方案的角度出发，没有对整个国家基本药物制度全面考虑，导致指标类型混乱，导致指标体系不清晰和缺乏一定的操作性。

因此，在运用该两套指标体系评估时，缺乏良好的理论指导，指标混乱，并由于各指标单位的构成的权重不确定，缺乏可量化的综合指标，无法进行综合评估和对比分析，只能作为描述性的监测。

4. 监测评价缺乏程序化

我国进行的监测评价没有明确的政策方案，只是根据国家基本药物制度实施的工作安排进行的工作监测，因此，直接导致了两次评价指标的差异性较大。对比两次的监测指标体系来看，第二次的指标体系中，专门列出了医疗机构综合改革的评价，这些本应是对整个卫生改革的评价，属于更高政策层面的评价，却被列入了指标体系中，在一定程度上影响了整个评价指标体系的专属性和独立性。

五、完善我国国家基本药物制度监测评价政策建议

（一）重视国家基本药物制度监测评价

充分发挥行政监督、技术监督和社会监督的作用，对国家基本药物制度实施情

况进行适时监测和绩效评估，可以客观判断改革目标实现程度，指导相关政策调整发展，促进国家基本药物制度不断完善。国家基本药物制度的顺利推进，良好的舆论氛围、社会的大力支持是关键。及时公开国家基本药物制度监测评价信息，是获得社会支持的重要途径。

（二）加强监测评价体系建设

加强对国家基本药物制度监测评价体系的顶层设计，明确总体思路、基本目标、实施路径，注重国家基本药物制度相关改革政策的系统性、整体性、协同性，推动监测评价可持续发展。设立国家基本药物制度监测评价部门，综合利用现有的各种人力、物力和信息资源，安排监测评价专项（工作、管理、人员、培训）经费，制定点面结合、全口径上报与抽样调查相结合的监测制度，多层面、全方位开展监测评价工作，形成科学规范、运行有效的监测评价体系。充分发挥高校和科研机构在科学决策研究中的主力军作用，从实际出发，总结国内成功做法，借鉴国外有益经验，开展国际之间的药物政策比较研究，促进科学决策、循证决策。

（三）整合监测评价信息系统

应加快建立和完善国家基本药物制度监测评价管理信息系统。充分利用医疗机构国家基本药物采购使用管理系统、医疗机构药品（疫苗）电子监管系统、医疗机构信息管理系统、“阳光医药”网上监察系统等信息资源，打通行政部门、药物生产及经营企业和医疗卫生机构之间的信息通道。建立国家和省级的国家基本药物制度监测评价数据库，完善监测评价数据直报信息系统，通过系统自动生成，提高监测评价的及时性、准确性。总之，要综合利用各个系统的信息资源，实现国家基本药物制度监测评价信息的互联互通、资源共享，发挥监测评价对国家基本药物制度的完善、巩固和提升作用。

建议构建国家药管平台药物政策执行监测指标体系，通过借鉴 WHO 和各国药物政策评价指标体系、按照国家药品采购相关政策文件要求，基于各省评价指标体系和交换平台能够提供的数据进行构建。

（四）完善监测评价指标体系

明确评价目的和标准，构建一套既能满足不同使用者需求又能平衡短期和长期需要的评价框架和指标体系十分重要。因此，要深入开展国家基本药物制度监测指标体系研究，不仅要建立一套能衡量国家基本药物制度总体情况的指标体系，监测评价国家基本药物制度实施全程，同时要针对重要环节设立监测指标，掌控制度实施的关键点。随着国家基本药物制度的实施，监测评价体系应相应做出调整，不断修正、完善，促使国家基本药物制度更好地实施。根据国家基本药物制度实施的流程，将监测对象具体化，使政策与执行有一个完满的契合点。

【参考文献】

陈麒骏，胡明，吴蓬，等，2010.国家卫生政策绩效评估及 WHO 药物政策绩效评估体系研究[J].中国药房，21(4)：306－309.

潘庆霞，吴群红，梁立波，等，2016.基于因子分析的国家基本药物制度实施效果研究[J].中国医院管理，36(2)：18－20.

杨显辉，2012.我国国家基本药物制度评估指标体系研究(D).

余华，肖草茂，龚珺，等，2014.国家基本药物制度监测评价指标体系优化研究[J].中国药房，25(8)：673－677.

余华，肖草茂，胡小平，等，2013.我国国家基本药物制度监测评价现状研究[J].中国药房，24(28)：2593－2595.

周莉，赵科颖，顾敏娜，等，2017.国家药物政策的国际比较及启示[J].中国卫生资源，20(3)：199－204.

周余，2013.基层医疗卫生机构实施国家基本药物制度监测评价指标体系研究(D).